U0871458

陕西省计划生育干部培训中心丛书

性福密码

田景秀　齐晓霞　著

陕西新华出版传媒集团
陕西科学技术出版社

图书在版编目（CIP）数据

性福密码/田景秀，齐晓霞著．—西安：陕西科学技术出版社，2015.7

ISBN 978-7-5369-6108-1

Ⅰ.①性…　Ⅱ.①田…②齐…　Ⅲ.①性知识　Ⅳ.①R167

中国版本图书馆 CIP 数据核字（2015）第 173784 号

性福密码

出 版 者	陕西新华出版传媒集团　陕西科学技术出版社 西安北大街 131 号　邮编 710003 电话（029）87211894　传真（029）87218236 http：//www.snstp.com
发 行 者	陕西新华出版传媒集团　陕西科学技术出版社 电话（029）87212206　87260001
印　　刷	虎彩印艺股份有限公司
规　　格	710mm×1000mm　16 开本
印　　张	23
字　　数	280 千字
版　　次	2015 年 7 月第 1 版 2015 年 12 月第 2 次印刷
书　　号	ISBN 978-7-5369-6108-1
定　　价	46.00 元

作者简介（一）

田景秀

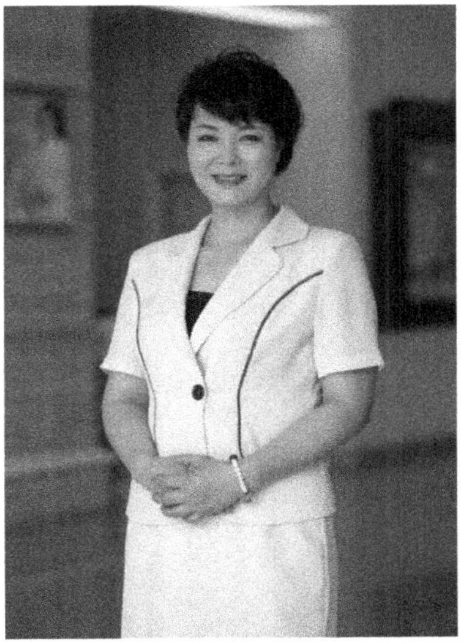

国家二级资深心理咨询师；中国性学会会员；《中国性科学》杂志新浪网性福讲堂专家；陕西省性学会理事，性心理咨询委员会常委；陕西省心理健康教育研究会副会长，留馨情感工作室主任；西安天佑医疗投资有限公司心理咨询中心主任；华商报情感栏目点评专家；陕西广播电视报《心路》点评专家。

2005 年起在医院心理科从事性心理咨询和心理治疗临床工作。先后应邀在公安、消防支队、银行、研究所机构、供电系统、大专院校、早教中心、星级酒店等企事业单位进行心理健康讲座两百多场。曾多次应邀参加中国心理学家大会，并发表论文。对于解决婚姻情感问题、两性关系问题、性心理障碍、亲子关系教育等有着丰富的案例经验，专业文章多次在《中国性科学》等杂志上发表。已出版《给爱一个说法》《你是枝叶我是干》等著作。

作者简介（二）

齐晓霞

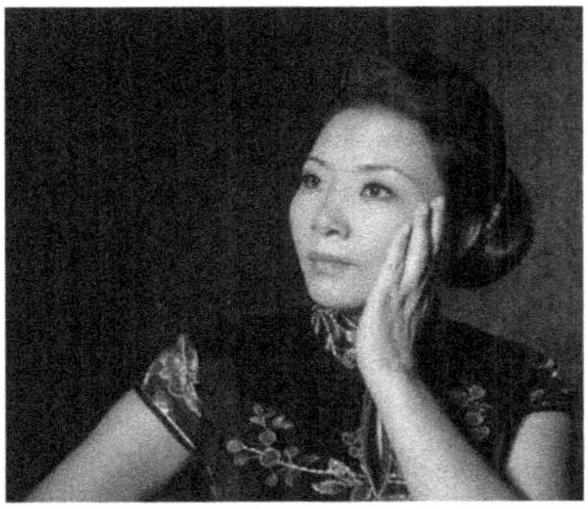

现就职于陕西省计划生育干部培训中心；生殖健康咨询师，副主任医师；中国性学会会员；陕西省妇女研究会心理咨询志愿工作者。

从事医学临床及教学工作十余年，从事生殖健康及心理咨询十余年，在国家级专业杂志发表论文二十余篇，热爱公益事业，愿为所在领域科普知识的普及尽绵薄之力。

序　一

性是人类社会生活中永恒的话题，长期以来由于受到各方面的影响，性被蒙上了层层的面纱，甚至有的人谈性色变。性行为是人的一种本能，然而，在社会生活中，包括社会、心理、遗传、疾病等，都会不同程度地影响或破坏这种本能。时至今日，人类自身的性问题并没有受到正确的对待，有性方面疾患和苦恼的人往往羞于启齿。因此，很有必要让性在当今时代闪亮起来，还性以本来面目。让人们认识到，性既是人类生命的源泉，也是整个人生不可缺少的部分。从生物学来说，性是自然和生理现象，性功能是人天然本能的行为，是人生来就有的。性关系着婚姻家庭，关系着社会文明，关系着民族未来和子孙后代的幸福和健康。

中国是一个文明古国，有传统的道德准则，在性健康教育中，我们要特别重视人们的道德观、婚恋观、婚育观的教育，促进人口长期均衡发展。随着我国生殖健康技术服务工作的进一步发展和职业化建设的需要，国家明确提出了扩大并改善生殖健康服务的范围和质量，推动中国“性与生殖健康综合服务”向专业化、规范化和优质化的模式迈进。性与生殖健康咨询是生殖健康咨询师以“性”为切入点，对服务对象在避孕节育、性健康、妇女保健、性病和艾滋病防治等诸多方面进行科学分析、评估，让生殖健康服务更加深入和全面，确保以人为本，使优质服务真正落到实处。随着生殖健康咨询师职业化建设工作的进一步发展，我们在全社会也要大力普及和积极开展性健康教育，让人们掌握科学的性知识，树立健康文明的性观念，养成良好品质，形成健全人格。

国家二级资深心理咨询师，省性学会理事田景秀和陕西省人口和计划生育委员会干部培训中心高级生殖健康咨询师齐晓霞共同撰写的《性福密码》一书，是关于家庭、社会、个人性心理教育和性心理发展的书。该书紧扣时代发展，贴近现实生活，视角独特，内容翔实，例证鲜活，理念新颖，只要你看过这本书，就会帮你在自己的生活中、在亲子教育中、在行医中、在教学中，甚至在茶余饭后讨论性问题时，拿出正确的态度去对待“性”这个创造和维持我们生命的重要因素。同时该书也适应了生殖健康咨询师职业化培训和临床咨询实践的需要，是生殖健康咨询师和计划生育工作人员应该读和读后必有启发收获的好书，也是改善生殖健康咨询师知识结构，开展教育培训的好教材。我衷心希望此书能为人口和计划生育系统开展生殖健康咨询师职业化建设，提高优质服务和人口素质发挥积极的作用。

刘宝琴

2013 年 12 月 16 日

序　二
——不断成长的女人

在我所了解的从事心理咨询的人当中，田景秀算是很特别的一个。说她特别，是因为学习心理咨询的人很多，但真正在实践中做个案的，又做得这么久、这么深入的人不多；做性心理咨询，并且能够深入研究总结的人更是屈指可数。景秀这个有点漂亮的女人选择性心理咨询实践，这在谈性色变的时代，是需要很大勇气和意志的。我知道她付出了很多的心血，也遭受过诽谤。齐晓霞也是我认识的从事心理学研究的人中很有智慧的女人。她从事医学临床及教学工作十余年，也在生殖健康及心理咨询领域实践十余年。她们俩合作出书，是我非常欣慰的事情。

为此，我为她们能够推出《性福密码》这样的文字成果感到无比高兴。

《性福密码》是景秀和晓霞十多年来在学习和工作中，不断领悟和总结的生活科普性的性心理健康读物。它不同于目前社会上那些性生理方面的书籍，仅仅从性行为技巧出发，吸引读者的眼球，而是从性心理健康、性生命的角度，在指导父母如何对孩子进行性教育，让老师、成年人如何对待孩子探索生命的出处，怎样防止孩子遭受性侵，防止人们遭受性心理伤害；怎样预防性功能障碍，怎样处理夫妻关系以及婚外性关系等方面，进行了深入浅出的阐述，还有案例分析展示。把人生每一个年龄阶段所需要的不同的性健康教育以及家庭教育，用通俗易懂的语句，委婉恰当的比喻，自然平和地陈述了出来。并且将人们平日里忽视的，但却是至关重要的东西，明确而科学地提了出来。条理清楚，层次分明，实用性很强。一看就知道该怎么做合适而有用。

比如当孩子问大人他们是从哪里来的时，大人应该怎么样合情合理、自然自在地给孩子讲解。再比如人们防止孩子被性侵害时，总是提醒孩子戒备生人，而忘记了熟人的危险性。使很多幼年的孩子遭受到来自身边那些熟人的侵害，造成无可挽回的身心损失。

书中还有针对心理工作者、医生、老师等如何诊断和解决性心理问题，预防早恋的章节。里面更有当女孩子第一次面对男人的性要求时，自己怎么样去合理、正确地拒绝的章节，都是难能可贵的。有些章节甚至完全可以当成性科普读物。比如“家长应该了解的性知识”“人生各阶段的性教育内容”“男人女人的性修养”等。

总之，她们是内心不断成长的女人，她们用十几年的实践经验成就了在心理咨询行业和性与生殖健康中的职业地位。我也亲眼目睹了她们的进步成长。我认为，她们的这本30多万字的书，是非常值得大、中、小学生及家长、教育工作者、医生、心理咨询师等人群收藏和阅读的书籍。同时期待她们再接再厉，在未来的性心理咨询和性与生殖健康工作中，拿出更多、更丰富多彩的文字作品。

王淑兰

2013年3月16日

目　录

第四篇　性心理障碍的诊断与治疗

第五篇　相关性问题案例及其分析

第六篇　相关性事附录

第一篇

家庭婚姻里的那些事儿

第一章

家长应该了解的性健康教育知识

第一节　父母如何跟孩子说性的话题

这是一个让大多数成年人，尤其是为人父母的人都感觉很棘手的问题。因为他们自己曾经也无处了解，甚至很可能自己对性问题还没有完全释怀；有的还在受着不良的性态度的影响，认为性是说不得的，是难以启齿的，见不得人的；认为孩子到时候会自己知道的，说了就会教坏他们。所以人们一代代地在回避这个话题，造成了孩子们自己从其他渠道去了解本该是成年人了解的性活动情景。以至于他们把恋爱跟性混为一谈，认为恋爱就仿佛是同居，是发生性关系。大多数人还是对性处于一个盲目认知的状态。

国内外许多社会学家、心理学家、性学家等，都做过大量的研究，得出过结论："性知识最好的来源是母亲。凡是幼年从母亲那里得到过一些指授的，结婚以后，百分之六十五的性关系是相宜的。"（摘自潘光旦《性心理学》）

可见母亲在孩子的性心理形成过程中，起到了多么大的作用。

一、应从孩子以下问话开始

当孩子2岁左右的时候，都会问家长一个问题：自己或别的小孩为什么长了个“鸡鸡”“牛牛”？正确的回答方法应该是：自己的表情坦然，目光温和，语气自然，恰如其分地表述男人和女人的生理差异。如：长“牛牛”“鸡鸡”的人，是长大要当爸爸的人，没有长“牛牛”的人，长大后是要当妈妈的人。

为了不弄混，所以当爸爸的人从小就要长“牛牛”“鸡鸡”。因为有“牛牛”“鸡鸡”，所以尿尿要站着尿，没有“牛牛”“鸡鸡”的人，就要蹲下尿尿。长“牛牛”的地方是长大当爸爸、妈妈的地方，所以要爱护这里。不能弄脏，也不能让人用手去摸这里，以免弄伤、弄疼这里。还要保护这里，不能给任何别人看到这里。因为这是属于你的秘密！也要为自己保守这个重要秘密。

当你的孩子在四五岁的时候，都会问你他是从哪里来的。你也要以如此泰然的、温和的态度，自然、平淡、耐心地讲给孩子听。对他们说：当爸爸的男人和当妈妈的女人，长到20多岁以后，就到了结婚的时候了。那时候，爷爷奶奶，外爷外婆，会请很多亲戚朋友来到家里，摆上酒席。他们会让爸爸妈妈结婚，同意爸爸妈妈在一起生活。这时，妈妈肚子里也准备了一个小房间，是专门为宝宝准备好的。爸爸妈妈会让宝宝住在里面，直到他长大想自己出来为止。因为那个时候宝宝还没有学会吃东西，他需要在妈妈肚子里的小房子里长到会吃东西时，妈妈就会打开一个门，让孩子自己爬出来吃妈妈的奶水。妈妈不长“牛牛”就是怕挡住这个门，以后孩子不方便爬出来吃奶水。

如果孩子好奇地要看看，可以找几张小孩子的裸体相片指给他们看。如果他们没有要求看，最好就不要多说什么。

多数父母的回答是路边捡的，是从垃圾堆里拾的，是从肚脐眼里、从夹肢窝里或者是泥土里蹦出来的，等等。其实这些答复都是不科学的，也是对孩子心理发展极为不利的。孩子这时正是探索世界、了解世界的时候，大人说的什么，他们都会当真而放大感受，所以应该真实而科学地告诉他们这些知识。这样不但满足了孩子的好奇之心，也拉近了你和孩子的心理和情感距离。也让他懂得了他在你的心目中是多么的重要。这一点会让你的孩子更有和你紧密联系的安全感，会对他的健康人格形成起重要的良好作用。

二、如何跟孩子说性的话题

你可以给孩子讲一个童话般的生命故事，趁机对孩子进行生命教育和性的早期教育。

从前，有个叫某某的男人和一个叫某某的女人（他爸爸妈妈的名字），在什么情况下认识了，他们都非常地喜欢对方、爱恋对方，后来经过他们的父母同意，他们就结婚了。他们在一起生活1年以后，妈妈的肚子里有一个子宫，那是孩子的宫殿，它是鸡蛋一样的形状。这个宫殿是专门为你这个小宝宝准备的。爸爸的一粒种子和妈妈的一粒种子碰到一起，通过妈妈血液的融合，就变成了小宝宝住在妈妈的肚子里面的子宫里了。妈妈非常小心地保护着你，你在妈妈的肚子里长到10个月的时候，妈妈会打开一扇门，你自己就从里面爬出来跟我们见面了。然后妈妈就给你喂奶水，爸爸给你洗尿布，你就一天天长大了……如果孩子不问什么了，就到此为止，如果孩子再进一步发问的话，就给他们用种子的比喻讲讲精子和卵子的结合成为他们的原理。

首先让孩子看看一些种子，比如西瓜子等。那是一颗种子种在土里，然后浇水施肥即可长大。而每一个孩子都是爸爸妈妈的种子，而且是爸爸和妈妈身上的两个不同的种子放在一起才长成的。一个妈妈的种子叫 XX，另一个爸爸的种子叫 XY，他们结婚了，就让这两个种子在一起长成他或她。每一个人都是最重要、最独一无二、最勇敢的。所以，要爱惜自己的身体和生命，也要爱惜别人的生命，更要爱惜爸爸妈妈！

一般来讲，孩子两三岁时，给他讲人的性别的事情；4 岁到 8 岁给他讲男孩女孩相爱生孩子的事情；9 岁开始就可以讲青春期和男女结合的事情以及有效避孕的方法。青春期之前（最好是 3 岁左右）一定要给孩子讲生殖器的重要性，让他们知道要保护这里以及这里私密性的道理。更要讲讲受孕和避孕的知识，防止孩子因为无知而发生过早的性行为造成不良后果。

妈妈所授予子女的性知识应当完全不带任何正式与特殊的意味。就通常的情形说，母子的关系总是很自然、很亲密的。在这种关系下，一切生理的作用都可以成为问答与解释的题材，而聪明的妈妈自然会随机应变，而且应答得恰到好处。所谓随机，指的是有问题时加以回答或解疑。所谓恰到好处，指的是视儿童的年龄与好奇的程度而决定说话的分量和内容。无须掩饰，也无须解释得太详细。性与排泄一类的问题，要和别的问题同样简单与坦白地解答。而解答的时候，更是丝毫不要表示厌恶、鄙视、慌乱的神色。当然，要做到这些，首先成年人自己对性的态度要正确。不能够一谈到性就脸红心跳，就害羞为难，甚至就尴尬不自在。一定要有像谈论吃饭喝水、花开花落一样自然、正常、轻松的态度。

早年性教育对于成年以后的价值，我们从很多研究结果里就可看出来。国外的戴维斯医生的研究便是一例。戴氏把已婚的女人分作两组，一是自以为婚姻生活愉悦的，一是不愉悦的。她发现在愉悦的一组里，幼年受过一些性的指点的占 57%，而在不愉快的一组里，只占 44%。汉密尔顿医生研究的结果和戴氏的不完全符合，不过汉氏的研究资料比戴氏少得多，怕还不能做定论。但汉氏的研究里，有一点是很有意义的，即就女童而言，性知识的最好来源是妈妈。凡是幼年从妈妈那边得到过一些指授的，结婚以后，65%的性关系是“相宜的”，但是在“不相宜的”一组里，受过这种指授的不到35%。若性知识的来源不是妈妈而是伴侣，或其他不正当的性的讨论，则“相宜”的例子降而为54%。还有一小部分的女人，其性教育的来源是父兄而不是妈妈，则其婚姻生活也大都不愉快。

幼儿的单纯而自然的提问，不提出则已，一经提出，便应同样单纯而自然地加以答复。如此则在他的心目中产生性可以不成为一个神秘的题目。而他的思想发展，既不至于遭受阻碍，他在这方面的情绪，也不至于启发得太早。如有问不答，再三延误，把童年耽搁过去，就不免发生问题了。要知道在童年期内，这种性的问答，一问一答是很自然、很容易的。一到童年快过的时候，不仅做父母的觉得难以启口，就在子女也轻易不再发问，转而向别处讨教去了。如电脑、书刊、同伴等。这反而会误导他们去非正常理解和认识，从而走上尝试的行为方向去。

至于裸体的认识也以及早取得为宜。如果一个孩子在童年发育的时期里，始终没有见过异性孩子的裸体形态，是可以引起一种病态的好奇心理的。再如一旦忽然见到异性成年人的裸体形态，有时精神上还可能受到痛苦的打击。这在后面的案例中可以说明。

专家寄语

孩子对他们出处的提问，正是他们了解生命、了解自己的开始。对他们进行合理、科学、真实的回答，也是生命教育、情感教育的机会。正所谓“人之发肤受之父母”。

第二节　当孩子撞见父母性爱怎么办?

生活中，由于我们对孩子非常宝贝，往往孩子四五岁，甚至更大了，还跟父母睡一个房间，有的还睡一张床上。这样，就难免发生做爱的时候被孩子看见的尴尬事情。这件事情如果处理不好，对孩子的性心理发展危害是很大的。

根据我的咨询经验来看，出现孩子撞见父母做爱的情况和相对应的处理办法如下：

1. 正在做爱，孩子醒了，叫妈妈要上厕所

这时候父母一定非常恼火，会很不耐烦地回应孩子，甚至责备孩子。孩子能够醒来，可能是尿意唤醒，也可能是父母的动作吵醒了孩子。不管是哪种，孩子是无辜的，别让孩子受委屈。如果孩子没有问什么，父母也没有必要说什么，平静地停止下来，先把孩子的需要满足了，等孩子睡着再继续进行。或者从此就训练孩子单独睡自己房间的习惯。

2. 如果孩子问“你们在干什么？是爸爸在欺负妈妈吗?”

这就是一个很好的对孩子进行性科学教育的机会。只不过，大部分父母这个时候会为孩子打断了自己的美事儿很生气，有的父母还会训斥孩子。这时孩子会把委屈、难过、羞愧等负面情绪体验和性行为联系起来，就在心里留下了潜在阴影。

还有的孩子嘴上不说什么，心里又兴奋又紧张又害怕，如五味杂陈。他们会假装睡着来偷听父母做爱，这样很可能造成孩子成年后偷窥的心理倾向。我们曾做过这样的成人案例：孩子长大后，一直不结婚，谈恋爱时，只要进入到性接触，马上疲软，根本无法完成性爱过程。在他们内心深处认为做爱是不能见人的，是恶心的、不好的、不对的行为。还有孩子长大后，不喜欢做爱，而更喜欢偷看、偷听别人做爱。心理现象就是潜意识指导意识，意识指导行为，他们当然就会出现性心理、性功能障碍了。

3. 也有的父母虽然早早地把孩子成功分屋睡了，但是还是发生了孩子在父母正在做爱时，突然推门而入的尴尬事情

这个时候更不能够责骂孩子，而是立刻停下来，以心平气和、自然的态度，上前问问孩子有什么需要的事情，先解决孩子的需要。这同时也是和孩子交流性行为是什么的最好时机。

如果我们自己也不知所措，情急之下责骂了孩子，也不要紧，只要及时对孩子进行疏导就可以了，以免给孩子造成心理阴影。

我们可以把夫妻做爱叫做爱的运动。由妈妈告诉孩子说，每个孩子都是在父母的这种爱的运动中孕育的。同时要告诉孩子，这种事情是很重要、很隐秘的事情，只能在结婚以后做，是属于两个准备做爸爸妈妈的人才需要做的事。所以做这个事情时不能见别的任何人，包括小孩子。每个爸爸妈妈都是等孩子睡着了，或者认为孩子不知道的时候，背着孩子做。以前你可能睡得很香，要不就是你不在家，我们才做，所以，你不知道。如你在家，夜里爸爸妈妈每次进行爱的运动时，都很小心不要吵醒你。这次没想到你醒了，并且看到了，爸爸很害羞，不知道如何是好，才对你发脾气的。妈妈还可以说："宝贝儿，其实我也很尴尬，不好意思，被你看见了。不过，没有关系，你正好了解一些这方面的知识。因为等你长大了，也要当爸爸妈妈，也要跟你的爱人做爱的运动。

孩子，你一定想知道爸爸妈妈为什么要进行爱的运动？让妈妈来告诉你。因为大人身体里有爱的能量，这种能量能帮助大人通过爱的运动，成为一个孩子的爸爸或者妈妈。当然，在不需要新的孩子来临时，爸爸妈妈做爱的运动就是表示他们很相爱。

小孩子因为还小，没有长大，自然是没有这种能量的，只有长到结婚的时候，可以当爸爸或者妈妈的时候，才可以做爱的运动。当爸爸妈妈是件很幸福的事儿。一个小孩子要吃要喝，要玩，要上学，都需要爸爸妈妈来供养。照顾孩子长大是一个技能，能当上爸爸妈妈，也说明很有能力，有本事。所以你要好好睡觉，好好吃饭，好好上学，长大了也当个好爸爸妈妈。”

然后亲亲孩子，让孩子独自睡去为止。

专家寄语

谈性要像谈花开花落一样自然而平静。保护孩子的好奇心和求知欲，站在孩子角度处理孩子的困惑，比什么都重要。采取哄骗的方式，只会给孩子造成更大的心理困扰。你有怎样的性态度、性观念，就有怎样的性生活；你怎样给孩子传递性，孩子就有怎样的性态度和性观念！

第三节　如何防止孩子幼年时期的性伤害

防止年幼的孩子遭遇性伤害，是每个人都应该关心和参与的大事。因为孩子几乎没有反抗力，是非辨别力还正在形成，全靠他们身边的成年人对他们的体恤、照顾和保护。

一、性健康教育从娃娃抓起

把心理学课程和性心理学课程列为学校教育的课本教材，以提高人们的道德素质。从幼儿园教材开始，到大学教材，按照人生生理、心理发展阶段来编写教材，树立正确的性满足观念的同时，使人们学会拒绝不尊重自己的言行和举动发生。让那些有性饥渴的人们知道，任何引诱、利诱、威胁、强迫、趁大人不在情况下对他人，特别是对未成年人的性举动都是犯法的行为。同时树立人人都有责任关注和防范未成年人遭受性侵犯的思想意识，从而对未成年人做到层层保护，处处监督。

二、教育部门应该重视性心理素质教育工作

从幼儿园到小学、中学、大学、社区、家庭、企事业单位等，开始普及性心理健康教育工作。所有从事婴、幼儿服务，从事学校教育工作，负责教育工作的职员、教师等人，首先要学习幼儿心理学课程，学习性心理发展的相关科学知识，树立保护孩子、尊重孩子、成就孩子的思想意识。

三、增进为人父母者的性心理教育意识

即将做父母的，已经做父母的人们，都要掌握和学习性科学知识。特别是加强婚前性科学知识培训工作。登记结婚前，每对夫妻必须拿到婚姻培训学校的培训课时证明，才可以领取结婚证。培训的内容为设定的性心理、性生理课程的内容，以及对孩子如何建立依恋关系等。时间至少 10 个课时，树立保护子女身心健康的理念，不给那些错误意识创造任何机会。

四、加强子女的性保护意识

从幼儿园到大、中、小学，企事业单位、社区等，应设立专业的性心理咨询机构，负责定期或不定期地全面开展性知识教育讲座和宣传工作，对已经有问题的个体，及时引导解决他们的问题。让成长中的孩子明白怎样保护自己的身体，怎样拒绝年长者对自己生殖器的骚扰。让心理不健康的人学会解决自己的心理问题，成为心理健康、行为健康的人。

五、如何防止孩子幼年时期的性伤害

（1）尽量不单独留孩子一个人在家里。

（2）不把孩子全托出去。

（3）不把孩子寄养给他人。

（4）不把孩子托付给自己不了解的他人看管，尤其是只有那个异性和你的孩子单独在一起的他人。

（5）不随便安排你所留宿的人和孩子同床而睡。

（6）养成和孩子每天交流的习惯，让孩子知道遇到哪些问题必须及时地告诉父母，而且要保证孩子可以自然轻松地告诉父母后，得到的是保护而不是评判、谩骂等。

（7）正确自然地满足孩子关于性问题的提问，并且按照科学的方法，按照人生理发展阶段不同，明确地说给孩子听。

（8）从小就让孩子明白生殖器对自己意味着什么，它的功能是些什么，他、她要怎么样看重和保护它才好等。

（9）让孩子知道，随便触摸自己和他人的生殖器是不尊重人，是伤害人的举动，这样会有什么样的后果责任等。

（10）让孩子知道任何人以任何身体器官、工具等进入自己和他人身体器官、部位的做法都是违法的表现，会给自己和他人造成什么样的后果。

（11）让孩子了解，男人和女人的不同和他们各自的功能，在哪种情况下，哪种人之间，哪个年龄段才可以有哪种性接触，那种性接触的后果是什么等。

（12）让孩子了解和同伴、他人一起玩耍时，哪些事情是不能够做的，做了以后会有什么样的后果。

（13）不要有家丑不可外扬的思想，在性的问题上要树立对家里人、亲戚、邻居也要有防范意识的思想，随时警惕。一旦有什么事情发生，一定要报警，用法律手段来解决问题。

六、各式各样的生活事件对个体性心理发展的伤害

1. 幼年期的事件影响

在幼年性意识发展过程中受到过有关成人的性侵犯，以触摸和被玩弄生殖器为主要行为；在幼年时期受到过性暴力，以猥亵、鸡奸、强奸为主要行为；以毁坏生殖器为主的行为。

2. 童年期事件的影响

父母等成人在孩子面前经常表示出对性问题的不良态度、观念、表情、语气；或者孩子看到、听到、经受到关于不良性事件，当时不懂得意味着什么，大一点的时候突然明白那意味着什么事而产生的自责、恐慌、羞耻等感觉。

3. 青春期到婚前的事件的影响

在青春发育期，遭到过当场脱衣裤、游戏中身体的某一部位遭到过戏谑；性意识开始懵懂时，遭到心目中的性对象当众拒绝或者羞辱；曾经因为打架、爬树、意外事故等，生殖器部位遭受过创伤；不正确的自慰行为引起焦虑、自责、自罪等；自慰方法不当，每天几次，不注意生理和心理卫生，害怕影响身体健康，想改又改不了等。

4. 恋爱时期的事件影响

第一次性交失败，失恋、被欺骗、被利用、多次打胎、遭

受遗弃，因疾病、意外事件丧失恋人等，情感受到过重创。

5. 强迫性人格障碍的行为习惯影响

由于从小到大，内心抑制，情感需求、安全感需求等很少得到满足，从而过分防御、保护自己，形成强迫型人格的特点；表现为洁癖，过分循规蹈矩，过分关注生理器官的感受，过分谨小慎微追求完美等，也会制造性心理障碍。

专家寄语

每个成年人都应该注意：由于自己的一个不小心，一个忽略，一个忙于他事，就有可能将孩子置于虎口狼窝，事后还不知情。因为孩子还没有足够的能力分辨好坏和危险，尤其是对给自己小恩小惠的熟悉的人。

第四节　避免孩子被性侵需要家长们共同努力

不知道人们有没有注意到，社会上频频发生未成年人遭遇性侵的事件，大多数是熟人所为。曝光最多的是学校老师、幼儿园工作人员、街坊邻居、亲友，甚至每天都可能见面的商铺小老板，如此等等。每发生一起，都不禁让人撕心裂肺地愤怒，恨不得把实施这种劣行的当事人千刀万剐，游街示众。然而，在愤愤不平、难平众怒的同时，我们有没有反思过，正是我们自己把孩子置身于这种危险和不幸之中。

我们因为忙，把孩子轻率地交由他人看管，不去考虑孩子的健康成长比我们所做的任何事情都重要；我们更不会从孩子生下来就给他们学会保护自己的技能。我们因为有太多的事务缠身，根本无暇顾及孩子是跟谁在一起，在干什么？对于学校或托管孩子的场所，我们更是觉得出了一定的费用，孩子就能够得到很好的照顾；甚至认为收费的人该为我们孩子的一切负责，自己便高枕无忧了。更为可怕的是，我们骨子里都有防生不防熟的不正确信念。认为熟人怎么都好说，熟人碍于情面不会太放肆，熟人在眼皮子底下，不会做危害身边人的事情。正所谓"兔子不吃窝边草"的观念让我们对熟人失去了防御力。这恰恰给了不法分子可乘之机，把孩子置于危险的境地还浑然不知。别忘了越是没有防御到的地方，对孩子就越是危险。要知道，真正的"害人之心不可有，防人之心不可无"的核心，应该就在这里体现。

要想让孩子从小就学会保护自己，要想避免遭遇性侵的危害，首先我们大人自己就该有防人之心。除了教会孩子保护自己外，0～6岁的孩子，最好在任何时候都不要离开监护人的视线；不要让7～14岁的孩子离开监护人视线半小时以上。对于已经上幼儿园、上小学的孩子，每天回到家里，家长要很认真、很专注、很巧妙地了解孩子在离开自己的时间里各方面的细节，从中发现跟孩子在一起的人对孩子是否存在异常行为问题。如果感觉有什么不合情理的事情存在（有人单独跟你的孩子在一起，无故给孩子一些别人得不到的好处等），应该告诉孩子下次遇到这种情况应该怎么办。同时应该马上去找当事人讲明态度，制止可能存在的对孩子有危害的事情发生。因为当一个人要实施犯罪行为时，往往会先寻找下手机会，还会讨好实施对象，创造多次接近危害对象的可能性。比如一些邻居、街坊多次好心地主动帮你看孩子，一些亲戚朋友总是趁你忙的时候去你家里玩等。

最常见的是，当孩子说起有人对自己说了或做了什么自己不喜欢和不高兴的事情时，父母往往并不在意，还不加思考地批评孩子怎么怎么不对，从而忽视了孩子真实的求助意图，把孩子置于进一步走向受伤害的境地。比如孩子对你说："我们班主任老师总是叫我去他自己的宿舍，帮他批改作业。""某某叔叔（哥哥）给我一个人吃块棒棒糖，他还说，只要我下次再去，他还给我巧克力吃呢。"或者孩子说："楼下商店里的那个叔叔（爷爷）今天叫我去他那里，他给我好东西吃了，他还把我抱在他腿上玩"；"今天遥遥的爷爷摸我的小屁屁，把我弄疼了……"等等。

孩子有类似这些表述时，一定要引起家长的高度注意和重视，甚至要立刻放下手中的任何事情，把事情问个清楚。但一定不要指责孩子，要告诉孩子以后要避免跟这些人单独接近。同时私下里找到这个人，严肃地告诫他："请你离我的孩子远点！"

如果已经给你孩子造成了损害，要毫不犹豫地报警，揭露他的丑恶行为，让他受到严厉的惩罚，以免更多孩子受到他的侵害。

另外，对于性侵来说，并不是养女孩子的家长才应该注意保护孩子。随着信息时代的到来，人们越来越言论自由，有很多不为人知的事情都露出了真相。很多男孩子也在他们的成长生活中遭遇过熟人的性侵。有的是老师、同学，有的是家里的来客，是长辈叔侄等。在我的性心理咨询工作中，多位性心理有问题的来访者，在倾诉中都提到，在他们的童年（少年）某个时期，就遭遇过被触摸生殖器的经历。甚至有些性取向、性身份异常者，更是曾多次遭遇过这类事情的侵扰，加上自身性格问题、生活环境问题等，才逐渐发展成为目前的性趋向状态的。

我见过一些家长，自己的孩子不愿意跟异性交往，还庆幸孩子没有早恋，认为跟同性伙伴怎么在一起玩闹都是正常的，不需要防范什么。这是极其错误的思想。男孩子遭遇性侵往往更为隐秘，不易暴露。虽然从生理上给他们造成的损害似乎小于女性，但是从心理和身心发展上，危害是一样的严重。有的男孩子很可能因此而改变了自己的性取向；有的在成年后会一辈子感觉到羞愧和自卑，从而影响他们正常的性生活信心；更有的被侵害的孩子，在成年后还会用这种方式去报复别人，等等。

所以，对孩子的监护，不仅仅是给孩子吃饱饭，给孩子穿好衣，更重要的是给孩子更多的关爱，更多的陪伴，更多的注重，更多的保护。还要给孩子们更多的合理保护自己的方法和技巧。既没有因为过度保护孩子而缩小了孩子的生命空间，也没有因为担心孩子遭遇侵害而剥夺了孩子了解这个世界真谛的权利；既保全了孩子免遭伤害，又没有给孩子造成心理上和认知上的阴影和误区。

这些都是我们为人父母者要掌握的功课。

专家寄语

有防范熟人意识的家长才是合格的家长！这跟是否信任无关，因为伤害未成年人的人87%都是身边熟悉的人。

第五节 是哪些人在侵害未成年人

一、可能实施性侵的人群

为了杜绝“性侵”事件的发生，让人们知彼知己，加强自身的防范意识，不给犯罪分子可乘之机，我们来了解一下容易对未成年人产生不良动机的都是些什么人。

一般来说，对孩子进行性侵害的都是熟人所为，他们分为已婚和未婚；独居者和丧偶者。但是，按照人格细分的话，主要有以下几种人：

1. 有知识没文化，职权崇拜、自我膨胀的人

这类人多隐蔽在教学基地，有一定的权威性和职权；双重人格，做人两面性。表面风光可亲，平易近人，实则内心封闭、扭曲。一有机会，就占便宜，欺弱辱小，认为自己可以控制一切局面，被欺负者无力、也不敢揭穿自己。于是利用工作或职权之便利，以及别人对自己的信任，就对自己的学生、被看护人、有求于自己的人进行性侵害。

2. 对多性伴侣行为推崇，以“老嫩”评判性感受，有贼心没贼胆的懦弱的人

这类人总是爱攀比，艳羡别人花天酒地的生活，容易受到不科学、不规范的性色彩浓郁的视频、图片影响，抱侥幸心理。他们各方面能力有限，性格内向，不善言表，一般隐藏在各个领域。特别是邻居、街坊、亲戚朋友之中。他们受到不良社会风气影响，不敢对成年人下手，退求更容易得手的未成年人伸出罪恶之手，以达到他们不可告人的淫欲，满足自己的虚荣心。他们有的因为丧偶，有的因为娶不起妻子，还有的因为性格、环境等原因常年独居。

3. 婚姻中性不满足，或满足也是有条件的，自己无力解决这一局面，只贪图低级的肉欲满足的人

这类人也隐藏在各个领域。他们生活富足，内心压抑，活在自己的世界里，人前人后两种不同的嘴脸，遇到跟未成年人在一起的机会时，易对其产生邪念。

4. 人格不健康，无知无畏，有“处女处男”心理情结的，心里充满攻击性的扭曲的心理不健康的人

这类人在婚内婚外都会有，他们缺乏文化素养，更缺乏法律意识，对女性渴望而好奇，也不懂爱，甚至是缺乏爱的人。他们骨子里把性对象是不是“处女”“处男”看得很重。他们可能已经结婚，也可能还没有结婚，还可能是各种原因独居者。他们渴望跟从来还没有接触过性的人发生关系，甚至到“恋童”的程度。面对社会越来越发展的性开放局面，他们愤愤不平，不相信成年人中有处女存在，认为未成年人肯定是没有性经历的，又没有反抗能力，所以频频对未成年人下手。

5. 未到结婚年龄正经历青春期，或虽已到结婚年龄，但接触成年女性的机会很少，未能如愿结婚的人

这类人因为物质生活满足，性生理发育普遍提前，性欲望难以正常满足。他们对性充满好奇和渴望，可接触成年异性的机会又不多，或者对他们自己某些方面没有信心，只好利用人们防御意识最薄弱的熟亲间的关系，选择未成年人入手，满足他们频频滋生的性欲望。

6. 没有自我方向和目标，有掩耳盗铃思想，承载着生存、婚恋压力的人

这类人自身感到承载各种负荷，对一切都没有确定感。随着社会上各种色情泛滥的冲击，择偶成家又越来越难，他们对成年人渐渐不抱多大希望，转而对未成年人感到更容易得手，更有把控感。因此对身边的未成年人实施侵害。

二、最容易发生性侵害的职业

（1）婴幼儿托管、教育机构。

（2）小学、中学学生托管、教育机构。

（3）按摩理疗机构。

（4）算命看相机构。

（5）某些医疗、保健机构。

（6）社区有机会单独接触人的小型商业机构（如门卫室、饭馆、商店、裁缝铺等）。

（7）小型照相、形象设计、模特儿训练等机构。

不管是哪种人，哪种职业，孩子的监护人一定要有防熟人之心。这不是信任的问题，而是对未成年人负责，实行监护的基本原则。不要自认为熟人会给你面子，不会做对不起你的事情。正是因为人们这种对熟人不设防的心理，让犯罪分子频频得手，侵害未成年人。如果我们都有这种防御思想，时刻在自己内心说无数次："离我的孩子远点！"来警醒自己，对儿童保持形影不离，或让孩子单独与他人在一起的时间不要超过半小时，有邪念的人就很难有机会下手。

因为孩子遭遇这类性侵事件，虽然看起来没有心理影响，但是会直接影响他们的性心理发展趋向。这个只有在青春期或成年之后才会表现出来。很多男同性恋就是有这类经历的。而对女孩子来说，则可能导致性冷淡症或恐惧症的发生。所以说如果知道孩子遭遇了这类侵害，一定要改变"家丑不可外扬"的思路，首先是报警，其次是给孩子找专业的性心理咨询师系统地进行性心理干预。最忌讳成年人以紧张、害怕、羞愧、不好意思、责备、批评等不恰当的方法对待孩子。

第六节　孩子遭遇性侵家长应该怎么办

一、控制自己的愤怒情绪

遇到问题该如何控制自己的情绪呢？我们应该做到以下几点：

（1）不要责骂孩子，因为这不是孩子的错。

（2）带孩子到医院做一个检查，并留下资料。

（3）给孩子进行心理抚慰，保护孩子的自尊心。

（4）找相关人、相关部门揭发此人的恶行。

（5）捍卫自己家人的人格尊严，争取精神、物质赔偿以及追究其法律责任。

二、家长应改变自己的认知误区

1. 性骚扰和性侵犯在孩子进入青春期后才需要防范

实际上更多的儿童在青春期之前已经遭受到性侵犯。因为这个时期孩子的自我意识还未完全建立起来，他们缺乏辨别力和对好坏的判断力，再加上父母疏于防范，因此，青春期前的孩子更容易受到伤害。

2. 未成年人被性侵害的对象都是女孩，男孩不会受到性侵犯

其实男孩也容易遭受性侵害，而且更具隐蔽性，难以被发现。因为有些人存在性取向问题或者存在变态性心理，如恋童癖、鸡奸癖等。他们认为小孩容易得手，不容易被揭发。因此，男童也会成为性侵犯的对象。

3. 性侵犯需要防范的是陌生人

实际上更多的孩子遭受的性侵发生在熟人身上，应防范有不轨性趋向的亲朋好友，如亲戚、朋友、邻居、师长、同事等。正因为彼此熟悉，所以他们更有机会接近孩子，也更不易引起家长、孩子的警惕和防范。

三、对于侵害未成年人的行为一定要制止

一旦发现有人对未成年人有侵害举动，一定不要碍于脸面或是视为家丑，要替孩子讨回尊严。不要认为孩子看起来也没有什么伤痕，就放弃追究对方。对那些已经给孩子造成身体或精神心理损害的人，一定要报警，通过法律让其受到应有的制裁。

四、花季少女怎样避免色狼侵害

如果说幼童遭遇性侵是父母、成年人一起努力就可能避免的悲剧，那么十几岁的花季少男少女，光是依靠大人们努力保护还是不够的。这是因为这个时期的孩子正处于青春反抗期，他们的独立意识已经非常强，往往对大人的管教难以接受，自己又处于身体发育的加速期及性心理发育的萌芽期，内外矛盾重重。她们从外表开始追求独立，并以特立独行为首选，非常希望得到他人的认可和关注，要么晚回家，要么自己一个人待着。这就给她们自身造成很多危险因素。比如很容易引起不法分子的注意，就是危险因素之一。

另外，这个时期的孩子也更容易引起周围人的注意。而往往对未成年人实施性侵害的人，大多都认识当事人或了解当事人的家庭背景。所以应该说是防不胜防！即使这样，花季少女还是可以做很多事情，让自己避免遭到更大的身心伤害。

(1) 养成良好的是非观，大人的朋友、熟人不一定都是好人，要有防御之心，避免单独接触他们。

(2) 在自己一个人在家的情况下，应反锁门窗。有熟人来家里时，特别是男性，最好不要开门引入，隔门让他们在父母亲回家后再来拜访。

(3) 任何时候不要把自己跟异性放在单独相处的空间里，即使是在自己家里。

(4) 任何时候不要轻易跟随异性到他指定的、没有他人在场的地方去。

(5) 养成良好的作息时间，按父母规定的时间回家，不跟异性单独在一起喝酒、抽烟、K歌。

(6) 不要穿过分暴露身体的衣服，以免成为不法分子罪恶欲望的目标。单独外出时，最好随身携带一瓶可以喷射的液体瓶，如辣椒水、酒精等，在遇到危险时对准对方脸部喷射。在对方保护动作中抓紧逃脱或呼救。

（7）在遇到对自己不礼貌，甚至动手动脚的人时，要坚决而明确地拒绝。如果周围又没有他人在场，不要害羞脸红而不知所措，要做些事情让周围的人知道。比如大声斥责、喊叫等。对以凶器威逼的坏人，要做些让犯罪分子始料不及的事情，如撒娇、突然主动解衣服扣子等，在对方目瞪口呆时，果断跑开求助。

（8）在遇到自己无力反抗的犯罪分子时，不要惊慌，要先确保自己的生命安全。可以假装很顺从，让犯罪分子注意力分散，然后寻找机会逃脱或获救。比如对他们说一些让他们放心、安心、放松警惕的话等，使他们感觉自己的行为不会遭到反抗或败露等等，然后再伺机逃脱。

（9）可以利用手或任何可以拿到的物品，对准犯罪分子的眼部用力击打。也可以用脚、膝盖猛击对方生殖器部位，为自己争取逃脱的机会。因为这两个部位是男性身体上最脆弱的地方，一受打击他们就会出于本能地避让和保护这里而撒手。

不管使用什么方法，有一点一定要明确，那就是生命很可贵，一定要先确保生命安全。千万不要因为自尊心、虚荣心、贞洁保护等心理，让犯罪分子占了便宜还要了自己的命。只要有命在，还可以通过司法机构制裁他，而命没有了，你可就白白地成全了坏人了。

专家寄语

保护孩子，从考虑到他周围可能存在的隐形危害开始。别让0～6岁的孩子离开监护人的视线范围。7～14岁的孩子离开监护人视线不要超过半小时。

第二章

人生不同时期不同的性教育内容

人生各阶段的性健康教育是人一生中离不开的话题，本应就像吃饭喝水一样。可是，吃饭喝水可以公开、大胆、理所应当地大谈特谈，而性，却不是那么公开，那么理所应当。这是为什么呢？最根本的原因当然是：吃饭可以是一个人的事情，而性不仅仅是一个人的事情，甚至可能是三个人的事情。而且那第三个人可能是在没有思想准备的情况下产生的。也就是说，吃饭的后果是满足食欲和躯体生长，而性不仅仅是满足性的欲望和生理需要，更重要的是性的后果责任的承担问题。用心理学理论来推理，人们回避性，不是回避性本身，而是在回避性导致的后果和会伴随而来的责任。

然而，回避的结果却是人们越来越不了解性，越来越不懂得性，越来越歪曲性，甚至到了深受性之害还毫无所知的地步。性可以说贯穿人的一生，从幼年到童年，到少年，再到青年，直到老年。那么性知识我们怎样才能科学地获得并很好地利用呢？可以说这离不开我们每个人的努力。

第一节　感知觉期的性教育

我们都知道，人在母体内 3 个月后感知觉部分就基本形成。这一时期父母亲的情绪、情感、亲密关系等都直接对孩子产生影响。甚至父母的性行为也一样可以牵连到3个月以后的胎儿。父亲的抽动、母亲的快感会引起子宫的收缩或震荡。母子连心，母亲快乐孩子就快乐，反之也一样。而且孩子会形成各种姿态表现出对这些快感的反应（这样说，并不是说怀孕后不能够进行性爱生活，相反，正确恰当的性爱会刺激孩子感知觉的良好发展）。不知当妈妈的是否注意到，孩子出生几个月时，有四肢用力，或者不由自主地震颤，甚至坐在某处摩擦屁股、夹腿等等现象。这些都是在子宫里形成的对性的反应。一旦发现了孩子的这类举动，不要惊动或粗暴地打断孩子，只需要自然地抱起孩子，亲他，逗他，转移他的注意力就行了。

怀孕后的父母不要对孩子的性别做过分的期待。最好是生出什么就接受什么的态度，让孩子感到无论他们是男孩还是女孩，父母都接受他、爱他。出生后，即0～12个月的时期，父母要做的就是：除了喂饱孩子、让孩子睡足外，就是要跟孩子用目光、表情、语言、触抚等进行交流，越多越好。严格禁止把孩子按照自己期待的性别装扮，或者根据孩子的性别采取不同的态度和对待方式。对孕妇也一样，不能够因为她生了男孩或是女孩，就对她们有不一样的态度和照顾方式。这些都会间接地影响孩子的性心理发展。

生活中，有的夫妻，因为爱孩子，常常用嘴去亲吻孩子的嘴。这是不好的习惯，要避免。亲孩子额头、脸蛋就可以了。

有的夫妻，怀孕期间害怕影响胎儿的发育，一发现怀孕，就禁止夫妻性生活，直到生完孩子。这样做是不科学的。因为性爱中，母体的愉悦感会刺激到孩子的知觉系统发展，正好起到开发孩子感知觉能力的作用。还可以调节孕妇的心情，达到健康胎儿的作用。所以孕期性爱完全可以。只不过孕期初期和后期要注意姿势动作和规律性。至于有习惯性流产的夫妻，要在初孕期适当注意。产后40天内和月经期，严禁生殖器性爱活动。

孩子出生到2岁时，养育人一定要尊重孩子的生殖器，不要当众随地把尿，一定要去固定隐蔽的地方，背过身进行。清洗孩子屁股时间不宜过长，更不宜过于复杂。更不要把孩子的生殖器当玩具（通常人们见面喜欢玩弄男孩子的生殖器以示亲热）。

第二节　幼年期的性教育

2～4岁是幼年期。这一时期孩子对性的反应，主要通过幼儿期的那些姿态来表现。另外，他们会发现异性同伴的生殖器与自己不一样，会很好奇，有去触摸、观看的举动，或者有学他们尿尿等行为。

这时，孩子已经会说话，他们会提出各种各样的问题。如：他为什么长了个“牛牛”，他为什么站着尿尿，我是从哪里生出来的等。面对这类问题，父母大多都感到尴尬，不知如何应对，或者用自己能接受、能表达的方式糊弄孩子。有的甚至无意中误导了孩子。

正确的方法应该是：表情坦然，目光温和，语气自然，比喻恰当地把男人和女人的差异形象做表达。重点告诉他们生殖期的重要性、私密性和保护性即可。

有的四五岁的孩子，在这一时期，在看到电视里的亲密镜头时，如拥抱、接吻等，他们就会有生理上的某些反应。

这时，父母一定要注意观察孩子，看他们有没有自慰的举动。如用手接触阴部，坐在凳子上晃动身体，或者喜欢一个人待在某处专注一个动作等等。如果发现这些异常行为，应该及时打断他们。告诉他们，虽然那样感觉舒服，但是不利于长大后做爸爸妈妈，所以要慢慢地改正这个动作，要爱护这个部位。千万不能借机打骂孩子、训斥孩子或嘲笑孩子。以免给他们造成性心理阴影。

另外，孩子的性别角色认同和将来的性身份认同，也是在这个阶段开始形成的。所以，父母在教养中，是男孩就按男孩要求他，认同他；是女孩就按女孩要求她，认同她。切忌男孩当女孩养，女孩当男孩养，否则对他们将来的性身份和性取向认同会起误导的作用。

更需要提醒的是，这时要防止同性别的任何人，以任何借口对孩子的生殖器进行触摸，以免造成性感觉、性欲望的同性别倾向，将来给孩子的恋爱婚姻造成障碍。

还有，父母之间的恩爱、和谐情感关系的有意无意的表现，本身对孩子就起教育作用。然而，夫妻的性生活一定要尽量避开孩子，以免他们去模仿。

异性父母（一般都是母亲）不要带 2 岁以上的孩子去公众洗浴场合洗澡。那种充满异性裸体的情景和来自成年异性的反感态度和厌恶表情，会挫伤或强化孩子的性想象，造成终身的性心理困惑。

2 岁以上的女孩子，父亲也最好不要跟她一起洗澡。总之，这个时期的性教育，更多的是怎么去尊重、爱护孩子的性器官和裸露的肢体。父母给孩子洗澡时，最好穿上衣服给他们洗，给他们洗完后，自己再洗。3 岁以后的女孩子，父亲不要给她们洗澡。母亲给儿子洗澡也不要超过 5 岁。

专家寄语

让三四岁的孩子都知道：任何人不得触碰自己背心和裤头覆盖的部位，除非是有监护人在场，比如看病检查身体。有人试图这样做，或者已经这样做过，一定要告诉自己的监护人。

第三节　童年期的性教育

5～10岁期间为童年期。这一时期的孩子，已经开始做有关性游戏了。比如，过家家，当新娘子、新郎官，相互观看等。这是一个培养孩子羞耻感、自尊、自爱和独立性别角色的重要时期。这时，一定要跟孩子开始分床睡觉。有条件的还要分房而睡。

这一时期，不但要告诉孩子生殖器的卫生常识、保护方法、生理发育方面的知识，还要从行为上跟孩子有异性距离，比如分床、分房间睡觉，不再由异性父母洗澡等。更重要的是，让他们了解自己生殖器的私密性和不可侵犯性。还要让他们知道自己作为男孩、女孩应该遵从的事情。比如男孩要去男厕所，女孩要去女厕所等规范。还有男孩不能够看女孩上厕所，女孩不能看男孩上厕所；男孩只能摸女孩小手，女孩只能摸男孩小手等等。

五六岁的时候，有机会还要给他们讲解女孩子的月经、男孩子的遗精的简单知识，告诉他们月经和遗精就像是苹果由青变红一样，表示自己身体已经成熟。到那时，身体就会发生变化，个子也会突然长高，说话声音也会变得浑厚圆润；胳肢窝、阴部还会长出毛毛，男孩子还会长喉结，女孩子的胸部还会发育，为以后做妈妈时给孩子喂奶水做好准备。这些是每个男人女人都会发生的事情，表示他们已经开始成为大人了。

另外，幼儿园期间，孩子们可能会效仿电影、电视里谈情说爱的镜头，相互亲嘴搂抱。告诉父母后，父母一定不要感到震惊，也不要紧张，更不要气愤、指责、谩骂，而应该用“漫不经心”的态度问孩子，那样做是什么感觉？有没有感到对方的口水或者鼻涕弄到他的嘴上？别人看到会不会笑话他？因为怕口水弄到他嘴里，他的嘴爸爸妈妈都不会去亲，别人亲他嘴好不好？等等。然后再问，老师和同学知道两个小朋友在一起亲嘴，他们会说什么？是表扬还是批评？孩子不管怎样回答，都不要谩骂指责，而应该非常温和认真地看着孩子，对他们表明自己对这件事情不喜欢的态度，希望他们以后不要跟别人发生这样的事情；可以跟很多小朋友在一起玩耍、做游戏，不能单独和一个异性小朋友在一起做游戏。

为了防止某些心理变态的成年人对小孩子的性伤害，从小就要告诉孩子，他们的阴部的重要性，不能让任何人触摸，哪怕是爸爸妈妈也不行。更要告诉孩子，不管是认识的，还是不认识的叔叔、哥哥、爷爷等男人，不经父母同意，一律不能去他们家里或者与他单独相处。一旦有人在爸爸妈妈不在的情况下触摸他们的屁股，回来都要告诉爸爸妈妈。但是切忌过分渲染，以免造成恐惧心理。一旦孩子告诉父母有什么人摸过自己的屁股，父母一定不能够对孩子责怪、打骂、讽刺、羞辱，而应该给孩子指出对方行为的错误性，并且告诉孩子，爸爸妈妈会去处罚那个人的。之后，一定要去给孩子讨回尊严，必要时报案。严禁对孩子说“这件事不能够给别人说，说了长大没人要你了”等不适宜的话语。

这时期的孩子们，已经开始向有好感的伙伴表示他们所谓的爱了，甚至他们会说同时喜欢好多人。面对这种情况，老师应该怀着一颗爱护之心，在保护孩子心灵的基础上，指出他们行为的错误方面，并且讲一些同学间正确的行为，巧妙地把孩子间的错误表达，理解成好感，是欣赏，是自己学习的榜样等，淡化孩子的性游戏和模仿心理。如果给他们扣上“早恋”的帽子，无疑是对他们行为的强化，不但起不了阻止的作用，反而会让他们朦胧的意识更加清晰起来。这时，应该多讲解一些生理知识。特别是小学后期的孩子，应该让他们看一些有关的图片和资料。

这一时期的孩子，父母一定不要将他们单独放在他人家里过夜，要求孩子任何情况下都要回到自己家里。养成习惯，以免给性变态的人创造机会，如同性恋、双性恋、恋童癖等。

在对待性这个问题时，父母一定不能感性思维，认为亲戚、朋友、熟人、邻居都十分可靠，不会对孩子做什么不好的事情。而应该防患于未然，防范意识要特别强。并且恰当地教给孩子，不能够吓到孩子，让孩子对性产生恐惧和不良的认知。更不可过分渲染，以免孩子对异性产生恐惧心理。总之，让孩子认识到就可以了，没有必要太强化。就像让孩子一个人待在家里一样，既要让他不要随便给人开门，又不要让他对一个人在家产生恐惧，不敢一个人待。这个尺度一定要把握好。

父母还要注意孩子的生殖器发育是否正常，如有异常，应该及时带到医院矫正，以免耽误最佳治疗时机。

作为父母，一定要在孩子主动询问性方面的问题时，保持平静自然的心态。特别要向他们强调，生殖器任何时候都不允许任何人触碰，以防止性心理变态的成人对孩子进行性侵犯，或者给一些同性恋成人引诱和发展同性恋对象的机会。但是你不必要讲得这么透，到了青少年期，再就这类问题讲得更透些，以免给孩子造成性恐惧心理。

专家寄语

通常应该在孩子适龄前告知适龄时期的性知识，否则到了青春期再跟孩子谈生理常识，你很可能已经难以启齿了，也就错过了告知孩子的机会，同时也给了孩子自行在网络了解成人性行为的机会。这无疑对孩子起到诱惑和骚扰作用。

第四节　少年青春期的性教育

十一二岁到十七八岁，被称为青春期。这一时期的孩子，主要从性心理、性自尊、性功能、性后果、性责任几个方面进行性教育。

这一时期，少男少女已经开始有了遗精和月经现象，表示生理发育基本成熟。性意识、性心理活动频繁，具体表现有：期望得到异性的关注，接近异性等。他们用奇特的衣着、独特的头型、怪诞的饰品装点自己，用来吸引异性的注意。面对异性，既想接近又不好意思，特别是有特点的异性，会不住地投去一瞥，频频观望。于是传纸条，通过伙伴传递信息，网聊，电话聊天大多发生在这一时期。

由于生理变化，他们开始有了个人私密感，对父母、对成人开始回避，期望保持自我的自由空间。成人的话听不进去，并且反抗父母，亲近同伴。这种心理和现象是正常的。因此直接教育有一定的困难，只能间接地引导。有的时候理解、尊重、给他们一定时间和空间比教育本身效果还好。与他们建立和谐关系，把你当朋友比当父母更能起到良好作用。无论是父母还是老师，对他们应该多说做什么会好一些，而不说或少说不该做什么，不能做什么。用正确的态度对待孩子们的性心理的产生，顺应生理、心理发展的需要。

其实在幼年、童年阶段的性教育中，已经开始对个体进行性自尊的教育了。认为自己的生殖器是不可侵犯的，是重要的，是不可随便的，是有条件有代价的，就应该说是性自尊了。这与贞操观没有关系，所谓贞操教育，弊多利少，甚至不利于身心发展。性自尊，就像自尊自爱一样，可以发展成人格品质。这不仅指自己，还同时指对方。因为性不但是人生理生命的需要，它也是成年男女情感发展到最高境界时最亲密的行为表达。这个行为其实是有条件和代价的，而不仅仅是快乐满足。没有准备好就发生行为，是不负责任的表现，更是没有尊重自己和他人的表现。

对于孩子青春期的特点，喜欢和异性接触交往是正常的，大人首先有这个理念，不要轻易用早恋、谈对象这样的词。要把孩子的朋友当一般的同学、朋友对待，并且与他们一起自然交流，让孩子学会正确处理这样的人际关系，鼓励他们广泛结交更多的同学朋友，为将来打好基础。只要适当地让他们了解男女接触交往的范围和亲密程度，分别会产生什么样的后果，对一个男人、女人意味着什么时，他们才会把握好自己的行为。对自己行为有把握时，就不容易因好奇和无知犯大人担心的错误。因为孩子的心灵大多都是纯洁的。

为了保险，可以适当地告诉他们一些精子和卵子的故事，以及如何有效避孕。卵子和精子是人体细胞中最精华的，是生命的源泉。它在人体中不断地新陈代谢，循环生长，没了又生，生了又长，直到身体机能衰退为止，是生命旺盛的象征。卵子在没有碰到精子结合时，就不会怀孕，卵子会形成多余的血液自然排出体外，成为月经；而精子在睾丸里生长好后，如果没有性行为将它排出体外，它就会自己寻找机会跑出睾丸，形成梦遗。因此，这个时期是发生自慰（手淫）的高峰期。

自慰（手淫）是青春期孩子的正常行为。但是不当的手淫方法和过于频繁的自慰次数却是有害的。比如夹器具摩擦，塞放物品，损坏性行为，或者每天1次以上，性心理和性生理发育成熟之前的自慰等。正确的自慰是没有坏处的。只要1个星期不超过4次，用手轻轻刺激阴蒂，男孩子用手轻握住勃起的阴茎上下搓动，直到有快感射精。这期间要注意卫生，不但要洗干净双手，还要清洗干净生殖器，完后还要清洗1次。

适当的自慰，可以缓解青春期的躁动不安，起到稳定情绪、减少对异性渴望的心理需求，还可以减轻性欲望冲动，减慢追求异性的行动，学会管理自己，控制自己，不会因为性的吸引而过早感情用事地恋爱结婚等等。

婚前发生性行为有许多弊端。如：容易丧失自我，迷失生活的方向；容易使自己处于被动地位；容易怀孕，会导致多次打胎，从而对身体和心理造成严重伤害；容易使自己强调付出而忽视得到和努力，从而破坏关系；容易使自己在某些方面停滞不前；容易造成惰性，丧失意志力；容易丧失理性，做出错误判断；容易破坏亲情，产生愧疚，失去自信；容易分散精力，影响自己主要的生活、学习任务；容易对婚姻产生怀疑或给婚姻带来不安定因素；容易把婚姻家庭当成回避自己内心不安情绪的砝码；容易造成婚姻关系的疲软；容易造成内心冲突，形成心理障碍，等等。父母或成年人对待他们，应该是不求不助、有求认真帮助的态度，帮助他们完成青春期的身心发展。给他们一定的生活空间，尊重他们的独立意识和反抗意识，让他们的私密需求充分得到满足。

第五节　青年期的性教育

21～40岁称为青年期。这一时期，主要是了解男女的性心理差异；了解性功能的发挥，性操作的技巧，性体验的表达；掌握和熟悉配偶的性感区；识别配偶的性偏好；建立双方的性生活模式；相互开发对方的性能力等。总之，要充分发挥性的作用，保持性的正常功能，开发生命潜力，创造生活动力，达到性成熟，完成和谐的性爱过程，这些都是这个时期性教育的实质内容。

生活中大部分人认为，只要一结婚就大功告成，万事大吉。其实，如果说男女间的亲密关系，婚前是感情起主导作用的话，那么婚后就一定是性起主导作用了。如果夫妻之间在这个阶段不能相互成长，不能达到使对方性成熟，就很可能造成失败婚姻。甚至会因为性能力得不到有效发挥而丧失功能，形成性功能障碍。有的男人因为第一次接触女性身体不很成功，就认为自己不行了，从而产生焦虑和抑郁情绪，并从此开始了求医路程。情况却并没有因为吃药而解决，最后形成恶性循环，甚至是毁坏了自己的性功能。岂不知，第一次性交失败，或者因长时间没有性爱，突然有机会进行性爱时发生早泄和阳痿的现象，都属于正常，大多是偶发的。这种情况不需要治疗，只要有了随时都可以的正常的夫妻性生活，自然就好了。

性爱是一个过程，这个过程是由“主动性，情感性，互动性”三部分组成的。主动性包括男女身体的主动性反应，如勃起、潮湿等。还有心理主动性，就是双方都有这方面的欲望和要求，都想从对方那里享受性爱。情感性主要是双方都能够接纳对方的身体，爱恋对方这个人，想用身体的接触去表达对对方的美好情绪等。互动性是最关键的，它不仅仅是指身体的互动，更多的是指双方向对方表达出性感受，同时了解对方和自己的性偏好。可以用语言、姿势、动作、表情、手势、声音等，向对方传达感受、需求等。这是一个建立双方特有的性爱模式的关键阶段。夫妻间，一旦跟性爱对象建立起了特定的性和谐模式，他们的性关系就将无可替代。

男人一般在 30 岁左右基本达到性欲望、性机能的旺盛期。

女人要在30岁以后才逐步达到性旺盛期。因此，男人的性欲望和性能力由于妻子的孕育、哺乳期而处于克制压抑状态，不能够正常发挥。等到女人完成母亲功能后，性发展得旺盛时，男人又由于身体器官的逐步衰退而多少有些力不从心。所以青年期是性逐渐成熟的关键时期。这里的性成熟是指：性心理的成熟，性态度的成熟，性表达的成熟，性体验的成熟，性操作技能的成熟以及性交流的成熟和性行为完成的成熟。

具体地讲，就是充分地了解性以及性对象。刚开始接触异性身体时，受自身性欲望的推动，对性的渴望和吸引支配着自己的行为。因为性而忽略的问题很多。比如，性是两个人的事情，是两个人相互给予和付出，相互享受权利和尽义务的活动。因此必须是在两个人自愿的情况进行，任何时候都不能违背这一基本原则。另外，性活动是建立在相互心理信任、身体信任的基础上的，因此，性行为前或过程中，必须要带给对方愉快和轻松的情绪。全面地欣赏、爱抚对方的身体，唤起和激发对方的性欲望是性操作的前提，而且要培养出双方都适应的性偏好。所谓性偏好是指：在性爱的过程中，对方习惯和喜欢怎样的抚摸，抚摸哪里，喜欢和习惯什么姿势，什么技巧，喜欢说和听什么话，喜欢对方怎么表达自己的性反应，喜欢和习惯在怎样的环境做爱等。总之，要形成自己与爱人的无可替代的性生活模式。

在一方有病、体弱、月经期间，怎样表达和接受爱意？怎样用亲密感减轻对方的痛苦？增强免疫力，也是青年男女要掌握的。越是这些时候越要体贴关怀。不但要关怀他们的生活，更要进行性的关怀。性关怀不一定是性交，只要多在一起亲密地触抚，多和对方目光交流，多替对方做些他现在还不能做的事情，多创造二人世界等，这就是学会了疼爱对方。

平时应该明确自己在家里的妻子、丈夫、男人、女人的角色，而不是将生活角色与社会角色混淆。不管你在社会上是什么，回到家里就是男人、女人，就是丈夫、妻子，就是孩子的爸爸、妈妈。

性的功能不仅仅是繁衍后代，更重要的是，它还是人类最大快乐的源泉，是男女相互依恋，相互激发生命动力，甚至是解除双方身体疲劳，相互自信自尊地完成社会功能的重要因素，同时也是增加良性情绪、培养愉快心境、保证身体健康的基础。一旦取得了合法的性关系，这些就是夫妻智慧的体现。可以说，性爱是人体最好的运动过程。

因生活、工作或其他原因导致夫妻两地分居者，更加应该相互给予性的关怀，利用通讯、网络实现私密交流和表达，帮助对方完成性满足，带给对方美好体验。性是人类精神心理和生理生命中不可或缺的东西，一旦触及和体验到快乐，就会产生身体和心理的依赖，也就是人们所说的上瘾。在激发出性机能后又不能正常新陈代谢时，人就会烦躁不安，身体就会有各种反应，如困顿、睡不着、长疥疮、躁动乏力等。因此，获得了性的权利，就要保持和维持正常的性行为。最愚蠢的做法就是性惩罚和性威胁，这是对性的反向利用，是对对方的伤害和打击，更是制造负性情绪、加深矛盾的不理智行为。相反，在对方生气、疲劳、委屈、难受、烦闷时，更应该用私密的柔情蜜意去化解，去安慰，去缓解。用性爱的快乐消散他的那些不良情绪，激活他困乏的身体。

我们还要了解，在性爱的过程中，不要忘记相互分享和交流感受，并且告诉对方此时的感觉，还需要对方怎样做自己才更好，真正做到双方尽情尽意、全身心都打开地享受和给予对方快乐。所谓的性开放没有比此时用起来更正确、更恰当的了。其实，性开放一般是指性态度的开放，和性爱过程的开放，而不是指性行为的开放。性技巧不一定多样，双方在适宜、适应、适当的试用选择后，以最愉快、最尽兴、最满意的那一种或几种为准即可。每周进行 3 次左右的性生活较为合适。

性爱是需要身体每个细胞都参与的愉悦活动，更多的是心理和情感因素起作用。生殖器只要没有器质性病变，它长短、大小、松紧根本不影响性能力的发挥，也不影响性体验感觉。受影响的是自己的心理和情绪状态。心理有担心、焦虑、害怕，或者是心理另有思虑，才是性能力的天敌。即便是偶有阳痿、早泄、性感缺乏等现象，只要心态好，双方都能正确对待，并且给予理解、鼓励、尝试、引导，都会正常性交成功。有的时候只需要换个时间，换个空间，换个环境，换个姿势，换个气氛就什么都解决了。不懂得这一点，就会陷入看病吃药，无效，再换一个医院再看的死胡同。最后失望、自卑、失去信心，反倒真的丧失了正常的功能，导致不好的结果。

从小到大，夫妻之间，如果异性父母过分强势或弱势，就会影响孩子的性心理发展。有研究表明，母亲性格过于要强，使爸爸在家里没有地位，处处受气，儿子很可能有趋于同性恋方向发展。相反父亲个性过于强硬，母亲在家庭里没有地位的话，女儿很可能有向同性恋的方向发展。尤其是那些内向、感觉灵敏的孩子，更是如此。

第六节　中年期的性健康教育

40 ~65 岁为中年期，可以说是人生达到充分完善的时期，是各方面成熟的时期。但是，也是生活压力和生理开始走向衰退的时期。因此，这个阶段主要是性观念教育。

有相当一部分人认为，这一时期性已经不重要了，可有可无。其实不然。这时的性过程非常重要。如果确保能够有正常、和谐的性爱，恰恰是减轻压力、年轻心灵、抵抗衰退的法宝，更是家庭稳定、感情深厚的坚强后盾。性的观念一定要与时俱进，不断调节自己的性能力和性需求，相互满足、相互慰藉。

无论是青年还是中年、老年，永远保持自我性魅力，是智慧的表现，更是一种个人修养。就像人格魅力一样，需要积累和沉淀。在与性伴侣每一次做爱时，都应全身心地投入，集中注意力地认真做到位，敞开身体每个细胞地去感受，去传达，形成自己的性魅力。尤其是中年人，最忌讳忙于工作、事业而忽略自己和配偶的性需求。正因为忙而少于交流情感，所以才更要适时地做爱以相互慰藉，相互注入生命动力和精神活力，增强激情自信，提高生命效率和生活质量。

现代社会，物质文化生活丰富多彩，性行为也多元化地在暗地里存在着。人们误以为性花样——越多越好，性伙伴——越换越好，性对象——越年轻越好。什么“二奶”“情人”“性伴侣”便悄然兴起。然而，平心而论，并不是每一个性对象都能使自己愉快舒适。各方面感觉好的，也就是那一个。这是为什么？原因就是你跟谁的性生活模式建立起来没有的问题。一旦和配偶建立起共同的性生活模式，那将是无以替代的。

更让人担心的是，有相当一部分男人，至今坚持“一滴精液十滴血”的旧观念。跟放纵性行为一样，都是走向了两个极端。而性行为却恰恰只能在这两者之间，既不能频繁射精，也不能长期憋精，一般中年男人每周 1 次左右较为科学。正所谓合理地新陈代谢有利身心健康。当然，有的中年人每周有两三次也很正常。一般来说，性爱的频率次数，因人而异，以自己第二天感觉身体良好为依据。如果第二天感觉身体疲乏，就说明可能多了一点，也可能说明是性活动没有完全满足造成的。你是哪种情况只有自己知道，知道了下次调整调整就可以了。总之，性压抑比性放纵造成的损失更难以解决。

第七节　老年人的性教育

世界卫生组织已经明确，65 岁以后才可称为老年人。老年人的性教育主要应该集中在观念、性与养生上。一个是老年人自己的性观念，还有一个是子女的性观念。

老年人随着生理机能的衰退和社会功能的逐渐丧失，对性的需求有所减少，但绝不是没有或不需要。只要活着，人都或多或少有性的欲望，只不过他们不一定要有实际的性器官操作性接触。更多的情况下，他们只是需要性的心理满足。比如夫妻间的身体抚爱，性器官的适当刺激，共同欣赏音像情景，分别多交往异性的年轻朋友，跟年轻的异性在一起聊天、工作、参加活动等。

所以老年夫妻更需要相互体贴，相互理解，相互支持。子女更是要对他们进行性关怀，不要因为照顾方便而将老年夫妻分开赡养。独居的老人，子女应该帮助和鼓励他们再婚。只有这样，老年人才会健康长寿。这才是子女对父母最大的孝敬。

同时，老年人更要注意性保养。老年人的生殖器的功能，随着肌体功能的衰退可能有所退化，功能不能十分令人满意。合理利用性保健产品，如震动器、助勃器、润滑液等等是非常必要的。但是一定要在正规、公开的店面购买正规厂家生产的用品，并且及时寻求专业人员的帮助指导后使用。

切忌老年人采用非公开形式进行性满足。如在街边跟卖淫女勾搭，去低级卖淫场所嫖宿等。这样容易引发老年病突发，或者是不慎感染传染疾病，造成不可弥补的后果。

老年人切忌性行为过度频繁，一般来说，以每月 1 次左右为宜。也可根据双方的体力、需求和兴趣来定。这阶段的人较为敏感，最忌讳因性问题而被评价、指责为“老不正经”“老色鬼”等，他们需要维护晚节。配偶、子女、社会都要对他们进行性关怀，这样才有利于他们的身心健康，达到延年益寿的目的。

总之，受到良好、科学的性教育，使性心理、性生理健康发展，使人们知道各个人生阶段都能合理正常地满足性的欲望，不但可以减少性犯罪，如强奸独行女，奸淫婴、幼儿，奸淫智障人员等，还可以减少性心理和性行为变态的发生率。可以说性直接关系到社会的和谐稳定，也关系到人们的精神心理以及身体的健康快乐。

而目前社会上性行为已经到了泛滥的地步。未成年人随处可以观看到成人的性行为活动，甚至是性交的清晰影像。在他们还没有受到前期的性知识教育的情况下，看到或接触这些资料，无疑是对他们的性骚扰，或者说是对他们性意识、性欲望的促进和强化。而我们都知道，性的诱惑对一个成年人都难以抵抗，何况是意志力还较为薄弱的未成年人了。

因此，与其说对发生问题的人进行批评指责，还不如尽早给他们适当的性教育。这几乎是匹夫有责的重大工程。

专家寄语

性是一生的话题。家长的观念、情绪、行为模式都会让孩子复制为自己的模式。所以，你尊重孩子什么，孩子也学会了尊重自己什么；你不在乎什么，孩子也会不在乎什么。性教育是家庭教育的重要内容，过了实施教育的时期，您将很难开口提及，所以不可忽视对孩子提前进行性健康教育。

第三章

怎样培养一个心理和人格健康的孩子

第一节　把握教育孩子的关键时期

一、孩子是家庭的秘密

你的孩子将来是什么人，将来做些什么，取决于他们的小学之前的阶段，而不是初中或高中等别的什么时期。正所谓“三岁看大，七岁看老”就是这个意思。人生的幸福来自于平衡的心态和平衡的事物。这些事物包括：健康、事业、家庭、经济、精神心理、责任。其中哪一项都跟孩子有直接的关系。

我们知道，人类生命中，最重要的是成长和心灵成熟，而不是学习成绩。因为孩子出生后，一切都要学习。所以比起物质的给予，我们更需要的是心理和情感的教育，也就是对孩子的真爱。

二、教育孩子的重要时期

1. 0～12 岁的孩子不是接受口授的时期

严格地说，12 岁之前的孩子，也就是小学之前阶段的孩子，是难以用口授的形式去学习东西的。他们需要在游戏活动、玩耍过程中学习。因为他们的形象思维才刚刚形成。人的感觉系统包括视觉、听觉、触觉、嗅觉及味觉，它们早在母体里就发育成熟了，也就是说 0～6 岁的孩子出生后就可以运用这些感知觉能力去学习了解这个世界。2～6 岁是孩子自我第一个发展期。会说“我”时，也是对他们培养对他人的东西不起心动念的好人品的最好的教育时期，是孩子发展空间智能的时期。此时他们对有孔的东西非常感兴趣。三四岁是最敏感的时期，孩子主要运用视觉、口腔、手、行走、细小的事物、秩序来认识世界。6 岁前，一个人要完成一生当中最高级的阶段，也就是内在品质。主要是自律，服从，规则，秩序，内部和外部同一，语言，色彩，占有，执拗，身份的确认，婚姻角色的确认等。这一时期，他们的思维是快于行为的。所以当他们的思维和行为被打断的话，他们就会非常愤怒，非常反抗、执拗，强烈要求必须重新再来一次。那么这时如果父母一切都包办代替的话，你会付出惨重的代价，就意味着你剥夺了或者扼杀了孩子这些内在情商的品质。6～9 岁是孩子衣着文化和气质形象感受期。他们对大人的东西很感兴趣。不要阻止孩子穿大人的衣服和鞋袜之类的事情。9～12 岁是想象的敏感期，要借助于事物去教育孩子，激发他们丰富的想象。

2. 12～18 岁是具体运演到形式运演阶段

这是发展他们形式运演思维水平的最好时期。这时，他们对虚幻的东西非常感兴趣。如看小说，游戏，看电视、电影等。思维中充满幻想和憧憬，期望被认可和接纳，更希望自己有影响力。并且他们开始否定父母，能够看见父母的缺点。因此开始反抗父母，形成更明确的自我独立意识。这时他们很难接受父母过度的说教和意见，甚至让父母感觉和他们难以交流沟通，根本不听父母说话。这都是正常的心理发展现象。只要父母像理解自己的朋友那样陪伴他们度过这一时期就好了。无须过度干预他们，当他们有求助的时候，再引导帮助他们解决问题。

三、处理好夫妻关系是对孩子最好的教育

夫妻应该是一个自己、对方和孩子的团队。夫妻两个过好日子，处好关系，彼此欣赏，树立良好的丈夫和妻子的形象就是最好的教育。夫妻之间彼此伤害、否定、指责，彼此低看、贬损、打骂等行为，是毁坏孩子的有力武器。这样会毁了孩子的快乐和自信，也会破坏孩子的安全感和健全人格。爱才是教育的核心。要知道，父母是孩子幼年时期的整个世界，他们的世界怎样相互对待，他们就怎样对自己。

如果双方真正是爱孩子的，即便是离异，只要父爱、母爱不离开孩子，做到夫妻之间能够相互尊重，成全和认可对方，对孩子造成的伤害就比维持不幸婚姻影响小。不能够要求孩子处处听话，并且以孩子听不听话来决定爱不爱孩子。这样只会扼杀孩子的创造能力和不会自爱自尊的心理品质。

专家寄语

孩子的好情绪、好性格，来自于爸爸爱妈妈、妈妈爱爸爸的美好感受。也就是说，对孩子最好的爱，就是去深爱他们的爸爸妈妈。

第二节　合格的父母会培养出孩子的七种能力

一、感恩、分享的能力

这种能力的获得，使人在今后的生活中很容易跟人相处、

跟人合作，并且会持凡事以积极的态度对待、处理的正面信念。

二、分析、区分好坏的能力

简单处理生活中的意外事件。拨打120、110、求助父母邻居等。不是只灌输负面的东西，让孩子害怕、恐惧、退缩，自我封闭起来。不是告诉孩子这个不能碰，那个动不得，过度保护孩子，而是让孩子知道，在紧急情况下，如自己的生命受到威胁时，自己的利益受到损害时，他们可以以破坏什么来保全自己的生命和财产。让孩子知道，每个人的生命是最珍贵的，必须爱惜每一个生命，包括自己的。更要告诉孩子，哪些事情是好事，哪些事情是坏事。

三、心理承受的能力，培养自信心

最好的方法是仰视你的孩子，尊重他们像尊重亲戚家的孩子一样。做对的事情要表扬鼓励，做错的事情要让他们认识到错误在哪里，并因此会承担什么责任等。不以对错施与爱，即使做错事情，改正了一样爱他们。

四、表达能力

随时能够表达出自己的意思和感受。当然是让孩子多说，你多听了。孩子说对说错，不加评判，站在孩子的角度去理解他、鼓励他、支持他就够了。让孩子不惧怕跟家长、成人交流思想感情。

五、动手、创意的能力

5岁的孩子就让他们自己整理自己的书桌、书包、床铺、玩具等，还要让他们洗自己的袜子、裤头等小件东西。妈妈做饭时，孩子如果闲着，就让他们也一起参与。比如剥蒜剥葱、摆碗筷子等事物。“播种行为，收获习惯；播种习惯，收获性格；播种性格，收获命运”，这是印度的一句谚语。只要对他们身体没有伤害，鼓励他们去做任何他们认为有意义的事情。记住，是他们觉得有意义，而不是你觉得有无意义。

六、交往能力

主要是与小朋友的交往能力，尽可能地扩大孩子的交往范围。切忌只和爸爸妈妈、爷爷奶奶交往。别怕孩子在交往过程中吃亏受委屈，那正好是他一个学习的机会。孩子之间，只要大人不去参与，他们一起玩要时，也是懂得相关界限的。遇到孩子间的纠纷，最好让他们自己去处理，他们处理不了求助父母时，一定要为孩子主持公正、公平，而不是护短或逃避。尽可能让孩子见多识广。

七、自尊自爱的能力

所谓自尊自爱，就是敢于说“不”，对于损害自己身心健康、人格尊严的言语、行为、动作、姿势的人、事、物，敢于严厉拒绝，敢于维护自己的内在或外在利益不受侵害；善于跟违法乱纪的行为做斗争。

专家寄语

0～3 岁的孩子怎么爱都不过分，但是 5 岁以后就要让孩子学习处理自己的日常小事情。这个年龄之后，监护人的包办代替会让孩子失去生活、生存能力。

第三节 亲子教育的秘诀

一、和孩子的关系密切、和谐，孩子就会很优秀

好的关系一定是人格平等，相互支持、理解、尊重、无条件地爱，相互信任，坦诚不欺；不好的关系就是敌视、仇恨、打骂、指责、批评、对抗等，这样，你就越指教越糟糕。人与人之间的关系模式一定是互相平等应对的。所以，亲密的子女关系才是教育孩子的前提条件。当孩子跟你逆反时，你最好把他当成自己亲戚的孩子那样理性对待，否则你跟他交流都很难。

二、给孩子更多的精神营养

消除孩子的恐惧感，给孩子无条件的爱（无条件的爱就是无论孩子做了什么，做错什么，那也只是他的行为不好，对他这个人，还是爱他的）。让孩子在任何时候都知道父母的存在，以此来建立孩子的安全感；让孩子感到他在你心里很重要，从而使孩子内在的自我向善、向上发展。这也是人性的基础原理。

三、培养出孩子的心灵品质

这是人的生命之根本。家长把事情做对，深入孩子的内心世界，触动了他们，才是家长应该做的事情或者是该做的领域。你的一言一行都会储存在孩子的大脑当中。让孩子永远能够记住的，往往是那些跟情感有关的可以触动、感动他的事情。只要孩子认为对自己有意义的事，尽力支持他。

四、如何培养孩子的心灵品质

1. 建立孩子的精神脊梁——自尊心

自尊心是羞耻心和上进心的总和。尊重他，把他当人看，保证他的个人尊严不受侵害。孩子生下来仅仅是个动物人，父母要把“人”的东西给予他，这才是父母对孩子的工作领域。尊重孩子的天性。孩子的天性就是玩，是好奇，是探索。请为你的孩子提供他们认为自然、舒服、安全、轻松、自在的生长环境。孩子之所以会成为你的孩子，是你们夫妻单方面决定的，不是孩子选择的。所以，你们选择了他们作为你们的孩子，就要对他们的一切负责。而且要尽可能多地给他们爱的营养。这里的爱，就是要有利于他们的成长，使他们健康、有序、自然、快乐地得到心理和生理的全面发展。

2. 建立和培养孩子的自信心

现在的孩子有三种心态：我能，我不能，让我试试。鼓励孩子，对他说“你能行”，“你试试看”，孩子做到后及时鼓励他，就可以让他有自信心。

3. 培养孩子的责任心

有了责任心才会做到自律，有了自律才会约束和遵守规范，才会完成任务。只要你从 5 岁后就让孩子自己的事情自己做，不要去替代、包办，不让孩子依赖上你，同时让孩子看见自己对别人的影响就可以了。

4. 培养孩子的主动进取精神

先让他成人，再让他成才，之后再让他成功。第一，只要他做对事情（是事情本身的标准，而不是你的标准），你就表扬他，让他有成就感。第二，不让他过分依赖你，尤其是在金钱方面。只给他生存必需的，合理生存需要的，其他的面子和欲望等方面的，需要他自己去努力。留家产也一定是在他成人后，起码 40 岁以后再考虑给他的问题。不要早早地对孩子说："我们的一切都是你的。"既然你们的都是他的，那他哪里还有理由和动力去独立生存。除非父母不想让孩子离开自己去独立生活。

5. 培养孩子的学习兴趣

别让孩子把学习跟痛苦联系起来，只让他把学习跟快乐联系在一起，并且形成习惯。我们批评一个人，是为了让他不再做所批评的事情。所以，你老批评孩子学习方面的事情，只会让孩子不学习。要允许孩子有各种兴趣，让他们的创造意识发展起来。别把自己的意志强加给孩子，只要是对孩子的身体和心灵没有什么伤害的事情，都支持他们去做。多跟孩子说：这要怎样做，而不是跟孩子说这不能做，那不能做。还要少说"你应该"之类的话。

6. 培养孩子的良好习惯

从小学开始要让孩子养成的习惯是：按时自己起床；按时自己睡觉；按时完成作业；按时吃饭娱乐；自己的东西自己整理收拾；自己的东西自己处理保管；自己做不了的事情积极求助；自己认为有意义的事情就自己做主。然而要让孩子做到这些，父母必须在生活中是说到做到的，是自律的，是不包办代替的，不把自己想法强加给孩子才行。比如孩子起床，只要给孩子商定好了起床的时间和方法，实施时孩子没有做到，要迟到时，后果让他自己负责，父母不要答应为他做什么。

专家寄语

多鼓励少批评，多认可少否定，才会培养出你内心希望成为的孩子。别吝啬欣赏孩子的良好动机，切忌只看他幼稚的行为本身。

第四节　教育孩子的八个工具

一、爱

爱是教育的核心与本质。说好话、做好事、做对事就是家庭教育。不要假借为了孩子好的名义，满足自己的利益，一切为了孩子的健康成长。让孩子知道自己很重要，培养他们的安全感和爱的能力。让你的父爱母爱，传递到孩子的内心去，要让孩子从内心体验到对他们的爱。少对孩子说“都是为了你”之类的话。爱需要学习，更需要传递和流动。让他们感觉父母是无条件爱他们的，在任何时候，他们都会得到爱的温暖和呵护。只有这样，他们的安全感才会很好地建立起来，恐惧感才会消除。这是人格健全的基石，也是一个人内心的底气。底气不足，源自于爱的不足。自尊、自爱不足，也源自于父母的爱的不足，这样从小就让孩子意识到了自己不配得到爱和尊重，只会培养孩子的恐惧感和不安全感。分清楚是爱自己还是爱孩子后，再决定怎样对待孩子。别把孩子当工具，性格是态度以及与态度一致的行为。态度塑造人。“一切为了孩子”是借口，“都是为了孩子好”也是借口。有些老人帮助儿女看孩子也是为了他们自己不寂寞、不无聊，看着孙子辈儿他们的情感才会得到满足，也是他们实现养老的手段。所以隔代养对孩子跟父母的关系是一个很好的破坏手段。孩子跟着父母一起生活，恰恰是孩子一切良好品质建立的基础。当然，这里指的是人格健全、夫妻和谐恩爱的父母。

二、表扬

让孩子得到成就感和喜悦感；想成就他什么，就激励、强化他的什么能力。把有儿子、有女儿你很满足的意思经常表达给孩子。一分看他们的缺点，九分看他们的优点。你说他们行，他们就真的行，不行也行；你说他们不行，他们就真的不行，行也不行。一定是这样，这就是强化和暗示作用。

三、鼓励

让孩子有信心。看见孩子有好的企图却做坏了事情时，要看到他好的企图而鼓励他，而不是只看损坏的一面去打击他。

四、认同

只从正面去确认你的孩子。比如女孩子，你一定要从小就经常说她很漂亮，不管她是不是漂亮。这样的话，18 岁后她一定是漂亮的女孩子。对男孩子要经常说他是个好男人、好儿子，将来他一定会是的。这就是心理催眠的效果。

五、理解

对于我们不能够接受的东西，要从孩子自身去理解，有的时候不是孩子错了，而是我们自己观念的问题。比如孩子的发型、衣着、爱好等，他们感觉好就行，少作评判。

六、陪伴

多陪伴你的孩子。原则：一是 12 岁前妈妈多陪，12 岁后爸爸多陪。二是养女孩爸爸多陪，养男孩妈妈多陪。让他感觉自己对你很重要。因为女儿在人格上受爸爸影响大，儿子在人格上受妈妈影响大。

七、制定规则

比如什么时间做作业，什么时间玩耍，什么时间上网，上多久；他可以除了家里提供的日常生活用品外，还可以享受什么，去买东西时他可以选择什么，选择多少等等。这样孩子就会有很配合的心理状态，从而培养孩子的自控力。

八、自律

家长一定要说到做到，对于做不到的事情，最好不要给孩子承诺，承诺了的再难也要办到。因为孩子会复制父母的行为举止。

专家寄语

我们大多缺乏自爱自尊，所以给不了孩子真爱和尊重他们的天性。自律不是高兴一个态度，不高兴又一个态度，也不是随心所欲，而是不说则已，言出必行。自律才是孩子听从你的砝码。

第五节　亲子关系的四条禁区

一、寄养、忽视你的孩子，把他们寄养给其他亲人，或幼儿园就开始寄宿

这会让他感受不到父母爱的存在，只是感到无助，和不配

拥有“人”该拥有的爱。好不容易熬到跟父母一起生活了，家长忙于自己的事情，见到孩子就打骂、指责、贬损，让孩子再一次受到心灵无爱的伤害。

二、强迫、控制你的孩子，让他压抑自己的情绪

这是父母经常跟孩子说这也不行，那也弄不成，强行否定孩子的合理要求造成的。他们的人格一定会有强迫、抑制、束缚感、放不开等特点。

三、破坏性地批评、否定你的孩子

让他感到似乎永远也达不到你的要求，不敢去创造性地探索事物，从而失去创造能力，只会按照他人说的去做。

四、溺爱、服务你的孩子，让他没机会成长，还心生怨恨

家长过度替代孩子做力所能及的事情，或者过度保护孩子，过多地给孩子灌输一些负面的东西。比如不能跟陌生人说话，人家会卖了你；不能跟老人和小孩子有冲突，弄伤人家咱家赔不起；不能摸这摸那，有病毒、细菌等等。

专家寄语

爱孩子就用心陪伴孩子，让孩子知道你随时都在关注他，和他在一起。忽视，也是一种心理伤害。而寄养、限制、打击、否定和溺爱，都不是真正爱孩子的作为。

第六节　青少年心理问题的成因及对策

一、家长经常遇到的问题

近年来，青少年出现的心理问题越来越突出。据《华商报》近日调查发现，“早恋厌学”，“暴躁易怒”，“逃学网瘾”，“抑郁症”四项尤为突出。给家庭和社会造成很大痛苦和压力。

为了解决这类问题，让我们先来看看这类问题形成的主要原因。

首先是社会方面的原因。我国实行计划生育政策以来，独生子女产生了，一个孩子成了三个家庭的宝贝疙瘩，至少被六个长辈关注和疼爱着。孩子一出生就充分享受厚重的爱，被抱着、护着、遮着、盖着，让孩子体验到盛情难却，理所当然。长辈爱得越多，期望值也越高。到了孩子自我成长阶段，个体自我意识逐步形成，开始有了个性特点：能区分自己和别人，初步有了自己的思维、行为和主见，显得不那么听话，不那么服从了。这时，多数长辈一方面指责训斥、谩骂惩罚，另一方面又更加疼爱迁就，这无形中阻碍了孩子的正常发展。孩子成长能力强的，往往会产生逆反，反抗，言行过激；成长能力弱者，就会受到成长压抑，造成人格失常扭曲，出现异常行为、怪异动作。此时，成人更会带着情绪去制止、干预、管教，其结果不但收效甚微，还会使亲子关系恶化，形成恶性循环。

第二，老师的责任转移。教育工作者紧紧抓住家长们宝贝孩子的心理，从孩子上幼儿园时就要求家长承担原本是孩子学习过程的内容。如抄写当天的作业、检查作业的对错、陪写作业、签字认可等等。这一责任的转移，使孩子依赖家长、不屑负责。家长与家长竞争攀比，忽视了孩子的学习过程，却过早地使孩子承担了来自老师和家长施加的压力。要知道这个时候是培养孩子们学习兴趣的最佳时期，错过了，孩子如何不厌学？

第三，家长在日常生活上的包办代替。为了满足家长们自己未满足的心理感觉，除了把希望全部寄托在孩子身上外，从物质上千方百计地投入。日常生活中，一切事务全部包办代替，从穿衣洗脸到整理书包。谁都知道，处理个人事务本身就是成长的条件，是培养生存能力的机会，如果被剥夺，他们就会以自我为中心，不尊重、不理解别人，更不懂得爱和责任，甚至视父母的付出为理所当然。

专家寄语

这是因为家长和老师只站在自己的立场和目标角度对待孩子，让孩子感觉不到爱护。是有条件爱的做法。

二、家长及成年人的正确心态

孩子的大多问题都是家长及成人的问题。不从成人思想观念上解决，可以说亲子关系很难良好。

第一，孩子是一个“人”，而不是你宠爱的动物，人和动物的区别就是人有思想意识，有独立的个性特点，而宠物只需听话、顺从就行了。不要让你的儿女成为你的“宠物”。

第二，教师队伍需要加强心理素质和职业道德教育。我们的老师已经把教书“育人”变相理解为教书“为人”。忽视国家义务教育的责任，认为只是在为家长服务，你生的孩子我来教育，你就应该领我的人情，甚至要求家长请客送礼。更有甚者以孩子父母的身份地位不同而对孩子采取不同的态度对待。忘记了自己比家长更懂得教育，在教给孩子知识的同时，还要教会他们如何做人。甚至有部分老师自身心理也有问题，还没解决。

第三，成人要学会尊重孩子身心发展，懂得什么是爱孩子，什么对孩子更好。

大部分的家长在教养过程中，总是将自己的意愿强加给孩子，自己人生中未完成的意愿、遗憾，企图通过孩子来实现。孩子学习之余，给他们报各种科目，什么奥数、英语、书法、画画、游泳、滑冰、钢琴、舞蹈，如此等等，将孩子的课余时间安排得满满的，陪着孩子风雨兼程。岂不知给孩子造成心理压力，增加了精神负担，使其应接不暇，力不从心，从而对自己失去信心。此时他们一旦接触上网络，体验到虚假的轻松愉快感，就容易上网成瘾。

第四，教育体制决定了以成绩论英雄。老师和家长同时看成绩说话，一好百好，成绩不好百不好。养成孩子只听好的不听批评，争强好胜而又脆弱敏感的个性。而那些常受批评的孩子，却抵触、逆反，对抗攻击，最终变成不受欢迎的人。

研究表明，那些学习不好而又处处惹事的孩子，往往是缺少真正的关爱。为了得到成人的关注，便采取特殊言行引起他人注意。这时，如果老师和家长只注意他们的这些缺点或不良言行的话，会起到负强化的作用。如果我们这时接纳他们的缺点不提，而把注意力放在发现他们身上的优点，并加以肯定和鼓励，他们的不良行为就会逐步减少。正所谓“好孩子是夸出来的”。

第五，将问题解决在出现之前，而不是问题出现了才想起要解决。当我们的孩子来到人世，他们就不仅仅是你私人的产物，而是一个独立的个体，他们拥有自己的感觉、思想、言行和生存的能力，并希望按自己的兴趣、好恶、方式去生活，都有想努力生活的更好的意志。因此，成人的爱，要放在有利于孩子身心发展上。比如培养良好的生活习惯，如何培养他们的学习兴趣和学习能力，让他们学会处理自己的日常事物等。给他们创造一种安全、自然、轻松、愉快的学习生活氛围，允许他们融入小朋友中去尽情玩耍游戏，让他们充分地跟大自然亲密接触。不要因怕麻烦，怕弄脏衣物，怕孩子受伤等等而阻止、限制甚至处罚孩子。应保护他们的好奇心，尊重他们的个性，发展他们的特性、天性，鼓励他们提问，使他们敢于发表自己的想法。这是促进智力与非智力因素同步发展的关键。

第六，家长要克服自己的补偿心理和与人攀比的心理。相信自己的孩子！接纳自己的孩子！鼓励自己的孩子！千万不要以谦虚为借口对自己孩子大肆贬低。多从自己身上找原因，自己解决不了时，寻求心理帮助。这往往需要投入更多的耐心和时间以及金钱。因为心理问题的解决不是一次两次就能完成的，有时需要几个月甚至几年才能从根本上解决。更多的时候是我们成人需要做出改变而不是孩子。

专家寄语

他是我们的孩子，无论他做了什么，无论他有什么不好的行为，除了有责任教导他正确的做法外，我们要让孩子知道我们依然爱他不减。这就是无条件的爱。而无条件的爱才是孩子需要的爱。

三、家长如何解决孩子自慰带来的性心理困惑

1. 认知层面的解决

身体器官带给人类的快感是生命的礼物，也是每个人的权益。只要是在生理发育成熟的、私密的、不影响他人身心健康

的情况下做，是在没有利诱、强迫、威胁、欺骗的自愿的情况下做出的性行为，都是合理而正常的性行为。另外，性爱也是一种能力，是需要学习和训练的能力，并不是生而就会的。学习一定要看正规读物，看科学合理的视频，本着按照生理不同阶段了解不同的性科学知识的原则进行。青春期之后发生的正确的自慰，都是合适的，这个时期没有自慰，也是合理而正确的。

2. 自慰的正确方式

选平躺睡姿，用手轻握生殖器，上下搓动，1 秒钟 1.5 次为宜，有高潮唤起时再据个人喜好稍稍加快速度，直到射精。同时学会自我放松方法呼吸法，如用鼻子吸气，用嘴呼气，慢而匀地呼吸，或瑜伽式地冥想。自慰的时候要全身心投入，享受整个过程，充分地满足自己内在身体本能的欲望。另外一定要在安全、舒适、隐私保护性好，没有人、事打扰的，不影响他人的地方进行。同时注意心理卫生。自慰时难免胡思乱想，但是最好想跟异性性器官有关的做爱情景，不要想异性的生殖器以外的器官，如头发、手指、脚等。最后要把握好自慰的频次。有人会为自慰的频率问题纠结。一般而言以 1 周来看，只要 1 周不超过 4 次，都是合适的；以不影响自己第二天的工作、学习和社会生活为标准即可。这是因人而异的，并没有统一标准。

3. 如果已经患上自慰强迫症

觉得自己无力控制自慰行为到了非常痛苦的程度时，家长一定要带其去心理机构或精神科看看。找个信得过的心理医生给他进行药物治疗加上性心理治疗，是非常必要和可行的解决方案。出现自慰问题的人多是刚进入成年期的年轻人，建议每个人在青春期之前，要多学习科学的性学知识，而不是只在网上看看成年人的性游戏视频。可以考虑参加一些关于性教育的培训活动，找专业的性心理咨询师进行咨询了解，这些都是行之有效的好办法。

专家寄语

担心害怕只会使我们更多地限制孩子向外探索世界，指导孩子做正确的事情才会让孩子信任你，从而配合你的教育。

四、应禁止不利于个体性心理发展的性教育

近日在网上看到两位多年来从事青少年相关工作的知名人士，在小学校园，面对几千孩子进行性教育的讲座视频。看完以后，感觉欣慰的同时，心里很是不安。我还听说一些公益人士在幼儿园、学校等场所对孩子们进行母婴生殖性教育，了解后也让人忧心忡忡。

视频中那两位知名人士说："触碰你背心与裤头之内地方的人，都是大坏蛋，你要大声对他说'你想坐牢吗?'"并且还穿上卡通人物的服装道具，在台上演练这个过程。到了坏人卡通人物试图触碰对方时，便让孩子们一起高声大喊："你想坐牢吗?"

还有一些人在幼儿园对孩子进行怀孕感受体验活动。他们给孩子们肚子上绑上一个类似孕妇凸起的肚子的重东西，让孩子们体会妈妈们怀孕期间的艰难感受，从而让孩子们产生愧疚心理，以便更听妈妈的话，更感恩妈妈。甚至有的人士还给孩子们说："你们在妈妈肚子里踢妈妈，打妈妈，咬妈妈，把妈妈的肚子都快撑破了，妈妈不得不去医院开刀才把你取出来。"如此种种。

我不得不说，他们的出发点和动机都非常好，而且能够及时走进校园去进行性教育，实在是难能可贵！

然而，我们知道：性，关系到人的生命的形成，关系到生命品质，人人都是性的产物。一个人对性的态度和观念，可能影响他一生的生活品质、婚姻品质，甚至是生命品质。性行为对人造成的影响和生理伤害好治，而羞愧的心理观念的伤害却难以消除。也许还会影响孩子的婚恋直至终生。所以，为了孩子们从小对性的正确认识，对性科学知识的适当了解，对自己的保护，成年人对孩子进行性健康教育都是非常必要的，可以帮助他们建立正确的性观念和良好的性态度，这无疑对他们今后成年阶段的性活动，使他们合理地恋爱、结婚、生育都非常有帮助。

但是，怎么教育才更好？谁去教育才更让孩子受益？怎么教育才不会给孩子们造成未来的心理后遗症？是值得我们深入了解和思考的。

我们都知道，社会上对孩子们进行性侵的事件，80%都是孩子身边的熟人干的。有的还是孩子的老师，孩子的表亲叔侄，是邻居，是从小就一起的玩伴等。这些人很多都是他们生命中最重要的人之一。如果把触碰他们隐私部位的人都定义为“坏人”“罪犯”，会让孩子们的认知能力受到质疑，更会对将来的人际关系产生恐惧心理。这让他们怎样去面对自己未来的生活？怎么样去理解生命本身的意义？怎么样去热爱生命、热爱生活？让他们怎么样去区分好坏曲直、真善美丑？让孩子从小就对生育产生不良的情绪和感受。

孕育、生产本身是女性的一个正常生理功能。生育孩子是成年人自己的需要和选择，是生命延续的手段，却被告知是孩子们的错误和淘气，还鼓励孩子为此而愧疚、自责。纯粹是商家利用孩子生活需要这个资源，达到销售自己的机构、销售自己的产品等的一个手段。

当然，对孩子进行一些生殖情感教育，进行适合他们年龄的性教育是很有必要的。但生育虽然是很痛苦的事情，也同时是一件很美丽的事情。生命本事就很了不起，生命的诞生当然也更了不起。因为珍贵，所以需要付出代价！因为孩子对父母来说非常重要，所以父母宁愿付出这样的疼痛代价选择要了这个孩子。

从这个角度让孩子们因此感到自豪，感到荣耀，感到爱意，感到自己生命的重要，感到自己的来之不易，感到生命珍贵，才是好的情感和生命教育的目的。

幼儿园之所以允许这样不良的性教育开展，一是他们作为教育者本身，不懂得、不了解人的心理发展的历程和需要。二是想借此讨好家长，向家长献媚，以达到吸引家长注意，争取生源的目的。不知者不为过，但是拿孩子们的心理健康、性心理发展水平不当回事，把孩子们当敛财工具的做法，实在是贻害无穷。无疑是在杀害青少年的美好人生！一定不能够允许！

利用青少年这个消费资源不是不可以。现代竞争社会，资源分享、资源互用是件好事情，然而对青少年这个资源的利用，一定要首先考虑孩子的成长和发展！一定要考虑孩子的心理健康！一定要考虑孩子们人格的健全！一定要考虑孩子们生命空间的安全、可靠、广阔性！不能够以牺牲孩子成长为代价，以影响他们心理发展为代价，以给他们造成心理后遗症为代价，就大可不必了。这些事情一定需要了解孩子心理发展规律的人，了解孩子成长重于一切的人去讲，可能会好些。

这就好比我们人类利用大自然环境生存，一定要保护环境一样，是在为子孙万代着想和造福。持有这样的理念和态度，才会真正完成延续生命，昌盛家园和国家！才会目光长远地保证生命生生不息！

生活中，那些对性有不良认知的人，很难有和谐美满的性生活。而这种不良的认知，往往就是成人的一句不当的评价，一个不经意的动作，一次小小的失误，一场不当的游戏等等造成的。比如大人为了自己方便，将孩子一个人放在家里，还让邻居看管，这样就给了邻居侵害你孩子的机会；你将家里的客人留宿，还分派跟你的孩子共寝一室一床；你把孩子置身于一个有安全隐患的场所，等等。

所以说，更需要性教育的是老师，是家长，是有机会接触孩子身体的人，是所有对孩子有影响力的成年人！

因为只有我们成年人自己懂得怎么样才是对孩子们真正的好；懂得科学的性健康知识，懂得性生理、性心理不同阶段所需要的知识时，才能够胜任性健康教育的工作。只有良好的愿望和性健康教育的行动是远远不够的。

希望人们能够早一点掌握科学的性健康教育知识，早一点给孩子一个安全、健康、科学、适宜的性健康教育。因为这跟孝敬老人一样，是等不得的事情！

专家寄语

保护孩子一定要考虑到孩子健康成长的空间和对这个世界的认识能力发展水平。那些以制造新问题的方法解决旧问题的做法都是不科学，且利己不利人的行为。

第四章
性行为、性心理、性健康

第一节 性行为及性心理发展的交叉分类及性问题的程度

程度 阶段		性行为过程的问题表现		
		行为心理失调	行为心理障碍	行为心理变态
性行为过程的各阶段	性角色	儿童期性角色定向偏差	性心理身份障碍	易性癖
	性欲望	性兴奋不足 性兴奋过强 性压抑 纵欲倾向	性冷淡 性欲亢进 禁欲 性放纵	性厌恶 色情狂 精神分裂
	性动机	性动机不纯 性猎奇 性鉴别	性动机偏离 卖淫 嫖娼	性诈骗 性犯罪等
	性对象	偶然对同性有性兴奋	时常对同性有性冲动 常常对异性物品有性冲动	同性恋 双性恋 恋物癖 恋动物癖等

续表

阶段＼程度		性行为过程的问题表现		
		行为心理失调	行为心理障碍	行为心理变态
性行为过程的各阶段	性能力	性功能勃起不足、早泻，偶然发生冷阴 自卑，过分懦弱	长期阳痿、早泄、不射精、性绞痛、阴道痉挛等，对自己没有信心	性自信心丧失 性恐惧 性焦虑 性排斥 性强迫行为等
	性操作手段	性交时通过听、说秽语或者异性服饰来激发性欲 手淫、口淫、意淫、性幻想、投射等	秽语偏好 视淫偏好 异装偏好 挨擦偏好 频繁手淫、口交、性施虐、受虐	秽语癖 窥阴癖 异装癖 手淫、口淫、摩擦癖 露阴癖 施、受虐癖
	性体验	性高潮不足 性消退期过长 性满足感减弱	性高潮缺乏 性交厌恶回避 性满足缺乏	见异性恶心、性厌恶、 强烈排斥
	性后果责任	想无故更换性对象	不断更换性对象 不顾及怀孕后果	靠不断更换性对象激起性欲 致使怀孕也不顾及承担责任

第二节　性别与性别认同

一般来说，一个人的性别在卵子受精的时候就决定了。性别是由人体细胞中的性染色体决定的。母亲身上有一个性染色体 X，父亲身上有两个性染色体 X、Y。如果父亲的 X 与母亲的 X 结合了，你就是女孩；如果父亲的 Y 与母亲的 X 结合了，你就是男孩。

性别认同是指个体对自己作为男性或者女性的认定。虽然性别是天生的，但是性别认同却是经过后天的经验或者是知觉逐步形成的。是心理上对自己性别的认识和接受。这个过程大约经过三个阶段。

一、性别的基本认同期

这一阶段在 2 岁左右。孩子通过成人对他们的称呼以及语言交流，知道了“儿子”“女儿”的概念。但是，还是对自己的性别较为模糊。他们只是从图片、头发、衣服等特点来判断是男是女，并不是真正地了解自己的性别角色。他们对小男孩或者是小女孩长着不同于自己的生殖器特别好奇，有机会总想去摸摸，还学他们尿尿的姿势。

二、较为稳定的性别认同期

孩子在长到 4 岁左右时，对自己的性别才能够有较为固定的认识。他们知道自己是男孩或者是女孩是不会改变的了。男孩子也知道爸爸是男人，自己长大了也会当爸爸，女孩子知道妈妈是女人，自己长大了也会当妈妈。并且很向往这个角色，他们会和伙伴玩爸爸妈妈的游戏，相互充当爸爸妈妈，进一步理解和认同自己的性别。

三、固定的性别认同期

孩子到了六七岁的时候，个体的性别认同才能够完全地被认定下来。这个时候才真正知道，作为男孩或者是女孩是不会因为穿不同的衣服，留不同的头发，做不同的事情而就变成另外的性别的。他们也知道了自己就是男的、女的，就是和异性别的人不一样。并且开始有意地疏远异性别的小朋友，只和同性别的小朋友玩游戏。也学会了作为男孩和女孩该玩什么游戏、玩什么玩具等。

四、性别角色的转换

个体在性别认同固定期之后，就进入了性别角色。他们开始在各个方面按照自己的性别角色言行。女性留着长发，穿着鲜艳的衣服，玩着女孩的玩具和游戏，说话要斯文等；而男性则自然地留着较短的头发，穿着男式的服装，玩着具有攻击性的游戏，说话要果断等。在这个过程中，性别角色会发展变化。最初无论是男孩还是女孩，都会非常地依恋自己的母亲，与母亲亲密无间，这期间几乎没有性别角色的概念。到 10 岁左右开始有了性别角色的转换，他们看见妈妈的角色是怎样的，爸爸的角色又是怎样的；什么事情是妈妈在主导，什么事情又是爸爸在做主；爸爸在家里的作用是什么，妈妈的作用又是什么等。这时，自己作为男性或者是女性的角色才凸显出来。他们感觉女人就是要像妈妈，男人就是爸爸这样。再大一些时，大约是青春期前期左右，他们开始发现和判断出妈妈、爸爸身上的缺点，从而修正自己的性别角色，在什么时候像妈妈，什么时候应该有爸爸的那些特点。这就形成了自己的性别角色的特点。有的男性身上有女性的气质，有的女性身上又有男性的特质。不过在人生中，每个人都应该按照所遇到的事物、环境、事件、人物、所处的局面等不断地调整自己的性别角色，该柔时柔，该强时强，需要女性味道时就女性味，需要男性特点时就男人气十足。这种性别角色的及时转换反而有利于精神心理、人际、情感等的畅通，把复杂的事情简单化。使心灵可能趋于流畅状态，从而减少烦恼。

现代社会所强调的男女平等，其实就是指性别的平等。

是指在性别的刻板印象中认为的男人就应该是支配、权威的象征，应该做领导者或者是更加有地位和价值的事情，而女人就应该是家庭的奴隶，是服从的地位等。然而性别角色的转换具备后，才可能谈得上男女平等。否则，女性娇滴滴的，手无扶碗之力，个人生存就成问题；男性硬生生，说话就不拐弯，只知道做事情，平等就有些牵强。不管是男性还是女性，他们身上刚柔并济，柔韧有余，两性特点都兼具，既相互融合，又能够独立行事，应对自如，才是趋于完善的性别角色。

专家寄语

了解性对孩子来说是了解生命本身，是了解生命起源；对成人来说是生命的意义所在。

第三节 什么是性心理

一、概念

性心理是人们对性客观认识、了解、行为的各种心理现象的总称。是人们对性知识、性态度、性观念、性对象、性行为、性体验、性后果责任等的认知过程。性心理的主要内容包括性欲望、性特征、性情感、性态度、性行为五方面。这些环节无论哪个出现问题，都会对性心理发展产生难以弥补的不良影响。

二、性心理的发育及形成

人在2岁左右就有了解性别的欲望，对异性同伴的生殖器好奇，跟着看，去摸或发问。3岁左右就知道自己是男是女，喜欢跟异性伙伴一起撒尿。到学龄前，遇有因素刺激会有快感体验，进行性游戏。到青春期，性意识开始萌动，生殖器发育成熟，有强烈的性冲动。进入恋爱期，有性行为和性爱需求，直到结婚获得性伴侣开始夫妻性生活。

三、性身份是怎样确定的

在家庭教养过程中，父母对子女性别角色的认定和态度，使孩子逐步明确和接受，并在社会接触中渐渐形成生理和心理相一致的确认，性别身份就固定了。

四、性欲望是怎么产生的

当人身心发育到一定程度，对外界和内在因素刺激反应敏感时，身心会产生兴奋感。这种感觉有强弱之分，强时难以控制，身体器官有明显反应，易发生性行为；弱时性感缺乏，易导致性行为不能，影响性生活体验。它与心理、环境、刺激因素等关系密切。

五、性心理健康的标准是什么

性包括：

（1）性别角色认同。

（2）性欲望产生。

（3）性动机形成。

（4）性对象选择。

（5）性能力的发挥。

（6）性操作过程。

（7）性感体验。

（8）性后果责任。

在这八个过程中，没有长期出现内心冲突，没有痛苦的情绪体验；与性伴侣关系和谐融洽；情绪平稳、心情愉快；社会各方面功能正常发挥，就是性心理健康的标志。

第四节　初次性行为相关事宜

一、初次接触生殖器时的性心理体验

初次接触或见到异性生殖器时，多数人或多或少会产生失望感，认为生殖器丑陋、怪异、美感不足等。有些人会有羞耻感，甚至是恐惧感、厌恶感等。但是正常动机下，第一次看到异性时，不会立刻想到性行为，大多都会很害羞。只有反复接触了解后才会产生欲望。一旦充分享受到生殖器的快感体验，会想反复获得甚至迷恋这种感受，有的还会沉迷其中不能自拔。也就是说，第一次的性感觉刺激来源于什么，个体可能从心理和生理上，会将这种体验以模式的形式储存在潜意识里，影响个体的未来性偏好以及性行为的建立。

二、男性怎样应对第一次性行为失败

有些男性由于从小严格要求自己，接触异性的机会较少，自我欲望压抑克制。所以第一次真正跟异性身体接触时，由于激动、好奇、害怕、紧张等情绪，导致在还不勃起情况下就射精；或者虽有勃起但是在不够坚硬的情况下，一接吻、拥抱就射精了；有的是刚刚触碰异性生殖器还没有实质性的进入就射精了；还有的是一进入就控制不住射精了等现象。为此对自己

的性能力、性功能开始怀疑，不自信，没信心，不敢再接触异性，甚至到处吃药打针看病。其实，生殖器的病变发生率还不到5%。也就是说，生殖器如果在青春期发育阶段没有发现有问题，一般就不会轻易出现器质性病变，除非人为地损伤过它。因此，以上那些现象都是正常的，不必太过在意。只要有正常的、健康的、合法的性生活，就自然好了。

所以当你感觉自己第一次性行为是失败的，不要气馁。如果条件允许，性对象也愿意主动配合的话，过几个小时再进行一次，你就会发现，原来没什么问题。当然，如果结婚了，夫妻性生活随时都可以进行的情况下，每次都是不理想的结果，就要去医院做相关检查。排除生理病症后，就要考虑心理因素，去找性心理医生解决问题，千万不能不分原因地只是吃药打针。切忌跟国外性爱碟片中的人的性生活去比较，不恰当地比也会比出问题的。

三、怎样面对手淫心理

手淫是正常的宣泄性欲的自慰方式，是成年人在缺少性伴侣时缓解性冲动欲望的有效手段。注意生理、心理和环境卫生，行为得当，每周不超过4次都是无害的。但是青春期前过早手淫或者过度频繁地手淫（每天超过3次，持续3个月以上），会对个体造成不同程度的生理、心理性损害。比如精子质量下降，摩擦依赖，快速射精习惯，人体性爱不适应等。所以自慰属身体发育成熟时的正常行为，不是不道德的，但是一定要合理、适度、正确地自慰。

四、性压抑的后果是什么

性压抑是性满足的反义词。成年期有正常的欲望，需要满足这一身心需求，否则可能造成情绪低落、脾气暴躁、易激惹、身体不适等。严重的会出现失眠、嗜睡、多梦、倦怠、头痛头晕、注意和记忆力下降、无意义感等；长期压抑会出现会阴部不适、小腹胀痛等前列腺、妇科疾病症状。更有甚者个性改变，性欲下降，性功能退化。尤其是婚后性压抑更可能出现情绪和躯体不良症状。男性可能会造成精神疾病，女性还会造成妇科疾病。性压抑比性放纵给个体带来的损害更大，更难以解决。

五、婚前性行为有什么心理后果

（1）会使人产生罪恶和羞耻感，降低自我价值。

（2）可造成对性对象单从性角度去依赖和顺从。

（3）可强化自我感受，从而漠视家人的关爱，导致亲子关系受阻。

（4）可对性刺激需求增高，为婚姻冲突埋下种子。

（5）易造成婚姻性生活厌倦感，降低对婚姻的满意度。

（6）婚前的性对象不一定是终身伴侣，易造成自卑感、羞愧感，认为自己丧失自尊。

六、和谐美满的性生活的心理作用是什么

（1）滋养肌肤，美容养颜。

（2）美体健身，消减脂肪。

（3）愉悦情绪，促进心理健康，推迟更年期。

（4）增强自信心，益智醒脑。

（5）促进血液循环，提高免疫力。

（6）提高生活质量，延年益寿。

（7）加深夫妻感情，提高家庭责任感。

（8）稳定婚姻，增强夫妻吸引力，抵制婚外情。

（9）让孩子感觉到有安全感。

七、常见的性心理障碍有哪些

（1）性身份障碍。包括：性别改变症，双重角色异装症，童年性身份障碍等。

（2）性偏好障碍。包括：恋物僻、窥阴症、恋童症、兽奸症、施受虐症、挨擦症、露阴症、电话秽语症、口阴症、听阴症、意阴症等。

（3）性趋向障碍。包括：同性恋，双性恋。

（4）性行为障碍。包括：阳痿、早泄、不射精、阴道痉挛等。

（5）性欲障碍。包括：冷阴、性冷淡、性感缺乏、无高潮体验等。

（6）性情感障碍。包括：性不能、性胆怯、性自卑、性愧疚、性厌恶等。

八、发现性心理障碍怎么办

发现自己或配偶有性心理问题时，不要相互指责谩骂，有问题的一方也不要自责害怕，多交流沟通，认真对待，理解包容，一起调整。调整不行时要寻求性心理专家帮助，明确诊断后，在正规指导下进行训练治疗。一般来说，心因性心理障碍，3~6个月时间可治愈。

专家寄语

初次尝试性行为失败很正常，好比第一次吃饭总是吃不到嘴里去一样。这不是你有错，用不着愧疚，有机会多做几次就有经验了。反倒是紧张、害怕、担心、激动等情绪，会让你南辕北辙。

第五章

男人女人性修养

第一节　夫妻关系　女人篇

一、夫妻关系是人类一切关系的源泉

夫妻关系里会产生生命，生命延续又需要性爱。这个良性循环的生存模式，注定了夫妻关系是人类关系的发源地。

然而，随着离婚率的逐年升高，婚姻家庭的壁垒似乎越来越脆弱，情与爱也似乎越来越靠不住。异性间真挚诚恳、忠贞不渝的情意好像也不那么值钱了。婚外情倒是发展得如火如荼，此起彼伏。由于人类的抚育期较长，决定了女人在婚姻中的付出往往大于男人。仅孕育和养育一个子女，就要至少花费女人 5 年左右的时间，而女人在家庭婚姻中获得的却比男人少得多，这是不争的事实。大多数女人为婚姻付出的是她的全部，包括自我、情感。而大多数男人只付出了责任和爱情。所以，婚姻的殿堂一旦倒塌，女人难免产生强烈的危机感和挫败感，甚至是对自己完全的否定。

但同时，婚姻虽然是男女双方的事情，男人和女人在婚姻中所起的作用可不一样。虽然男人是家里的顶梁柱，可是这个

柱子怎样才能发挥出最有力的作用，往往是女人如何引导的问题。也就是说，家庭的幸福，婚姻的稳固，女人起了主导作用，男人只起主动作用。为什么这么说呢？打个比方：如果家庭是一台电脑的话，那么男人就代表物质需求，是硬件系统；女人代表内在精神需求，是软件系统。虽然精神和物质都不能没有，可精神内在的需求对一个人来说才是人生命意义所在。

没有了物质的东西，简单自然地过活也可以维持，而没有了精神、意志、活力，人将如同行尸走肉。这好比一部汽车，男人就是家庭的发电机，女人就是方向盘。女人是男人快乐、动力的源泉，男人是女人精神的支柱。女人有男人的爱情就够了，男人有女人的尊重、理解就满足。

既然如此，女人该如何提高自己的婚姻质量，正确引导婚姻走势呢？

二、树立正确的爱情婚姻观

一个人最大的成功，莫过于找到一个称心如意，集生活伴侣、心灵伴侣和性伴侣于一身的配偶，也就是生命中的另一半。要想达到这样的目标，首先我们自己就应该是个很好的生活者、很好的沟通者和很好的伙伴。另外，还要提高自己的思想品质、知识层面以及修养素质。只有这样，才能够去匹配那三者兼具的另一半的角色。但在现实生活中，我们不一定能找到最好的伴侣，但是一定要找到最适合自己的伴侣。世上没有绝对好的人，但是有绝对适合自己的人。现实生活中最难遇到的是心灵伴侣，而生活伴侣和性伴侣基本上都可以遇到。所以没有遇到心灵伴侣并不代表生活的不幸福。

爱，就是能使对方人格更加完善，自我更加清晰自然，心境更加愉悦，意志更加坚强，信心更加坚定，总之，就是让对方感觉更好。爱，绝不是迁就、指责、控制、挑剔、打骂……

让对方感觉跟你在一起很不好，甚至感到痛苦，想要逃离。

婚姻是男女情感的归宿，是二人心灵世界的港湾。家庭是婚姻的副产品，它必须是安逸自在、轻松愉快、无拘无束、身心自由开放、内心毫无顾忌的一个特殊的人际关系的场所，是两个人变成三个、四个人或更多的人的一个集体。所以它需要用尊重理解、关爱体贴、交流沟通、情感适时表达、相互欣赏认可等来经营，否则，这个关系就一定会破裂，乃至解体。

三、了解自己，了解对方，完全地接受对方的一切

在自己成熟起来后，对自己的习惯、性格、情绪情感、自我认同有了清晰的认识时，再经过充分的了解掌握，理性地确认对方就是自己寻找的伴侣。还要考验自己能不能接受对方所有的不足，包括他的生活习惯、出身背景、家庭人员在内。就是说，要接纳对方本来的样子。

接受一个人的优点很容易，但是要真正接受其不足，并且充分发挥其优点，创造性地开发其各方面的潜能，可不是一件容易的事情。这不光是女人的事，同时也是男人的事（男人在男人篇中会提到，这里只针对女人）。

女人最常用的不接受方式是：用自己男人的缺点跟别的男人的优点比较。她们总是在抱怨，在指责，在比较，在贬损对方。这是非常不利己也不利配偶改正缺点的愚蠢行为。况且你也无法真正去了解别的男人的缺点，所以你只会看见别人的好，因此给自己和配偶造成焦虑情绪。久而久之形成对立和厌恶对方的心理，达到相互伤害，内心排斥。仅此而已，根本起不到任何有利作用。在这一点上，几乎要做到像接受自己的孩子一样地接受他们才行。但这绝对不是把他们当成孩子那样去对待。

四、任何时候都要保持自我的存在和不断完善

所谓自我，就是自己对自己的了解、评价、认同、接受以及社会、他人对自己了解、评价、认同的一致性概念。它包括自我概念、自我评价和自我认同三部分。这里的自我，主要是指感性上的独立自主。

我们经常会听到女人们说：为了丈夫我怎样怎样；为了孩子我怎样怎样；为了父母我怎样怎样……似乎父母、孩子、丈夫等就是她们的全部，自己完全是因他们而活着一样。那么请问你们自己呢？你们是谁的什么？当丈夫、孩子、父母等都不需要你的时候，你是什么？你还有什么？你未来的日子将如何继续？生命中自己至亲、挚爱的人固然重要，但是再重要也只是自己生命的一部分，而绝不是全部。就像夫妻之间只可能有心灵情感上的结合，而绝不可能有真正的身体合二为一的结合一样。两个个体怎么可能是一个身体呢。所以女人总是错误地、一相情愿地认为：夫妻就是我想什么他都应该知道；我有什么需要不说，他也应该明白；我希望他怎样，他就应该跟我想的一样。否则就是不爱我，不在乎我。因此就抱怨，就唠叨，就委屈，就赌气。弄得家里气氛紧张，家庭人际关系失和。自己也长期生活在不满、愤怒和抱怨的负面情绪中，造成身体疲乏无力、情感脆弱、脾气暴躁、虚弱多病的假象。

所谓保持自我不断完善，就是任何时候都要有自己的生活内容。如个人爱好、特长，生活、生存的技能，独立的经济来源等。感情是感情，亲情是亲情，我是我，相互不可替代，不可混淆。就像在外是领导，回家是妻子一样，是两个不同的角色，不能混淆代替一样。女人，首先得是一个女人，其次才是妻子，是母亲，是工人、农民、干部、领导、主妇、教师、会计等等的社会赋予的各种角色身份。也就是说，女人应该是，

从人性讲的女人；从人的功能角度讲的妻子、母亲、女儿、姐妹；从社会职能讲的各种角色。三部分的统一、协调、一致，才是真正的完整意义上的女人形象。所以有人说："女人的素质决定一个民族的素质。"这话一点也不夸张。因为女人承载着孕育和养育人的功能和责任。可见，女人在这个世界是多么得重要，更不用说在家庭里面的重要性了。

五、女人的仪表、仪态

女人的仪表、仪态简直就是一道靓丽的风景。这与漂不漂亮没有关系，美丽本身是没有标准的，是女人都可以做到漂亮可爱。女人的衣着、表情、神态、举止，无不透露着她的风度、气质和修养。

一个女人的外在传递给别人的是第一印象，这在生活中非常重要。走路时目光平视，表情自然平静，双肩抬起，小腹微收；着装大方整洁，款式符合自己的年龄，色泽适宜自己的皮肤；说话语调平稳，动作自然干练；面色润泽，精神焕发，气色喜悦，表情慈祥。

一个女人的内在气质，可以通过外在的东西渗透出来。这些内在是：习惯，性格，情绪，积极乐观的心态，知识，能力，胆识，智慧，意志，品质，创造性思维，有效表达等。在这些内在魅力中，有良好的心态和平稳的情绪最为重要。可以说它是女人一切成功的法宝。心理学家研究表明，有70%女人是感性的。也就是说，大多数女人靠感觉和听觉来判断事物，属情绪化、冲动型。那么善于识别自己的情绪，掌握自己情绪发生的规律，就是自我了解的一个内容，也是女人的心灵必修课。这也是情商的主要内容之一。

女人都喜欢安装一面镜子，以利于随时看见自己更得体、更自我满意。其实女人还有另外一面镜子，那就是你面对的任何人都是你的一面明亮的镜子。

1. 女人的生活艺术

女人是诗，是画，是雨，是雾，更是一本永远也读不懂的书。这是无数文人墨客对女人的描述。其实女人是水，虽然无色无味，却滋养着生命；虽然无棱无角，却可以穿透顽石；虽然无手无脚，却可以向着东方一往无前。所以说，女人不仅仅是女人，她们是艺术，而且是每个年龄段都欣赏不够的艺术。

女人首先是女人的亲密伙伴，并且始终生活在自己的信念中。善于处理工作和家务，给孩子足够的爱。朴素时朴素，华丽时华丽，勤俭时勤俭，奢侈时奢侈。聪明，应变，大方可爱，是女人们真挚的朋友。

女人在男人面前，有时是宽厚民主的母亲，有时是天真无邪的孩子，有时是激情荡漾的情人，有时是贤良体贴的妻子，有时是团结协作的同盟，有时是善解人意的朋友，有时是高贵自尊的公主，有时是软弱无力的小鸟。

女人走在街上是高雅靓丽的风景；回到家里是干练麻利的主妇；在工作单位是合作友善的同事；在丈夫怀里是奔放温柔的甜蜜；在孩子面前是慈眉善目的保护。

如果说社会对男人的要求是责任，是敬业，是爱护的话，那么对女人的要求要多得多。一个集温情脉脉、善解人意、自信真诚、机敏伶俐、活泼俏皮、委婉含蓄、柔声细语、高雅大度为一身的女人，被定义为完美形象。所以女人就应该自信、自豪才对。

2. 女人的性艺术

性是夫妻关系的重要内容，是快乐的源泉，是女人年轻美丽的根本，是家庭稳定的基础，是女人的秘密武器。从内在潜能来讲，女人经营婚姻的能力也包括了性能力。这个能力体现在：有良好的性态度和性观念；由性的激发，在迎接、接受、配合、适应、表达、肢体传情达意、引入高潮的过程中全然投入。什么时候到什么样的佳境，什么时候促进对方的性感觉，什么时间享受快感，都包含了恰到好处的艺术韵味。自己满足、享受的同时，帮助对方同样满足和享受，并且提高满足、享受的能力，一起找到满足、享受、适应、和谐的性生活模式。

性爱是两个人的事情，在这个问题上女人往往起引导作用。女人的性感，任何对性的表现，都会引起男人不同的反应。所以说，夫妻生活幸福不幸福在男人，和谐不和谐在女人。

3. 女人的个人修养

* 正确认识自己，主动识别不良情绪，做到更多时候，有平静、愉快、舒展的表情。

* 学会放松、休息，使自己精力充沛。

* 养成有序的生活方式，保持睡眠充足，按时入睡起床。

* 保持身体清洁、环境卫生；学习清理心灵垃圾，不断成长进步。

* 尊重自己和配偶的性需求，做到充分的性关怀。

* 凡事先从自己身上找到原因，不断学习完善自我。

* 保持心态平和，遇事不急不躁。最好是内方外圆。

* 强于自己的人不嫉妒，低于自己的人不鄙视。

* 对内无原则温柔，对外有标准拒绝。

* 对事物客观公正，对子女合理使爱，对丈夫尊重理解，对老人孝敬有礼。

* 对自己、对家庭充满自信，对朋友真诚坦荡。

4. 女人的语言艺术

女人能够让配偶经常听到："我男人就是好；做你的妻子我感觉好极了；我嫁给你是我最大的幸福；我需要你；我和孩子不能没有你"之类的话，比整天默默替他做任何事情产生的效果好百倍。任何贬低丈夫、贬损丈夫，歧视、轻视丈夫的语言都不要表达出来。因为这样对待他，其实只能够说明你自己无能，跟了让人唾弃的人在一起生活。他不好，你还跟他生活在一起，那你能够好到哪里去？在家里说话一点要注意语气、语调和口吻，切忌批评、指责，似乎他是孩子或者小你一辈儿一样。别把情绪和性格混为一谈地对待家人。

六、夫妻克服性冷淡，保持激情、增强性能力的方法及作用

1. 冷淡原因

女人发生性冷淡的原因，多数是男人性关怀不够造成了不好的性感受而形成的；另外还有女人本身的性器官病变引起不良性体验；第三就是女人自身的性观念、性伤害经历对自己性体验的影响等。

2. 方法

●适当地了解性知识，掌握适合自己的性技巧，接受性心理辅导，掌握阴道肌肉收缩术。

●有效进行沟通，及时解决家庭矛盾，协调好家庭人际关系。

●正确对待双方的性经历，给对方认识错误的空间和机会。

●积极创造二人世界，增加夫妻私密空间。

●主动表露自己的性要求，积极做出情感响应，做到性关爱，合理地性期望。

●定时学习地观看性爱影像，学会性感刺激方法。

●打开心身，改变旧观念，尊重配偶意愿，利用性器官以外的工具或部位进行性爱，以弥补对方的性偏好满足。

●经常相互爱抚、欣赏、按摩对方肌体，满足亲密感的

需要。

●培养和完善夫妻性偏好，逐步形成自己的性生活模式。

●因任何原因出现分居时，享受语言性爱让对方性满足。

●小事不计较，大事说分明，讲理没情爱，爱情不讲理。

●做情感、情绪的主人，不做情感、情绪的奴隶。有坏情绪时，最好处理消除后再跟对方交流。

3. 完美和谐的性关系对女人的良好作用

（1）高质量的性生活可以强健体魄，活血化淤，保持身材。

（2）充分的性满足可以滋养肌肤，美丽容颜，推迟更年，青春永驻。

（3）和谐的性生活可以使女人情绪愉快，信心十足，心理健康。

（4）完美的性生活可以使女人神清气爽，思维敏锐，益智醒脑，性情温和。

（5）和谐美满的性生活可以提高免疫力，促进伤口愈合，抗病抑癌。

（6）保持适当、正常、满足的性关系，可以提高整个生活的质量，达到延年益寿的目标。

（7）完美和谐满足的性生活，可以稳定家庭，加深夫妻感情，促进配偶的责任感，升华情感。

（8）夫妻性生活美满，可以给孩子营造健康、安全、快乐的生长环境，促进孩子人格的良好发展。

七、女人的家庭人际关系

1. 婆媳关系

婚姻中最难处的就是婆媳关系。这是由于婆媳之间没有血缘关系，又没有感情基础，只是被动地、无条件地因一个人而必须接受的关系。它是双方对婚姻认同的一个指标。一开始大家不熟悉还能礼让，时间一长，难免产生矛盾。但是，婆媳间却有一个一致的东西被忽视了，那就是她们都是出于一个女人对一个男人的爱——丈夫、儿子，即处于一种三角关系之中。所以，婆媳的冲突大多是情感的冲突。

两个女人都要角色互换，调整好自己的角色，允许自己的男人/儿子按自己的不同家庭身份使爱。爱这个男人就要爱他的生命之源，爱他的另一半。当婆婆的女人一定要摆正自己的位置，明确自己的角色。你是这个家庭的长辈，是来帮助小辈的生活而不是干扰他们的生活，更不是控制儿子和媳妇来了。所以你只需要做好帮助的角色就行了，他们的生活让他们自己做主，你仅是客人而已。

当然，从家庭关系上来讲，孝敬婆婆，就像是在银行存钱，存的本钱越多，获取的利润就越大。你给老人付出一点爱，他们还给你的是他们的全部爱。给老人一点温情，就可以接过无限爱的种子，它会让你的家庭绿荫婆娑。

当然，避免婆媳矛盾的产生，还需要把核心家庭的概念弄清楚。只要男女结婚成家，各自的原生家庭就退后一步成为第二家庭了。第一家庭就是你们成立起来的这个家。所以夫妻二人应该生活在自己的空间里面，最好是跟父母分开住。两个人一起安排自己家庭里的事情，把双方父母当成重要的客人对待。

主动安排好老年公公婆婆的日常生活，把孝敬公公婆婆的事情承担下来。这是对丈夫最好的尊重。

2. 夫妻关系

在夫妻关系中，男人最想要的是尊重和理解，女人最想要的是爱。婚姻就像是一辆汽车，不管它是什么牌子，什么款式，是大是小，它必须有方向盘和发动机。女人就是方向盘，男人是发动机。夫妻关系，就像两条无限延伸的平行线，永远不可能重叠，只能交合着换个位置保持平行。有时候难免发生摩擦，但是交叉过去后又保持平行就相安无事。如果有一条线硬要强拉对方合二为一，他自己首先已经歪了。两个人一定是两个自我，不可能是一个想法。永远并驾齐驱，别指望重合，否则只会碰撞和摩擦，双方都被擦伤流血。但是如果用真诚、深情、信任、鼓励、尊重、认可去关注他，就可能相互交叉，换位前行。夫妻间交点越多越幸福，擦伤越多越痛苦。

与丈夫培养和建立私密的动作、姿势、语言、目光等传情信息，要注意满足丈夫的内在需求。一个人的内在需求一般有：认同感，接受感，承认感，信任感，亲密感，创造性体验，爱、被爱感，自由感，被需要感等。了解他的内心世界，尽力做他的精神力量的动力。

多关注丈夫的优点，忽略不足。常常用爱的眼光去发现他闪光的细节，并表达给他，崇拜他。让他知道他怎样你才感到愉快。对方知道你的愿望，才会满足你。尊重丈夫，放开他，支持他去做他想或他认为好的事情。

3. 亲子关系

孩子虽小，也是个体。母亲的爱对孩子的成长起了非常关键的作用。一个缺少母爱的孩子长大后不会处理亲密关系，难以与他人建立良好的人际关系。所以，母亲不仅仅是血液亲情，更是职业，是教育引导孩子的特殊而又直接的职业，责任重大。如果是送去寄养、被全托的孩子，更会造成严重的人格缺陷和心理障碍。

母亲一定要让孩子在3岁之前随时能够看到自己，这样才能够建立孩子的安全感。用目光、表情、拥抱、亲吻、抚摸、接纳等亲密的态度对待孩子。适时、适当、合理地给予孩子关爱和拒绝。孩子委屈、痛苦、求助时一定要满足。孩子安全、自在、愉快、沉浸在自己感兴趣的事情中时，就给他们空间和时间，做你自己的事情去。任何时候都要给孩子创造安全、轻松、自在、愉快的环境。

任何其他的人给孩子的爱，都替代不了母亲、父亲的爱。而且母爱造成的损失是无可弥补的。当今的孩子一般不缺少物质的东西，更不缺少营养，他们缺少的就是成长中需要的精神内在的情感体验和满足。这就是被爱的感觉。新的信息时代，孩子们接受的东西比他们的父辈们更全面、更丰富，所以成人的观念、目光一定要与时俱进，新一代有新一代的思想观念和行为准则，如果我们还用我们自己时代的思想去要求他们，势必产生矛盾和冲突，造成孩子的逆反心理。

有心理学家说，当今社会，在子女教育问题上，已经很难说是我们教育子女，还是子女教育我们了。也就是说，亲子矛盾中，是我们看不习惯子女的一举一动，而不是他们有什么大的问题。看不惯的东西不一定是错的，他们反而对父母的干预难以理解。因此，母亲在给予孩子足够的爱时，心态要平和，不要预期孩子应该是什么样子，然后按照自己想象的模式去要求他们，限制他们。这样只会使亲子关系恶化，伤害母子、母女的感情，从而失去教育的能力，达不到教育的目的。要知道教育的本质是爱。

专家寄语

人类以男人女人而组成，所以左一撇右一捺便是“人”字。左男右女，男前女后，先男后女。男为天地为女！家也是由男人女人组成，因此婚姻领地别想翻天，天翻则地覆！天则庇护担当，地则滋养丰盈，这样才能够孕育出茁壮的后代。是天自高远，是地自深厚。谁为你的天，谁是你的地？世世代代苦苦寻觅的，最终是自己那个天、那个地！

八、女人如何面对和处理婚外情

1. 不要被“唯一”的信念误导

每个人都不可能一生只对一个人钟情，在人生经历中难免会碰到让自己喜悦的异性。这难免就具有吸引力，只是看你有没有能力处理好婚外的情感关系了。婚外情对家庭和婚姻以及家庭其他成员心理的破坏和冲击是巨大的。尤其是对女人，简直就是毁灭性的。强烈的情绪反应往往容易让感性的女人失去仅有的一点理智。但是女人再痛苦，再愤怒，情绪缓和一点时，一定要反省自己。只有这样才能有机会挽救婚姻，否则你就有可能真正地失去了丈夫。这是因为，不管什么原因导致丈夫出现婚外情现象，都与自己有一定的关系。婚姻是两个人的事情，情爱也是两个人的事情，一个人出现问题，另一个人也负有责任。这就是客观现实。

2. 女人需要有一个正确的婚姻观念

婚姻像爱情一样，虽然是排他的，但是不等于他人就一定不会闯进你的婚姻来。就像交通规则要求我们右行就不容易发生交通事故一样，我们是在右边走着，但是我们不能保证汽车、摩托车、自行车不会撞上我们。婚姻的堡垒是夫妻深厚的情感和和谐美满的性关系，这些关系又来自于相互给予的感受。有些婚姻本身非常脆弱，甚至是处在不攻自破的状态，别人不费吹灰之力就进去了。所以说，男人有了婚外情，其实是男人心目中妻子的形象竞争失败了，也就是妻子的女人角色在竞争面前失败了。而这也不是一件容易失败的事情。因为，作为一个男人，他要在夫妻已有的生活基础、子女亲情、两家亲人的情感这三大地基的重量上和一个后于认知的女人的重量之间取舍，显然妻子的比值大得多了。妻子只要稍做反省和改善，三比一胜是轻而易举的。

反之，女人发生了婚外情，丈夫也一样是这个原理。

这就告诉我们，任何时候、任何女人，都要树立竞争意识，保持自我内在结构的独立性、创造性、适应性、平稳性、完善性和自信性，是女人永远需要学习提高的课程。这不仅是维持婚姻的需要，更是成就新时代女人的需要，是教育和培养具有健康完善人格孩子的需要。什么事情都有它的两面性，婚外情至少可以让我们发现我们的夫妻关系存在的突出问题。允许对方犯错，并且给他改正和完善自己错误的时间和机会，是维护家庭婚姻、爱护家庭成员的表现。是值得欣赏的，也是女人智慧和能力的再现。

3. 女人怎样处理婚外情

＊找一个信得过的朋友，或是去专业的心理机构，尽情倾诉自己的愤怒、委屈、无助、失落、悲痛、震惊等不良情绪，让自己能够稍微冷静平和一些，以保持理性思维能力。

＊切忌见人就指责贬低丈夫，更忌讳大肆扩大范围哭闹，甚至是直接找到当事人的单位、家里去闹，造成不可挽回的局面。

＊不要把情敌当敌人，更不要有意诋毁、贬损、打骂情敌，以免将配偶置于尴尬境地，从而顺水推舟地投入情人怀抱。

＊暂时分床睡觉，时间不宜过长。以利于做自我反省，看看自己在对待配偶的方式、言谈、态度、行为等方面存在什么问题，值不值得改进去缓和关系。

＊主动提出解决问题的途径，坦诚告诉配偶这件事对自己的伤害感受，告诉他自己的愿望，询问配偶希望自己什么地方需要改进他就会较为满意。

＊把婚外情当成夫妻共同的难题，同心协力地解决掉，并

且彼此总结教训，一起努力完善婚姻、维持婚姻。

*谨慎做出选择，既不要强求，也不能不认真负责地辜负配偶和家庭成员，以免做出懊悔之事。

*一旦达成婚姻继续维系下去的一致意见，没有过错方一定要既往不咎，切忌事后当成把柄揭短要挟。

*选择原谅过错方，就要相信他们，切忌监视、跟踪，随意翻看手机、电脑、书信等。

*任何人都不可能改变另一个人，唯一可以改变的是我们自己。只要你做出了改变，对方那里一定会有所改变。从自己身上先找出夫妻关系危机的责任，如果只是把责任完全推卸给对方，就不是中肯的解决问题的态度。

专家寄语

对女人来说，婚姻就是一个金字塔，三点分别是自己、爱人、孩子。即使他的心有所动摇，你和孩子不动，他又奈你若何？做你该做的，耐心等待他激情绽放。开得最快的花往往谢得也最快。你占有底座你急啥？爱是需要付出看到情绪后面的真相而隐忍此时的伤痛的。这个过程你做好了，你就成长了，你比谁都会有魅力。

第二节　夫妻关系　男人篇

一、男人的家庭智慧及个人修养

男人如果没有女人，就像一个柱子没有根基，一片绿叶没有红花，一艘航船没有航标。有了女人，心才会踏实，才会安全，才会充满活力。有了女人才会真正有家的感觉，才有归属的安稳。

1. 男人的家庭婚姻智慧

一个男人最大的幸福莫过于有一个集心灵、生活、性于一体的人生伴侣了。

然而，宇宙为了平衡，为了考验人的心智，总是让人类个体有这样那样的一些缺陷。一般不那么可能将一个完美的尤物给一个也不那么完美的男人。大多婚姻一开始都具备了生活伴侣和性伴侣的功能，不容易得到的是心灵伴侣。或者说，一个婚姻中具备了生活和性伴侣的功能已经是十分幸运的事情了。心灵伴侣是留着让男人向往和奋斗的。它可以在妻子身上开发，也可以在亲友中去发觉，更可以在事业中去寻找。但是高智慧的男人，他会首先主动经营和享受生活伴侣和性伴侣，并且感念生活和性对象带给自己的愉快、安定、踏实、稳定、自信的心灵慰藉，同时发展和她们的心灵交融，以达到心灵和肉体的结合，实现最大的幸福生活。男人应该知道，婚姻中自己获得的实在是很多的，而自己只需要主动接受并且感念着给我们这些的人，让她们感到爱意，感到关注，感到在意，感到欣赏。这些很容易做到，有时候只是一个眼神，一个动作，一句恰当的赞赏，一句简单的问候，有时候是一个拥抱，一个吻，一个体贴的分担，一次短时的陪伴。

选定一个适合自己的配偶，而不仅仅是性伴侣，或是一个心灵伴侣。配偶首先应该是生活的好帮手，其次是性的好对象，再就是心灵的好搭档。三者互为因果，互为递进，不能严格地分开。一旦分开来看待，就容易内心失衡，容易产生新的困惑和心理冲突，给自己带来麻烦。

别人具备的自己欣赏的东西，自己的老婆一定也具备，即使不那么具备，我们也有责任开发她美好的东西。夫妻之间有一个功能就是促进对方成长完善，帮助对方更加美好。因为夫妻关系是人际关系中最为亲密的关系，也是人类生命的发源地。

2. 男人的个人修养

作为一个男人，应该有说一不二、说到做到的品格，有雷厉风行的气魄，有宽广的心胸，有礼让尊重的能力，有干练整齐的外表，有风趣幽默的谈吐，有乐观积极的生活态度，还要有创造事物和生存的本领，也要有刻苦动手的、坦荡冷静的气质、更为重要的是要有表达情感、接受情感和维护情感、处理情绪的能力。

都说男人是顶梁柱，顶梁柱就是坚实、稳固、牢靠的象征，也是对男人个性的诠释。保持自己独特的个性是永远的魅力。他们懂得视配偶为生命中第一重要的人，处处维护，时时关怀。有为家庭建设创造财富的能力。不断地成长进步，培养自己担当、欣赏、肯定、鼓励、谦逊、平等的人格魅力。

男人一定要有良好的卫生习惯。比如睡觉前洗漱，勤洗澡，勤换内衣内裤，每天洗脚等。因为夫妻都是同床共枕，同被而眠，而男人因为在外边活动的时候多，难免脚气、脚汗重，加之男人的生殖器又是大部分在体外，尿道和输精管一部分是共用的，加上包皮包裹等，很容易产生真菌等细菌，不及时清洗，很可能会因为同被共眠，或夫妻性生活传染给伴侣，对女性身体健康造成威胁。一个爱干净的女人，往往很在意这些卫生习惯，一个体贴妻子的丈夫，是不会因为这类事情而影响夫妻恩爱的。

3. 男人的品质

人可以没有能力，没有理想，没有知识，但是绝不可以没有品质！尤其是男人，没有品质就没有生活空间。即使选择做一个平凡的人，没有坚强、守信、守则、坦诚的品质是不行的，更何况是做一个不那么平凡的人。品质就是做人的标准、做事的原则。本着尊重、真诚、坦荡、善良、负责的基本品质，男人应该知道自己什么该做什么不该做，什么能做什么不能做，更应该知道做每件事情所承担的后果责任以及所付出的代价是什么。不伤害、不损害、不危害所爱的人；给自己的生活添彩而不添烦恼和麻烦。

二、男人的责任与心愿

1. 男人的责任

如果说婚姻是个营地的话，男人就是这个营地的保卫者。那么男人的责任就是让营地和营地的成员安全、平静、富足、快乐地存在和壮大起来。并且为之提供足够的物质需求，使它丰富多彩，安逸舒适。使里面的人随时感到被关注，被重视，被欣赏，被需要。在家庭中的大事情上，男人绝对有自己的个性，做最后的定夺，发挥支柱作用。努力让自己成为一棵参天大树，替爱着的人们遮阳避雨。

当妻儿老小遇到麻烦委屈时，挺身而出为他们讨回公道，提供保护。当家里遇到难题无法解决时，男人要说："没什么大不了的，有我呢。"当在外忙碌奔波之余，知道妻儿老小在遥遥期盼，翘首等待，一句问候，一声平安，抚平他们牵挂和思念的心灵，同时使自己得到慰藉和安定。

2. 男人的误区

幸福是一种感觉，和谐是一种技巧。人的身躯几乎没有什么不同，而人的心灵是绝对的不同。引起人好感的可能是外表，而触动人情感的一定是内心自然流露出来的真诚。

（1）媳妇总是人家的好。这是传统的"谦虚、礼让"思想在作怪，也是拿自己的缺点和别人的优点比较的思维模式在作祟。

（2）异性接触得越多越好。这是猎奇心理和占有、征服欲心理的作用。

（3）妻子是小猫，越顺服越好。这是支配、控制、权力欲望的满足心理。

（4）家庭责任担当得越少越好。这是大男子主义思想的结果。

（5）妻子在家待着就好。这是金屋藏娇，认为女人是附庸的思想。

（6）有吃有喝有钱花就好。这是宠物式的爱意。

（7）又能干，又温柔，又不招他人爱的就好。这是没有自信，害怕超越自己的自私表现。

（8）我可以有他人爱，你绝不可以有人爱就好。这是男权思想和嫉妒心理的作用。

（9）家务、孩子，老婆包下就好。只想获得不想付出的寻求母爱式的爱人的行为表现。

（10）我有错你应该原谅，你错了我嘴上原谅心不原谅。这是唯我独尊思想的原因。

（11）媳妇是衣服，不想穿了换件新的就好。这是轻视女人重大作用的表现。

（12）我不管做了什么事，妻子不知道就好。这是幼稚的自欺欺人的表现。

（13）你是我的，你必须随时满足我的身心需要。这是忽视妻子人格尊严的做法。

3. 男人的心愿

自己真正亲爱的女人：在疲乏的时候是港湾；在无助的时候的是救星；在沮丧的时候是动力；在低迷的时候是希望；在黑暗的时候是明灯；在难过的时候是慰藉；在成功的时候是自豪；在失败的时候是安慰和鼓励；在亲热的时候是知己；在工作的场合是自由；在应酬的时候是面子；在交友的时候是参

谋；在脆弱的时候是后盾。

男人痴迷的女人是：在家里是保姆型的；在外面是贵妇型的；在床上是荡妇型的；在社交上是烈女型的；在亲人间是奉献型的；在孩子间是慈祥型的；在自己面前是弱智型的。

专家寄语

最美好状态的爱人是集生活伴侣、性伴侣、心灵伴侣于一身的人。现代社会状态下，这会很难。更何况男人还要加上美貌而追求四项集于妻子一身。所以，先看看自己有什么去匹配女人的这些特色，你家里才放得下。

三、男性艺术

1. 男人的语言艺术

由于女人多数都很感性，导致她们总是用听觉去判断、思维和行动，因此男人们获得女人的芳心是非常简单的事情。只要语言幽默，语词以自身对对方美好的感受为内容，充满欣赏、赞誉和爱怜就可以了。有的时候甚至只是一句深情而投入的问候，一声细心的嘱咐。当然，在这些表现中，真诚的品质是基础，离开真诚，一切都是昙花一现。因为女人的感觉天生灵敏，一切都逃不过女人细腻的心灵。婚姻、感情中最忌讳男人打击、批评、指责、怠慢、忽视、否定自己的女人。那你就会将她变成你最讨厌的女人，使她整天用一张苦瓜脸来面对你。

2. 男人的性艺术

性是作为家庭婚姻的基本权利之一，是情爱的最高境界。然而性爱不是人们想象的那么简单。性是一个过程，这个过程中有三重意义必须融合在里面。那就是性的主动性、情感性和互动性的体验过程。三者缺一不可，相互促进，相互推动，相互叠加直至高潮。在这个过程中，男人主动激发，女人配合引领，把自己美好的体验用各种方式告诉男人，以此让她们有种被征服感。达到这种境界，性前的爱抚非常重要。它让女人有被爱恋、被接纳、被体谅和完全无条件接受的安全感受，这样才可以打开女人的身心，让其投入到美好的性事之中去享受性活动。正常进行的性活动是最好的人体运动，也是修正肌体的最好方法。如果仅仅是插入—射精—睡觉的话，无疑是在浪费生命和错过生命的交融和体验。

男人的性器官是非常敏感和脆弱的，它极易受各种因素的影响。

（1）受自身性心理的影响。

一个人的性心理在他幼小的时候就开始形成了，跟生殖器有关的任何事件都可能给自己成人后留下阴影，阻碍性心理的发展。如性别意识，性身份的确定，性角色的定位，对性配偶的喜欢程度等。

（2）受自己性格的影响。

性格内向拘谨、自卑懦弱、胆怯怕生、没有信心等都会影响自己性能力的发挥。

（3）受环境的影响。

这里的环境包括社会的、自身所在的，还有安全性、私密性、主动被动性等。

（4）受性对象的影响。

性最终是两个人的事情，所以配偶的表情、动作、语言、姿态、眼神、态度等等对男性的影响很大。

（5）受气氛的影响。

配偶双方的心情，身体的健康状态，两个人的交流气氛等。

（6）受自身心理疾病的影响。

一般来说，男人患抑郁症、焦虑症、强迫症、疑病症等神经症、精神病的，性功能都会不同程度地受到影响。这些心理疾病的特点就是性欲减退。抑郁、焦虑人们差不多都有一定的了解和认识，强迫和疑病不容易辨别。比如有的人偶尔有一次不洁的性接触，过后后悔自责，内心冲突，难以解除，又无法跟他人诉说，久而久之就会感觉自己的生殖器有不良反应，因此更加紧张焦虑，只好到处求医问药，似乎又没有效果，难以启齿，反复想到自己的生殖器的病状，害怕传染，害怕人知道等，反复去医院检查核实，又不太相信检查结果，终于把自己折磨成神经病，丧失了性能力。

经过有关部门的研究证明，男性性功能障碍，有95%都是心理因素引起的，属于生理病变的只有5%。因此，作为男人，应该有一个基本的思维观念，那就是我自小没有生理病变，成人后如果没有人为的破坏性致病因素存在，就一定是自己的生活、感情、心灵出了问题。解决这类问题需要性心理医生来做到，而不是去找生理医生开药。男人大都十分在意自己的生殖器，一旦它有什么不适会直接损害他们的自信心。可以说性对象往往是男人性能力发挥的操控者。她们一丝不当的言行举止，足以让他们一蹶不振，偃旗息鼓。因此，男女双方注重性心理修养非常重要。

性是人生命的组成部分，每个人都是性的产物，它不仅具有生殖功能，更重要的是它还具备了人类的娱乐、愉快功能，而且这个功能有的时候是无可替代的。它是人类感情的张力，是婚姻的潜力，是生命的动力。

3. 男人的家庭人际关系

成熟的男人一定是把自己的家庭跟父母的家庭分得开的

人，在情感上也是可以跟父母分离的人。自古婚姻里面的婆媳关系都是个难题，要想家庭安宁，和谐美满，男人在两个女人间的角色和态度非常重要。

（1）当有事情要商量时，首先是跟妻子商量，其次才是父母。

（2）尽量跟父母分开生活，并且把父母的生活需求安排妥当。

（3）当婆媳产生矛盾时，先站在妻子一边，安抚妻子，再去跟母亲讲道理，然后满足母亲的情感需要。

（4）在妻子面前树立自己各个方面的底线，并维护下去。比如满足老年父母的生活需要，满足自己人格需要等。

（5）孝敬父母时一定是借妻子之手。

（6）了解妻子的思维和行为模式，合理满足妻子的意愿。

（7）尽力抽出多的时间陪伴妻子和孩子。

（8）在妻子和妈妈之间不传话，只圆话；做好调和纽带而不是两头受气包。

（9）主动孝敬妻子的父母；父母来自己家里都是客人。

（10）记住任何时候以自己、妻子、孩子这个家为核心。当然，这一条同样适合女性。要长大成人，而不是离不开父母的大孩童。

专家寄语

男人顶天立地为家人撑起一片天，才有资格要求女人相夫教子成为你背后的女人。女人在背后不代表她没有价值，反而你在外越风光，她在家价值越大。

第三节 幸福美好人生从经营家庭婚姻开始

一、常见家庭问题的原因

婚姻家庭是任何社会关系的核心，也是每个人类个体的立命之本。夫妻关系也是生命关系的起源。所以，家庭稳定和谐是一切社会事务活动的内在动力，也是我们人类安全感、归宿感的保障。肌肤之亲、情感需要的满足，是人类个体的最基本的需要。这种需要得不到满足，就好比我们的心无处安放一样，会感到惶恐和无助。

婚姻家庭更是我们人类社会赋予生活的一个重要任务之一，因此，人人都希望自己的婚姻家庭是幸福美满的。然而，尽管是这么重要的人生任务，在现代社会中，人们越来越难以应对，害怕婚姻的约束和责任，更谈不上好好经营婚姻，幸福生活了。有部分人甚至对婚姻产生恐惧，情愿发生同居关系，也不选择婚姻关系。这不能不说是一个值得我们去深思的社会问题。如果我们连自己的婚姻关系都处理不好，我们哪里还有信心和勇气去处理其他的社会关系呢？我们的安全感又怎么能够得以建立？我们的生命又该怎样来延续？

1. 家庭婚姻问题形成的原因

（1）婚前的婚姻动机替代了爱情。有的贪图美色，有的贪图丰富的物质生活；有的为了改变自己的生活环境；有的纯粹是为了逃避和回避当时所遇到的问题等等。

（2）由于年龄已经大些的关系，迫于家人和亲戚朋友的压力，勉强而为，放弃内心需求，为结婚而结婚。

（3）婚前想法简单，没有考虑未尽事宜，婚后矛盾凸显。如生育问题，老人的生活、养育问题，财产的管理所属问题等等。

（4）婚姻中的一方或双方存在人格缺陷。比如控制欲太强，凡事要他（她）说了算。攀比指责，打击否定，冷战，暴力等等。

（5）价值观不一致。一个看不惯一个，一个不服一个，什么事情都对抗抵触，缺乏夫唱妇随的感受。

（6）一方发生婚外情。网恋，同事之恋，旧情复燃等等。

（7）由于了解了爱人婚前的一些事情而没有处理好自己的情绪，婚后心理不平衡而惩罚对方的心理作祟。

（8）夫妻一方或双方存在一定的心理障碍，甚至是性心理障碍。如因缺少爱而怨恨投射；性创伤没有得以解决等。

（9）家庭人际关系方面存在问题。如一方自我没有长大，结婚后还依赖父母等。

（10）婚姻认同不够。表面接受爱人的家里人，其实内心很不喜欢甚至讨厌。

（11）自我还不够健全，一方或双方离不开原生家庭成员的控制，受制于原生家庭；忽视了自己的核心家庭及成员。

（12）一方各个方面都在不断地成长进步，另一方还在原地。夫妻之间的很多差距越来越大，差的一方还意识不到，或者以差装好。

（13）一方或双方有情绪、情感障碍，导致在配偶间很少交流情感，沟通不畅，外和内拒。一对好人却生活得很苦。

二、现代婚姻的“癌症”现状

1. 现状

（1）速结速离。婚姻就像游戏，形成闪婚速离族。

（2）拼命维持痛苦和伤害，就是不做出改善和打破。无效的交流，被不良的情绪控制，失去解决婚姻问题的能力。为了一些利益，只好凑合着过，而内心则苦不堪言。因此有的干脆在外面需求内心情感的满足，情人基于此而出现。

（3）双方因为一些问题，早已反目成仇，但是因为财产分配不公，或者自己的某些目的没有达到，用不离婚的方式惩罚对方。也或者用这种方式企图使对方回心转意。

（4）有一方处于被动弱势情境中，难以摆脱对方的纠缠，只好痛苦度日。

（5）婚内红旗不倒，婚外彩旗飘飘。家里面得不到就在外面寻找。对妻子像亲人，对情人像恩人。大部分是秘密行动，少部分也是睁只眼闭只眼，貌合神离，婚姻爱情两不误。

（6）夫妻虽然没有了爱情，但是彼此也懒得做出改变，就这样不淡不咸、分分合合地生活着。有的夫妻早已经没有了亲密的接触，甚至分房睡觉多年，彼此把注意力用在内心以外的事物上，以此来达到一些平衡。然而，夫妻关系不和的人，身体很难不会出现问题。而且他们的孩子一定会因此而受到心理伤害。

（7）勇敢面对婚姻问题，面对自己真实的感受，积极主动地从自身找问题，利用有效的交流沟通的工具，解决婚姻中存在的问题。做到对婚姻、对感情、对孩子和其他家人负责，努力把婚姻经营成双方都还满意的程度。

（8）经过双方的进一步努力，发现没有一丝感情存在时，果断采取放弃婚姻的行动。双方存在的问题较为深层，解决的代价大于放弃的代价时，为了自己和对方的幸福生活，商量好孩子的抚育事项后，给自己和对方感情自由，重新找回自己的幸福。这也是超越自我、超越婚姻的表现。婚姻中，维持不良的现状比离婚要付出更大的代价。这就是追加婚姻的成本，而离婚无疑是在减少双方的成本。

（9）双方相互已经到了伤害对方的地步，但是还要以给孩子一个所谓完整的家为借口，硬撑下去。岂不知这样比离婚给孩子带来的伤害还要深透。离婚的话，只要父爱母爱还正常地给予孩子，在孩子面前继续维护好爸爸好妈妈的形象的话，对孩子就没有太大的伤害。离异对孩子的伤害来自于父母双方给孩子一种没有人爱的感觉。

2. 婚姻家庭中的癌症现象

从心理学的观点来看，癌症就是由于我们身体内的气血和能量没有得到畅通的新陈代谢，而停滞在某个部位，久而久之这些能量久积成灾，就在这里发生本质变化。这就是癌症。任何事物都有正常的运行规则，包括我们的人体细胞。我们做事需要遵从“三赢”原则，更需要尊重人、事、物本身的性质。这样，一切才会成为我们期望的那样。因为我们内心的能量最终是来自于四个方面。一是大自然，二是音乐，三是我们天真无邪的孩子，四是情感得到满足。

所谓婚姻中的癌症，是指那些不利于夫妻关系积极发展，相互损害，还会影响孩子人格发展的相处关系模式。

癌症现象包括：

（1）托付心态。

有这种心态的人，他们认为，爱一个人就是把自己的一切建立在那个人身上，自己想要的一切没有实现都是这个人的责任，和自己没有关系。因此，他们处处抱怨、指责、攀比、惩罚。他们最常用的语言是：我跟你结婚简直是倒了八辈子霉了，我真是瞎了眼了才看上了你等。

（2）从不向对方谈论自己内心的感受。

你永远不知道他心里是怎么想的。一般来说，在婚姻关系中，谁最先感觉痛苦，谁就是最先需要做出改变的人。而这一点很难有人承认。

（3）我永远是对的。

我妈生我就是这样的，我是完全正确的。你不接受，你不听从我，大不了我们离婚。因此，一说话就吵架、闹别扭，就跟仇人在一起一样，相互贬损、鄙视、谩骂对方。还企图把孩子拉到自己这边来联合对付对方。

（4）冷战的红苹果效应。

不解决问题，只是闹情绪。家丑不可外扬，家和万事兴。表面风平浪静，各干各的事情，在一起就相互折磨，实行冷暴力，就像红苹果一样，外面看着又红又亮，其实心已经开始腐烂了。

以上四种情况，说是婚姻的癌症，那是因为，这不仅影响婚姻的情感发展，更会严重地影响孩子的人格发展。主要表现在他们成年后，在人际关系上，特别是在建立恋爱、婚姻这些亲密关系上出现障碍。我们大人们往往认为孩子还小，他们什么都不懂、不知道。其实，孩子在我们母亲子宫里就有感知觉了，只是他们还暂时不会用语言表达而已。他们的潜意识里什么都清楚，他会因此而产生不安全感，会不明白是非黑白，甚至把父母最恶劣、他最不喜欢的那些东西接收下来，复制在内心，成为他们长大后的行为范本。性格就是这样一代代地传承下来的。

专家寄语

一半有不足才需要另外一半的补充。发现对方的缺点后，只需要用你的优点弥补就好，抱怨指责，只能说明自己不够智慧。

三、婚前婚后看清楚自己的需要

1. 婚姻中容易出现的八个问题

（1）一方成熟提升了，而另一方还在原地。他们之间的距离越来越远，这是一个危险的信号。因此，人的一生都要不断地学习、进步、成长，否则，你的人生迟早会有暗礁。

（2）经济方面的差异。只看见自己在付出，看不见对方也在用其他方式付出，认为另一个人在吃闲饭。这是最伤害人自尊心的事情。

（3）因为工作关系而长期在外，少于回家。给不了对方陪伴，更不给情感润泽和滋养，对方感觉不到你的爱意。

（4）两个人少于交流沟通。即使交流也是感情以外的事情，就像跟同事、领导一样相处。

（5）经常吵架，贬损对方。感情用事，忽视对方的优点。

（6）婚外情问题存在。

（7）家庭人际关系、跟父母的问题处理不好。

（8）子女教育问题，或者是对孩子投入太多而忽视对方的存在。

2. 婚前我们需要自己为自己做的几件事情

（1）你们之间是爱情吗？在决定和一个人步入婚姻的殿堂之前，你一定要了解自己的内心真相：

1）我们之间的情意是爱情吗？有的人对自己并不了解，甚至将友情、爱情、感激、好感等情感混为一谈。对方对自己生活上照顾了一些，为自己做了些什么，对自己说了几句甜言蜜语等，就判定爱情来了。结果很轻易地把自己交给了对方。事后又对这种亲密关系产生依赖，加之多数家庭教育都要求我们从一而终，失身后就注定要成为对方的人，否则就不贞洁的错误理念。因此，即使发现对方并不适合自己，也勉强接受，企图婚后对方在自己的努力下有所改变。这，显然是情感不成熟的一种表现，贻害无穷。

2）如果恋爱期间两人就不断地争吵、闹别扭，甚至轻则谩骂，重则打人，过后又在其反复道歉、忏悔下和解，一定要考虑他的人格是否健全的问题。不能够在没有解决其问题之前就结婚。当然这种情况挨打的一方，或者争吵的另一方，也可能有人格的问题，需要进行心理咨询或治疗。彼此了解后再决定婚姻大事也不晚。

3）不以爱情为基础而决定结婚的，都需要多深思，这个人需要和我生活一辈子，我可以接受他（她）吗？一旦结婚，他（她）将比我的父母还重要，他（她）值得我这样对待吗？

4）如果以发生性关系为由、以致使女方怀孕而奉子之命，选择结婚的，都需要双方冷静地考虑未来的生活景象后，再做出决定。事情即使发展为这样也还有解决的办法，一定不要勉为其难地选择婚姻，否则是极其不负责任的选择举动。

（2）有一方或者双方父母不同意的婚姻，一定要先解决他们不同意的原因，听听他们的意见，多交流沟通，只要不是私利方面的原因，都值得好好参考着做出决定。

（3）结婚前，先商量好未来的一些事项。如：婚礼怎么办；孩子什么时间要；生男生女；由谁带养；结婚后是否与老人同住；房产的贷款怎么还；家里的经济由谁管理；双方的老人怎么照顾等等。

（4）最好不要一结婚，就面临两地分居的局面。

（5）结婚前必须要领结婚证。让自己的婚姻关系合法化，这是自我权益的保证。

（6）结婚前，双方都要先处理好与原生家庭，特别是处理好对父母的依赖、依恋关系。一旦结婚，以夫妻为核心的家庭，才是第一位的。一切冲突都要为自己的核心家庭争取独立而努力。凡事都要首先与妻子或丈夫商量，其次才是参考父母的意见。

专家寄语

结婚是人生大事，跟什么人结婚永远比跟什么因素、什么情况结婚更重要。人对了一切都不是问题，人不对，问题就是一切的生活。

四、支撑和维持良好婚姻关系的重要因素

1. 改变几个错误的观念

（1）我没有时间，我很忙。

（2）老夫老妻了，不惯他毛病。

（3）我为他做得够多的了，他从来不为我做。

（4）只要我不满意，我就对你熟视无睹，看你明白不明白。

（5）你就知道做那种事情，我不高兴，你休想得逞（案例：拒性把老公推给了服务员）。

（6）年龄大了，儿女也有了，可以不需要性生活了（案例：分居10多年的夫妻怀疑得泌尿系统癌症）。

（7）在性生活上主动要求一些新鲜事物就是有不轨行为（案例：丈夫是流氓，他让我看黄色录像，让我像录像里的人那样做爱）。

（8）就是没有爱情也还有亲情，不需要交流感情了。

（9）我早就习惯了，不需要做出改变。离开你，我会过得更好，大不了离婚（案例：刘某和她的第二个丈夫争吵不断，总认为丈夫对自己不重视，对他自己的孩子太好。歇斯底里发作，影响夫妻关系）。

（10）承认和接受对方就是低对方一等。行就过，不行拉倒。为面子而活，从不示弱。仿佛自己无所不能（案例：李某

和他出轨的妻子。知道妻子出轨却期望妻子认错，哪知妻子说我就是这样，你看能过就过不过离婚。他抑郁成疾）。

2. 和谐的夫妻一定要储蓄情感（尤其是男人）

（1）了解对方。他是个什么样的人；他的思维模式、行为模式是怎样的；你在哪些方面让他最为欣赏？

（2）对方与你的家人发生冲突时，记住先站在对方一边，而不是站在自己家人一边。这是一种对待婚姻的态度和处理矛盾的智慧，跟尊重和孝敬家人没有关系。任何血缘关系都没有真正的伤害，事后只要你懂得去安抚亲人就有机会获得原谅。而夫妻感情一旦伤害，遭殃的可能是你和所有的家人。

（3）任何时候都遵守你的诺言。做到自律。

（4）明确对方和自己的内心愿望。向对方说明自己的心愿，掌握对方的心愿，并择时满足她（他）。

（5）随时表明自己的忠诚情感和对对方的欣赏和赞美。

（6）一旦造成支取（损伤）时，要诚恳地道歉，争取对方的原谅。

（7）由衷地接纳对方的不足，多看对方的优势。她（他）有不足才是个正常的人。

（8）和对方在一起尽量保持舒展的表情。记住你的内心情绪跟对方没有关系。

（9）随时表现出你的疼爱之意。

（10）让对方如愿以偿。别跟对方的情感作对。只有你如他所愿，他才会如你所愿。

（11）随时发现和肯定对方为你所做的付出，哪怕是一种理解和体谅。

（12）只要在一起，就陪伴在对方的周围。去温暖润泽对方的心灵，让对方感觉踏实和安全。由此，对方会享受到“有你真好”的乐趣。

五、婚姻保鲜技巧

1. 随时调整更年期的情绪反应

（1）调整你的呼吸。腹式呼吸法的掌握。

（2）做自己喜欢的任何事情，从中找到乐趣。

（3）健康遵从“二八”定律和“七分饱”原则。2份荤8份素。

（4）想尽一切办法去对方那里获得情爱和性爱的满足。

（5）不断成长，提升自己。成长就是领悟和尝试新的方法。

（6）为身边的他人做你力所能及的好事情，在付出中得到满足。

（7）任何时候不要忘记建立完全属于你自己的生活空间，并且有规律地生活。

（8）管理好自己的情绪，有意地放大那些积极的正面情绪，及时消解不良情绪。不行就去找心理咨询人士聊聊。

（9）做好自己的事情。自己照顾好自己，他人的事情让他人自己去照顾。上天的事情，如生老病死、自然灾害等，采取“放任自流，无为自成”的心态。

（10）保持合理的饮食结构，晚上保证充足的睡眠。

2. 永远拥抱爱情

五大爱情表达方式

（1）择时选送一份珍贵的礼物。生日、结婚纪念日、成就了某件事情等，就为对方送上礼物祝福、鼓励。

（2）再忙，也要安排时间跟爱人在一起。这就是珍贵的时间、高品质的陪伴。

（3）难得的认同。肯定的，鼓励的，理解的，欣赏的态度对配偶至关重要。

（4）身体的接纳。肢体接触的拥抱、触抚。两人在一起的场合，尽量总是手牵着手。

（5）思想中储存着有行动的、服务于对方的意识。经常为对方做些什么。哪怕是用心听听对方说什么，不做评判。

3. 了解婚姻主体的情感需要

（1）爱永远向对方敞开。

（2）对对方持欣赏和尊敬的态度。

（3）能够玩到一起，相互保持吸引力。

（4）对家庭有承诺并且实现承诺。

（5）相夫教子，对对方的家人接纳。

（6）有共同的兴趣爱好；没有也要想办法培养出来。

（7）相互性爱的满足。

（8）经济支持与扶持。谁有经济能力谁就走在前面，另一半就做好后盾。

（9）忠诚和坦荡是信任的基础，更是婚姻的堡垒。

（10）倾听、倾诉。唠叨也得有人听。

六、如何面对婚姻危机

1. 夫妻情感要与时偕行

婚外情的发生，往往是婚姻先出了问题。一般来讲，不是这个婚姻交流过度：经常吵架、打架，就是婚姻中双方交流不足，谁也不知道对方在想什么。因此，在婚外情出现时，直接吵架显然是不明智的，也不解决任何问题，还会把事情弄到无法收场的地步。

（1）不要首先选择放弃婚姻。

离婚是一种解决问题的方法，但它不是最好的方法。任何原因、任何人提出的离婚，一旦成为事实，都是会有痛苦体验的。更何况对孩子很不公平。你们说把他带来这个世界就带来，说把他们的爸爸妈妈弄走就弄走，想让他们跟谁就跟谁，这对他们很是不公。在他们很被动地接受认同了自己的父母后，你们又残酷地让他们接受和认可只可以跟爸爸或是妈妈在一起。孩子懂事阶段还好，孩子还未成年的话，这是一件多么残酷的事情啊。即使离婚，也要让孩子感受到父爱母爱依然围绕在他们的生活周围。要证明给他们看，他们是值得被爱的。

（2）不要大吵大闹。

不要大吵大闹，更不要把这作为攻击对方的把柄，闹到单位去。你应该一个人先去发泄完自己由此而产生的负面情绪后，像什么也没有发生一样地做日常事情。同时好好反思自己在婚姻中的所作所为，改变自己那些给对方造成伤害的地方。然后把对方的业余时间用你的温情尽量占满，让他没有机会，也没有必要为比你出现晚的人付出家庭破裂的代价。找机会好好跟对方交流沟通，表达他为家庭、为自己和孩子做出的贡献，同时表达自己的感恩之情和需要对方的情感，以及需要对方留下来继续生活的意愿。

（3）不要私自去找所谓的第三者自取其辱。

你们夫妻之间的事情，跟他（她）没有关系。你们之间不出现什么问题的话，他们也没有机会走进你爱人的内心。你要智慧地把对方的心里装满你，不留一点位置给别人。这才是婚姻能力。

（4）不要马上发作。

先了解事情的真相，掌握一定的证据，再找对方谈。听对方说完话后，再表明你对这件事情的态度。不要把离婚挂在嘴上。在没有决定离婚之前，最好不要说离婚，一旦说出来就要兑现，否则那种威胁、吓唬的行为反而会把你推到被动、不可收拾的境地。婚姻中，往往是那个闹着要离婚最急切的人，也是事后最后悔的人。

（5）去和第三者做朋友。

如果非要见第三者的话，用你的良好品质和完美形象以及得体的表现，让第三者自惭形秽，知趣而退。给发生婚外情的一方留足面子，留足空间，留足位置。要知道，平静才是你最大的能量，平静才会让你有机会、有能力想办法解决你的婚姻出现的问题。不要怪罪任何人，你的婚姻你做主。

（6）不要去控制，而要带引，他自然会随你而来。

是该改变一下自己的内、外形象的时候了。为自己做些什么，让对方看见自己时发现原来你还这么养眼。让他意识到他以前忽视了你的存在。如，去参加一个什么成长小组；从头到脚去做一个外形设计；去学习一项全新的技能等。生活中，有些东西我们越是强调，越是争取，它们反而离我们越来越远。当我们不太在意，给它们空间时，它们却不期而至地来到我们的生命中。自信的人不会真正失去所爱。

2. 先从自己身上反思，承认自己的问题

事情的一切果，都是我们自己之前有一个因存在，而我们并不知道而已。所以，生活中，如果我们的生活、我们的感情出了问题，那一定是我们之前在处理这些方面的事情时，存在一定的问题。有的还是在很小的时候就形成了心理情感的障碍，并且会把这种障碍后面的情绪投射在爱人的身上。所以要想改变我们的处境，达到我们想要的那种状态，就一定要从自己入手，去寻找解决的办法，实现自己的初衷。这才是成熟的行为。

专家寄语

婚姻里需要的是相互有不同缺陷的人在一起弥补或填充，让生活变得完美，接纳对方本来的样子，而不是两个没有缺点的人在一起竞争、管制，让他变成别人！

第六章

再婚应该有更和谐的性生活

第一节　再婚家庭如何保持和谐性生活

一、离异独居人士与大龄青年应该了解的性知识

每个人都是性的产物。试管婴儿只是个特例。因为性能生“命”，还能生相貌，更能生人生命运。性同食欲本能一样，是人类社会自身维持生命、繁衍后代最基本的需要。古代的孟子所谓“食、色性也”，就已经把性提高到了与饮食一样的高度了。性的结果不但是我们生命的意义之所在，更是身心健康、情绪稳定、轻松快乐、幸福满足地生活的重要保证。有了这些，才会激励我们去尊重生命、热爱生命，才算是真正地以人为本建立和谐家庭、和谐社会。因为性就像我们吃、喝、住、行一样自然、平常而简单，它是维持人类生命的元素之一。我们没有理由把性藏着、掖着，故意回避它、压制它。

性，是人一生中永远也离不开的话题，就像吃饭、喝水一样。可是，吃饭、喝水可以公开、大胆、理所应当地大谈特谈，而性，却不是那么公开，那么理所应当。似乎只可以做而

不可以说。这是为什么呢？最根本的原因当然是：吃饭可以是一个人的事情，而性不仅仅是一个人的事情。性可能是三个人的事情：男人、女人、孩子。而且这第三个人很可能是在没有任何思想准备的情况下产生的。也就是说，吃饭的后果是满足食欲和躯体生长，它是不可以停止的。而性不仅仅是满足性的欲望和生理需要，更重要的是性的后果责任的承担问题。用心理学理论来推理，人们回避性，不是回避性本身，而是在回避性的后果责任。

所以说，性爱是作为人享受生活的主要内容，也是愉悦身心的主要手段，更是激发生命力的有效途径。

正因为如此，性压抑比性放纵对人们身心影响更大。所以，大龄未婚男女和离异长期独居男女，也应该有自己的性宣泄渠道，以免出现性抑制的身心症状。比如害怕恋爱、结婚，性情烦躁不安，个性自卑自怜，嗜睡乏力，情绪抑郁、焦虑等等。

从这个意义上讲，离异是性经验积累的一个契机，可以更好地进行夫妻性生活满足。二次婚姻会因为都有过性经验，更容易性生活和谐。但是也有很多男女离异本身就是性生活不满足导致的，特别是女性，她们离异后对性反而抗拒，这是很不利于性生活发展的。

二、没有性伴侣也一样可以享受性乐趣

比如可以适当地采取正确自慰的办法满足自己的性需求。不过一定要正确看待自慰，正确地自慰。自慰本身对身体没有什么损害，只有不正确的自慰才会给身心造成某些问题。如：对摩擦感的生理依赖，对自慰感觉的心理依赖等。正确的自慰表现在：方法要安全、舒适，对身体和心灵不要有损害。要注意生理卫生、心理卫生和环境卫生。及时清洗双手和生殖器，

自慰时心里要想跟异性性爱行为有关的事情，而不是想异性身体上的某物品、某一部分肢体等。环境卫生是指必须在一个私密、安全、安静的环境下进行。另外还要注意自慰的频率。一般来说，根据自己的年龄和性欲望强烈程度决定，每周不要超过 4 次为宜。

如果需要借用性产品自慰者，一定要购买质量好，肌体感觉舒适，自己又能够接受的器具。或者最好在专业人士指导下运用，以免给自己造成身体损伤。性生活的正常有序，是男女生活品质提高的表现，也是幸福感增强的依据。

性快感，是可以学习的。有的离异男女，由于上次婚姻中性生活不和谐，或者自身的性观念和性态度造成了性生活的不良感受，就对性深恶痛绝，甚至是厌恶、排斥，出现性冷淡、性暂时性无能等等表现，因此就长期压抑自己的性冲动。久而久之，很可能造成性心理扭曲的状态，甚至性格脾气都会发生改变，更会影响到身体健康，引起躯体症状。所以每个成年人很有必要研究自己的性生活，从性行为中找到自己身心最大的健康快乐。

当然，最好的办法还是找到那个适合自己的性伴侣一起生活一辈子。

专家寄语

没有他或她，我可以过得好，有了他或她，我可以过得更好！

第二节　婚姻里的顺序优先定律

一、世间万物，凡事都有其发展、发生的规律和顺序

家庭里的人际关系，关系里的情感也不例外，后者需要接纳、尊重前者。因为没有前面的就不可能有后面的，就像没有一就不可能有二一样。否则其后遗症可能会让人们在情感上付出惨重的代价。

这就是顺序优先定律。

在过去一夫多妻制制度下，家庭里最简单的顺序就是：老大老二老三这样的出生顺序，还有妻妾这样的顺序。那时候，大家庭里等级森严，顺序优先。文学作品和历史长河里不乏经典故事。而现代社会实行一夫一妻制以后，少了妃妾成群的顺序，而多了前妻后妻，前夫后夫，继子继女，继父继母这样的现象。人们似乎对顺序优先定律不但不遵从了，反而还十分排斥前面人的存在。

在单位也是这样，后上任的领导，多数会否定前任的工作，甚至把前任的手下也一个个清理干净才肯罢休。正所谓“一朝君子一朝臣”。不过这个还轮不到我来多言，我只想说说家庭情感里面的忽略顺序的现象及后果。

二、家庭情感中不遵从顺序优先的具体表现

（1）对对方跟前任的关系细节刨根问底。

（2）禁止跟前任有任何瓜葛。

（3）不允许家人纪念、想念前任。

（4）不允许摆放或珍藏前任的相片或遗物。

（5）不允许家里任何人在自己面前提到前任。

（6）逼迫前任子女把自己叫爸爸妈妈。

（7）嫉妒、抵触、欺负弟弟妹妹。

（8）放弃捍卫自己的存在，讨好、巴结哥哥姐姐、继父继母等等。

人的成长得益于人生经历以及在这些经历中的自我觉察和反思总结。所谓经历，当然包括喜悦、美好、顺境和悲伤、痛苦、逆境两种情况了。正是它们让你成为此时此刻的自己。如果有人因为你前面的经历而苛责你，取笑你，嫌弃你，抛弃你，那是他们没有遵从优先顺序定律，这不是你的错，你没什么可挽留的。如果你因为他们这样对你，你自己也否定或掩盖你前面的经历，或者毫无保留地和盘托出，说明你自己也没有遵从优先顺序的法则，也是一种停止成长或回避成长的表现。

就拿婚姻里面的顺序定律来说。如果因为离婚或者前面配偶过世而再婚，后面的配偶一定要接受自己是第二的事实。要从内心接受前面他们曾经的存在，并感恩他们之前的一切，成就了你现在的配偶的一切。并在心里感谢他们，请他们放心，你会继续陪伴他们曾经的爱人，照顾她们现在的孩子。对于他们的孩子，你更是要视为己出，用诚恳的爱护，让孩子们感觉到曾经的父母之爱意依然存在。然后她们会由衷地当你是爸爸、是妈妈。

可是生活中，有些人却由于不接纳前任，不仅给配偶找事争宠，而且还给孩子找事，说他们不当自己是爸是妈。为了证明他们当自己是亲爸亲妈，用尽手段逼迫孩子叫自己妈妈爸爸。有的还用金钱利诱他们就范，只要孩子肯叫，叫一声给多少钱等等。这样只会让孩子感受到对亲生父母的愧疚和不忠的痛苦，给他们造成终生的心灵创伤。也只能说明你生活在否认前任的内心阴影当中，你还怎么安心度日？还怎么活在当下？

孩子不是你生的这个有血缘作证的事实你都不接受，孩子怎么能轻易接受你可以替代他们的父母？你跟他们的爸爸妈妈再婚才跟他们有了联系，他们也是因为爱自己的爸爸妈妈才接受了你的加入。他们本来就是被迫接受你成为跟他们一起生活的人，你也是因为爱他们的爸爸妈妈才不得不也爱他们的。从这个意义上说，你跟前任的子女是为了共同地爱一个人而在一起生活的。你是成年人，更应该有成年人的心态，而不是跟孩子竞争宠爱。对孩子来讲，现在跟父母生活的这个原本陌生的人的加入，应该是多了一个人关心他，而不是少了曾经的父爱母爱。只要他们感受到父爱母爱的存在，他们一定会接受父母现在喜欢的这个人。所以对待前任子女最好的方法是让他们感到从未有过的父爱母爱，你的为人就成功了。接纳配偶前任的曾经，你的再婚就稳定了。

别小看了顺序优先定律。这可是宇宙法则之一，谁违背，谁都没有好日子过！我们是大自然的一员，违背大自然的规律是要付出代价的！

三、夫妻之间如何防止性欲微弱期

现实的婚姻生活中，由于各种原因，夫妻之间难免有性欲微弱期，即双方或一方性欲有所减退的表现。这在现代紧张激烈的生活下，在人们压力日益加大的情况下，在矛盾冲突下，都是很正常的事情，不要大惊小怪，而是要一起讨论解决的办法。

首先不要急于说自己或对方不行了，更不要借此攻击对方人格，给对方造成心理压力。要因势利导，体贴入微，绝不勉为其难，勉强上阵。性爱是一项需要身体、心理、情绪、环境都全配合的快乐运动，男女双方都要以良好的情绪范围以及做爱环境条件为前提。特别是女性，她们更容易情绪化，一定要注意自己的情绪环境是不是有利于性爱过程。最忌讳在做爱时翻旧账，做出不高兴的表情。

第二，我们都知道，男女之间一旦结婚成家，就意味着可以公开两人的夫妻关系，也预示着性爱就可以在夫妻生活中合法化、合理化、正常化、公开化地进行。这既是彼此的义务与权益，更是彼此的责任与职责。所以，只要有一方性功能出了问题，一定跟另外一方有一定的责任。不要把自己的责任推得精光，去责怪、指责对方，这是不负责任的表现，还会把对方弄得真得出问题了，让事情变得更糟。一定要从自身找出问题，然后配合对方处理不利局面。必要时一起寻求专业人士帮助解决。

第三，在婚姻里，男女双方相互辅助、理解、尊重、捧场、欣赏、关心、珍爱、信任，是维持良好夫妻关系的法宝。具备这些亲密关系的内涵时，才会有和谐美满的性生活。其中，性关怀是不可忽视的大问题。关心配偶的身体健康，更要关心他们的性心理需要，并且合理予以对方性满足。

第四，无论生活中出现过什么问题，都不能够将不良情绪带到性生活之中去。更不能够用性回绝去惩罚、发泄对对方的不满。最好是在性爱前先交流沟通，化解误会，澄清错误，彼此道歉，然后再在性爱中全身心投入，尽情享受生命，放松压抑的心情，滋养彼此的身心。达到在性行为中、在全身心享乐中拉近彼此的心理距离，增进彼此的感情。

第五，如果说婚前靠的是彼此的感情，那么婚后一定是靠和谐美满的性生活来维系婚姻生活的。所以在性爱中，只要不伤害对方或自己的身体，不影响他人的生活，双方都需要，又是在自己的私密环境中，充分互动、互助、互爱的性生活是非常必要的。不仅健康双方身体，还可以滋养彼此情感，更可以润泽彼此心灵，夫妻间怎么性爱都不过分，只要双方得到性满意即可。

和谐美满的性生活就是这样创造的，一直保持活跃的性爱，激情的情爱，哪里还存在性欲微弱期。大不了随着年龄的增加，性爱的次数逐渐均匀稀少而已。只要减量不减质，老年人一样可以享受到和谐美满的性生活。

专家寄语

尊重和接纳是化解问题的良药。没有前者哪来的后者。

第三节　再婚男女为什么有不同的性态度

我发现大部分的再婚男人在择偶时，首先注意的是外表的视觉感受，其次是气质、表情、性格，第三是她们是不是性无能，第四是她们是不是只是在意物质。但是，我感觉，对于性的需要，每个男人都是很在意的，只不过不好意思说出来。这就表现在与女士第一次接触时，都想试探性地了解这方面的情况。而这往往又在冒着被女人看扁的风险。因为女人再婚，主要考虑的是婚姻会不会可靠、丈夫是不是负责的问题。而她们把负责从某个角度与不热衷性生活等同起来。她们中大部分本来就是因为婚姻中的性生活出了问题，自己很少得到性快乐，认为性是万恶之源。离婚以后，更是对性生活耿耿于怀，也不想有更多的性体验。认为物质和人品方面是最可靠的东西，而她们又把人品简单地与性联系在一起了。因此对性更加厌恶或者是介意男人对性的关注。因为她们内心自我保护的防御心理很重，加之离异后没有多少性生活体验，不知道性对自己的重要性。而男人却不同，他们一旦走出了婚姻，一般都很快会有新的性爱的体验，有的还不止一次两次。他们为自己的性生活积累了很多新的体验，也大大地激发和促进了他们的性能力。因此他们会从这些经验中领略到性爱快乐的重要性，也更能够开放地接受性，注重性，选择性，享受性。

从我的工作角度看，这是一个很大的社会进步，我为此而感觉欣慰。然而，我难免又在为女同胞暗自担忧。第一次婚姻中已经犯过的错误，难道还要带到第二次婚姻中吗？据各类资料表明，离婚率的升高，主要原因还是性生活不和谐和价值观的差异太大造成的。然而，不同的是，男人很快能够从失败中获得解脱和收益，而女人却难以自拔，甚至是越陷越深。这应该说是个特大的误区，是男女性态度的差异造成的。大部分的男人对性都能够持接受的态度，并且愿意进一步去探索。而女人总是被动地迎合，缺少主动探索的意识，甚至把性看成是低级的、下流的、不高尚的东西。这成为她们性心理和生理的束缚情结根植于潜意识的原因，成为她们性心理的障碍。但是她们很少能够意识到这一点，反而在男人身上寻找原因去对自己的障碍进行合理化，以达到内心平衡的目的。然而，这不是个输赢的问题，而是一个性观念、性态度的问题。它就在你自己的内心而没有在男人那里。男人热衷性也好不热衷性也好，跟你自己的关系并不是太大，关键是你自己怎么来理解性，看待性，使用性，享受性，释放性，利用性了。这是一种能力，它就像我们的表达能力、学习能力和工作能力一样，要发展性地、创造性地、充满激情地、专注地完成这个过程才会有最大的满足感。这是两个人的事情，不能被动地等待激情，要主动地投入热情和爱意，相互激发对方的性潜能。尤其是女人，要掌握自身性反应的缓慢特点，积极主动地迎合性对象的唤起，开放地体验生理的感受，然后用恰当的方式传递给他，使他更加激情、更加畅通地发挥生理机能的作用，达到双方最大限度的性满足，实现对生命的享受。然而，再婚男女在性观念上的以上差异和态度，直接成为他们情感建立的障碍。这样想的女性很难找到自己满意的寡欲对象，男性也会被性观念超前的更年轻的女性吸引。这也是目前社会上，中年以上女性一大把单身者难以找到对象的主要原因之一。

性行为本身不是什么问题，问题是性行为的主体采取怎么样的态度，具有什么样的观念，会不会利用性活动本身来愉悦自己和对方，是不是能够专注地投入性行为本身，去发现对方的习惯、偏好、擅长的姿势动作等。大多数女性会认为性是低级的，是肮脏的，是拿不到桌面上的，是不道德的事情，甚至把敞开自己性欲望的性活动看成是最可耻的事情。有的还把性行为直接与一个人的人品联系在一起去判断一个人的好坏。这个理念使她们自己内心受到极大的束缚，形成一种自我疆界，放不开也不愿意放开自己。内心抵触着去做这件事情，自然得不到快乐高潮，还有不舒服的生理体验，久而久之形成性冷淡倾向。当然，性是两个人的事情，除了以上原因，也与男性过于急切，没有耐心，往往缺少行为之前的调情行为有关。使女性在还没有完全准备好的情况下匆忙上阵，在刚刚需要的情况下却又面对结束战斗的局面。这样，女性就感觉自己只是对方发泄性欲的工具，心里感到不是滋味，时间长了就厌恶性生活，最后形成性生活不和谐的恶性循环，破坏了本来非常美好的性生活体验，造成感情再度破裂。所以，在自己第一次婚姻的失败中，一定要找到自己存在的问题，然后想办法把这类问题解决了再去经历第二次。否则问题存在，你可能还会犯同样的错误。

好的一点是，在现实中，有过一次或者几次性行为经验的人，都会对性有新的了解，也会学习一些性科学常识性的东西，会利用这些去为自己的性生活服务。所以，大多数男女再婚后，如果没有太大的心理障碍，都能够获得比第一次婚姻更加满意的性生活。他们将比第一次性经历更能够放得开，使各自的性潜能得以开发。这也是再婚关系良好发展、维持下去的重要内容，值得再婚男女深思考虑，从而尽快合情合理地找到自己心仪的对象。

专家寄语

男女有别，谁也不要勉强谁，了解差异才能达成共识。

第四节　异性间的性心理差异

异性之间的情感交往在表现上往往存在很大的差异性。一般来说，个体不同，差异也不同。但是，大部分男性和女性基本存在以下几种差异。

1. 吸引的不同

女性吸引男性的首先是其外表、气质和风度，甚至是表情动作。所谓言谈举止、举手投足、衣着打扮等，都会深深地打动男人的心扉，使其成为男人心仪的人。然而女性对男人的反应，首先是语言的温和，是情感的温暖，是欣赏的目光，是细微的不易察觉的体贴，是男人的气度带给她们的安全感等等。所以，那些会给女性甜言蜜语，时时大献殷勤、细致呵护、体贴备至、嘘寒问暖，及时关怀问候、大气慷慨的男性，只要有诚意，最终一定会打动女性的芳心。甚至即使他们之间存在一些不相般配的条件，也会开出爱情的花朵。但是这个女性心里已经有了他人的位置，又另当别论了。

2. 情感发展的深浅不同

男性一旦喜欢女性，一般会及时地、积极主动地接近她，想时时看见她，跟随她，甚至是触摸她。他会很愉快、很高兴地一边做着自己的事情一边想着那个女性。或者是闲下来时就想，想着她的形象暗自高兴。而女性喜欢一个男性，会想着他的全部印象，想他说过的每一句话，做过的每一件事情。她会非常专注地想他，不干任何事情，一动不动地、一手托腮地就是想他，想到无法做任何事情。希望他也想自己，主动来找自己，然后控制不住地去找他。

3. 亲密感满足的要求不同

男人对一个女性有好感，很快就想有更亲密的接触。如想拥抱、接吻、触碰等，甚至是频频有性欲望冲动。而女性即使爱上一个男人，也是要进一步了解他，感觉他，看他是不是真诚地喜欢自己。在和他很熟悉，对他很了解、很信任，而且是心理信任和身体也信任的情况下，才有进一步亲密接触的想法。一般来说，女性更愿意和一个她熟悉而信任的男人有身体接触，而男人只要吸引了他的视觉就可以有身体接触。很多时候，女性只是想感受男人的安全和疼爱。她只是想静静地靠在他的肩上，躺在他的怀里听他为她激动的心跳，或者是只想让他抱着自己入睡，抑或是玩弄他特别让她喜爱的一个部分，比如耳朵、下巴、手指等等。而男人亲密时可能就直接是性爱的行为。

4. 双方从对方那里想要得到的精神层面的东西不同

男人希望得到女人的尊重、理解、崇拜和忠诚，希望她需要自己。同时，他希望她在那个他认为归属的地方等着、守望着、期盼着他的归来，准备好他的衣食和恢复他疲惫身躯的能量，让他再次充满力量地出发。然而女性希望他时时地关注自己，想着自己，眼里只有自己，对其他女性都视而不见，随时向她传递爱意，如一个眼神，一句话语，一个亲密的动作，一个适当的电话。总之她要感受到他的爱情，确定他的爱意。只要她确定感觉到了他的爱意，她才会有安全感，才会心里踏实安稳，也才会一心一意地为这个男人无怨无悔地付出她的所有。

5. 情感交流时的内心感受和表达方式不同

女性有时候对男性是半推半就；有时候是看似拒绝实际是接受；有时候看起来是接受了，但是一直都在拒绝。她们把说“不”掌握不好。有时候想说不，却行为了；有时候没说不，却并不想做什么，总是纠缠不清。而男性想了就要做，不想也就安静了，去做其他的事情了。然而，男性最终怕女性对自己太黏糊、太关注，什么事情都要向她汇报，否则就不答应；而女性生怕男人不黏着自己，有什么事情瞒着自己，很多时候把亲爱的就看成是自己，自己怎么想也以为他也会怎么想，因此让男人很累地去猜她的心思。猜不准就有情绪，然后就吵架。

6. 情感交流用的方法不同

男性在情感交流中，更喜欢用性来解决问题，即所谓“床头吵架床尾和”的道理。而女性更喜欢用情绪来解决。她们抱怨、指责、处罚、撒娇，直到他来逗逗她，哄哄她，使她破涕为笑。男人是靠视觉和感知来判断情感，而女人是用听觉和感知来判断情感。所以，女人往往感觉结婚前和结婚后，丈夫表现不一样。其实是他没有用你认为的爱的方式罢了，我们也要允许他用他的方式表达爱才好。

7. 情感满足度不同

男性满足了才有自我，女性满足了就没有自我。男性很少和别人比妻子，而女性经常和别人比丈夫。男性不满足就可能花心，而女性不满足也很少花心。男性不轻易说分手，但是说了就可能有分手的想法。而女性动不动就说分手，就是说了也不一定真的想分手。男人把女人看成自己的一部分，而女人把男人看成自己的全部。男人对女性能够接受就可以满意，而女性就是接受也感觉还是不满意。对她们自己也是一样，即使再漂亮，她们也会不满意地去和向往的人比，然后给自己理由去美容、去减肥。男人可以心里装着家庭、装着妻子，也爱着别的女人，而女人心里有了一个人的位置，就再也装不下其他男人。

8. 对待情感和性的态度不同

男人能够轻易地分出情感和性，更能够分别对待。而女性把情和性常常混为一谈，她们有时候用性来判断情，有时候又用情来判断性。女性很难放纵自己，即使在放纵的条件下。而男性较容易放纵自己，即使放纵的条件不成熟。男人在性的问题上对自己的妻子是一个要求标准，对其他女人又是一个要求标准。希望自己的老婆老实本分实心眼，却希望其他女人都是水性杨花地喜欢给自己投怀送抱。而女性对男人就一个认定的标准：爱她，视她为手心里捧着的宝。哪个男人能够做到，她就死心塌地地把全部给他，别无他求。男人认为给女性性爱的满足就是对女性的最好关切。而女性不仅仅是需要性爱的满足，有时候情感上和心理上的满足会让她们更加满意和愉快。女人没有性也能够维持一段情意绵绵的爱情，而男人没有性就不知道该怎么样相处下去。

9. 内心深处对对方的期望不同

大部分男性找妻子时，在他们内心深处，都是以妈妈的特点作为依据。女性在找丈夫时，不由自主地在内心深处，以对爸爸的特点和渴望为依据。也就是说，人们更加期望的是以妈妈和爸爸般的爱意，来滋养自己的生命。女性当初吸引男性的东西，最后可能变成最讨厌的内容。而男人当初吸引女性的东西会一直在女性的心里期盼着，只有后来感觉不满足时，女性才开始讨厌。

10. 分手的后果不同

男人往往想入非非，有猎奇、探索倾向。而女性一旦投入便死心塌地，心无二念。但是，一旦情感破裂，男性会流连忘返，而女性会斩草除根，企图忘得一干二净。男人时时想着她的好，想着她都是为了自己。而女人心里只有恨，因为她想着自己的委屈，想着他的不解风情。正所谓爱得深恨得切。

第五节　性别差异与性别的刻板印象

社会生活中，由于性别角色不同，而造成角色行为和角色期待也不同。一个人的气质与行为表现要符合人们通常的看法，如男性应性格开朗、潇洒大度、勇敢坚强，女性应性格细腻、情感丰富、温柔典雅等。日常生活中，发式、服装、个性、爱好与举止、习惯等男女都各不相同。甚至是对男人、女人的职业都有规范性一个认定，比如男人干体力、加工、建筑、机械等工作，而女人则适合做教师、护士、幼教、打字、服装等职业。这些都是在长期的教养过程中逐步形成的较为固定的认知，我们称为对性别的刻板印象。这种刻板的印象主要来自传统的性别职能的影响。传统的性别观念认为男性应该是权威，是力量，是重要和珍贵的，而女性的被动，是服从，是柔弱，是附属的。认为男人应该更理性化，而女人应该更感性化。而现代社会对性别的理解，更趋向于完善和全面。比如，情绪化问题，无论男女都应该理性和感性兼而有之，刚柔并济，相互弥补等等。那么性别之间的差异应该怎么样来理解呢?

1. 首先从生理方面看

(1) 男性发育晚于女性1~2年。

(2) 男性的生殖器多半是外显的，而女性多半是内隐的。

(3) 女性比男性多出两个功能性的性器官——子宫和产道。

(4) 男性比女性多了一个染色体Y。

2. 从性别的功能方面来看

(1) 男性是融入而女性是容纳。

(2) 男性快乐即结束，女性快乐才开始。

(3) 女性用身体孕育加抚养，而男性只是精神情感上的陪伴和抚养。

3. 从人性的角度看

(1) 男性付出精子是快乐满足的，而女性付出卵子时，同时也承担了生命的延续的重任。

(2) 男性快乐满足后就可以使自己的生命得以传承，而女性还要经历孕育、痛苦的分娩和乳汁的提供。

4. 从性别的智能上来看

(1) 语文能力女性强于男性。

(2) 男性在视觉空间和数学推理能力方面强于女性。

(3) 在数理化能力上，在青春期之后，男性会超过女性。

(4) 男性比女性更富于攻击性。

这四项严格地说，在目前的人类科学史上还存在着争议，缺少足够的科学依据。人们只是根据经验性的东西或者是在性别传统的刻板印象影响下，做出的推断，并不是经过了更加科学化的观察、实验、研究的结论。因为人的基本生存权利决定了不能够把人放在纯粹的实验的条件下去观察和研究。难就难在，研究者如果尊重了科学，就有可能没有尊重人性；尊重了人性，就有可能做不到尊重科学。所以这个问题还有待于将来的人们去探索。

第六节　男人女人性心理反应差异

一般来讲，女人看见帅气的男人，首先想的是他的女朋友一定非常的漂亮，之后会多看几眼。看见有男人味道的男人时，首先会想到他一定有一个幸运福气的女人在身边。看见一般的男人什么想法也不会有。也就是说，女人看见男人想到的还是女人。然而，男人却不是这样的，他们在看见一个漂亮女人时，首先会有性的联想，进一步想她的身体各部位、器官的诱人之处，他们的眼睛会发光。看见不漂亮的女人时会不屑一顾。也就是说，男人看女人，首先想到的是性的色彩。有这么一句顺口溜说："远看炸了，近看罢了，跟前看算了。"这就表明男人对女人的身体器官、脸面会产生冲动、联想性的欣赏。随着社会的发展进步，人们精神生活的丰富提高，女人大有越来越商品化的趋势。这种局面有两种结果，一个是女人要么越来越肤浅，要么越来越智慧深刻，做个真正的好女人、有素质的女人的难度就增加了；另一个是要么男人从内心越来越看不起女人，要么在好女人跟前更加自卑没有信心。不知道这应该是女人的悲哀还是男人的悲哀。

有过网络经验的人都可能有过这样的体验：男人和女人聊天，聊不到几次就会往性这个话题上引，有的还要直接，不是提出聊性的问题，就是发一张性色彩很浓的图片来骚扰你。而女人，更多的是想深入地了解这个男人，熟悉这个男人。那些有性感的女人更加吸引男人，而含蓄、沉稳、有内涵的男人更加吸引女人。男人是有吸引就有性，而女人是了解、熟悉了才会想到性。女人一般不会和自己不熟悉的男人做爱，而男人只要有机会、有可能，和谁都可以做爱。女人对男人的信任是心理和生理两个方面都达到了一定程度，才可以放下自己的心理防线，而男人只要有好感就可以没有防线。网上交流是一个很好的可以让女人放下心理防线的平台。在虚拟的空间，很容易把一些面具暂时拿下，显出本能的东西。这就是容易发生网恋的原因之一。而现实生活中人们之间是缺少足够的交流和沟通的，所以也容易留下缺憾和不满足，那么网络就给人们心灵留下了弥补的机会。只可惜，这种交流本来可以在自己最在意的人之间持续进行的，由于很多的原因而没有能够畅通地发展，把机会就留给了两个陌生的人。一段浪漫的爱情就这样接通了。当然网络上也有不仅仅是性的吸引和诱惑的。那些深刻地进行人生、事业、理想、兴趣等方面的交流，相互能够有所收获、有所提高的也大有人在。他们会把对各种问题的探索当成知识的扩充地去交流，从而在这个过程中得到快乐和满足。也包括性在内。性是维持我们生命的元素之一，它就像我们吃饭喝水一样地平常和简单，每个人都是性的产物。而我们最难以启齿的，最放不开的，最在意的，最私密的就是性了。它既可以有情也可以没情，既可以是情爱的最高境界，也可以是纯动物的本能。人类的性却有动物以外的许多东西，人类的许多东西也可以影响性。因此，也可以说，人类的性是最脆弱的事物，就像男人的性器官一样，一个眼神可以让它高挺自信，一句话也会让它偃旗息鼓不再振雄风。

如果我们了解了性对自己的重要性，如果我们能够把它像对待吃饭喝水一样地去看待、去交流，尤其是在自己生命中重要的人之间进行，我想人们的心里也不会有那么多的遗憾和不满足了，性也就不会成为什么目的了，它只是人类快乐的源泉，是作为人的基本权利。人是高级的，人类的性也应该是高级的，它是建立是相互尊重、相互情意绵绵、相互激励开发的基础上的。因此配偶不一定要多、要新才可以实现最大限度地满足和高质量的体验。这是因为性是两个人的事情，是需要两个人共同去创造快乐的，去完成它也没有那么简单，是要有基础的。而什么关系能够比夫妻之间更近、更有基础呢？是懒惰让夫妻疏于有效的交流和及时的沟通。在网络上，有一种人可以和他们有心灵的交流，这种人一定是君子。还有一种人是需要身体和你交流的，哪怕只是陪伴他。只是这种人不一定是君子。另外一种人只和他们很浅地日常交流就够了，因为他们只是想打发时间而已。但是，不管是哪种交流，只要交流得多了，就会到性这里来。这也再正常不过了，如果没有性的吸引，交流的时间长了肯定也很乏味。不过，性，它在我们生命里虽然很重要，但是也只是我们生命的一部分，是我们生活的一部分重要内容，还有许多重要的其他的东西也需要我们获得并且满足。比如亲情、友情和物质条件，还有自己喜欢做的事情等。如果你已经很满意、很满足、很合口味地享受着，也就不贪了。这就像是吃饭一样，你已经合口地吃饱了，面对山珍海味就是有心吃也没有地方装了。所以，老公和老婆想永远激情不减，合乎口味，在这上面一定要舍得花时间和精力去发掘、去创造哦。

说来也是真的很神奇，男人和女人在人类演绎出了这么多的生命内容，有的时候连他们自己都难以控制和把握。可是，最终生命结束的是什么，得以延续的真的还是生命吗？我真的不得而知了。

突然对网络性事有些厌恶，甚至对聊天有些反感。女人的防线似乎只是对君子起作用，对小人怎么样防都有可能失败。每个人其实更难以得到的是心灵的相通和陪伴，如果发现了这颗相通的心灵，就知足吧，你已经很幸运了。不要太贪而进一步往性的圣地去招惹，那样就会方寸大乱，甚至是痛苦万分。

因为上帝已经给了你生活伴侣和性伴侣，留下一个心灵伴侣是为了让你去向往的。否则人生将缺少许多的色彩，人也没有多少活力。

网络上大家都在搜索什么？在消耗什么？不就是生命激情吗？是生命寂寞了，是激情荒废了，是心灵复燃了，需要一个想要的人相伴着消耗生命。实在是惭愧，那些相识、还在相识的有缘人，谢谢我们还曾经一起消耗了夜晚，消耗了生命！失陪了！生命中的另一半才值得去一起全身心地消耗！

第七节　两性心理发展即性行为的异同

一、男人

男人越渴望跟妻子性爱，越说明他愿意从妻子这里得到满足，妻子也越会认为丈夫爱自己更多。这种渴望总是不被满足，除了怨恨和身体疏远，就剩下去外面迎合诱惑了。

（1）男人也需要女人主动提出性要求。

（2）男人也需要性诱导与激发性潜能。

（3）男人性欲并非都比女人强烈。

（4）男人更需要女人积极配合。

（5）男人并非只要求性欲的生理满足，也需要被爱抚。

（6）男人不一定性自信，鼓励和包容需要说出来。

（7）男人最行的时期。男人一生性机能发挥最强的时候是青春期后到35岁左右的时期。

二、女人

女人越渴望性爱，夫妻关系越有吸引力，因为女人的性欲比性本身更能影响夫妻感情。另外，人们总是愿意对自己渴望的事情投入更多的情感，所以如果女人的渴望长期得不到满足，再坚固的感情也会变得不堪一击。

（1）女人更希望平时的关爱和体贴。

（2）女人更希望蜜语和爱抚同时进行。

（3）女人喜欢有耐心地爱抚到性交结束。

（4）女人每次都需要性诱导，并且需要性爱前的良好心理情感氛围。

（5）女人希望随时随地被关爱，否则，容易把积累的不满带到性爱中。

（6）女人喜欢在性爱时听男人说“我的眼里只有你”等美言。

（7）女人最行的时期。一般来说，女人的性心理与性生理发挥最鼎盛的时期，是正常生完孩子两三年左右到45岁左右。也就是大约35岁到45岁左右的时期。也是因为这个原因，现实生活中，中年男性总是有力不从心的感觉。

专家寄语

有了性体验后的婚姻，没有理由再在这个问题上伤害彼此。在一起就尽力给对方温暖和关怀，只有这样，二次婚姻才会更加甜蜜。

第二篇

建立适应现代生活的健康性观念

第一章

正确树立健康的性观念和性态度是幸福生活的保证

第一节　给有处女情结者的一封信

亲爱的朋友您好！

鉴于我经常接诊到一些男士，因为他们的女人，在跟他们第一次发生性关系时，没有“见红”，就心存芥蒂，痛苦不已。并且据此就判定女方不洁不贞，甚至怀疑她的人品问题。女人自己也因无知而说不清楚，默认了自己的“不贞”。为此，有的引发家庭暴力，有的还出现报复乱性的不良局面。为此，我写这封信。目的是希望您尽早走出婚姻的阴霾，走出心灵羁绊，还婚姻一个彼此尊重，还妻子一个清白，结束你们十几年的家庭暴力生活。

虽然很多人不希望有人知道这些事情，也羞于启齿诉说这些苦闷，更不屑承认这是心理问题。但是，作为一个心理工作者，特别是性心理咨询工作者，我认为我有这个责任澄清一些真相，揭开自古以来压在中国人头顶的误解大山——“见红”一说。

现如今在我国，的确不缺乏性知识，几乎会上网的人都会见到一些跟性有关的信息。但是，懂得性知识还不够，还要懂得科学的性知识，懂得性科学知识。因此说，在目前的中国性盲比文盲多，一点都不夸张。这一切都是不懂得科学的性知识惹的祸。

在我们国家，性是只可以做而不可以说的，甚至是谈性色变。这就造成了我们90%的中国人懂得性，却不懂得科学的性知识。就拿第一次性行为时“见红”来说吧，一般人们只是任凭自己在文学作品的描述中，在电视、电影、电脑和他人夸张的口中，去了解粗浅的、表面的性行为见证以及性体验。什么“血迹”“一片殷红”等等，无形中渲染了女人处女膜破裂的真实情况。这本身就有认知误区。写这些东西的人，是带着一些不良认知的情感情绪，放大了处女膜破裂的创伤情形而写的。

因此对于女人的处女膜的认识，人们大部分是错误的。在文学作品中，总是说女人第一次性交，会流出“一大片殷红”的血迹。电影电视里也会放大床单上那片血迹，来表示该女人是第一次性行为。所以占有欲强和那些有处女情结的男人们，往往在跟老婆第一次做爱的时候，就特别地去观察这片脑子里早有印象的血迹，并期盼出现那一片血迹。如果没有看见那个血迹，就如雷轰顶，判断自己的女人不是处女，让自己充满征服欲的心灵大受伤害。女人呢？也误以为处女膜破裂，就是有性行为才可以造成的。因此男人对老婆追根究底，老婆如果真有过男人，就不得不如实招来。如没有过男人的女人，也心虚得不知所措，说不明白，只好支支吾吾去掩饰，弄得自己跟真的有过他人性行为似的。

人间的男女悲剧就是这样上演的。发现老婆没有“那片殷红”的男人，就开始床上暴力。越想越冲动，脑子里全是老婆跟别的男人交合的画面。因此自己难以承受想出来的屈辱，当晚就凌辱、打骂老婆一顿才能够稍稍找到一丝内心的平衡。以至于日常生活中，对老婆抬手就打张口就骂。平时自己也是独自承受着因双方都无知而带来的痛苦，甚至从此借酒消愁，把自己搞得昏昏沉沉，企图让自己忘乎所以，以酒来麻醉自己。就这样，到最后，也渐渐把自己变成了一个性无能者。

而科学的性生理知识的一部分是，女人的处女膜因个体身体差异不同，厚薄、大小也不同。有的在骑自行车时不小心就不知不觉地破裂了，有的在一次跌座时就破裂了，还有的是在自己清洗外阴时被自己的手指、指甲等弄破了。因为它薄，所以感觉不到多大疼痛，也不会有太多血迹流出。有的跟体液一混合几乎就看不到明显的血迹。如果女人从未有过性经历，应该是第一次性交时，也就是在男人的生殖器进入女人身体时，女方有没有感觉到崩胀般的一阵疼痛来判断，而不是以有没有看到“那片殷红”的血迹去判定。

我们可以试着想想，那么薄的，指甲盖一样大小的薄膜，它的破裂会有多少血迹？再加上当时很可能混合着男人的精液、女人的分泌物等体液在一起，若不是用白色作为背景去观察，可能连血迹都很难看见，怎么可能看见有“一片殷红”或纯粹的血迹呢？除非是阴道受到创伤而流血了。而这在一般情况下是不可能发生的。

所以，我敢断定，你跟妻子的关系，早在你第一次跟她发生关系的时候，就已经因为以上的处女膜问题而“有了裂痕”。这也是你发现妻子跟单位异性聊天记录时，再一次被激怒而失去理智的真正原因。作为一个心理工作者，我不怪你。但作为同样是一个女人，我还是痛心疾首。为你，也为你的妻子。

当然，在你的婚姻中，可能也存在妻子表现不尽如人意的地方，也就是说，不一定都是你的错才导致今天这个结局的。很可能在十多年的生活中，妻子也有些问题，导致了你们夫妻感情出现了裂缝。所以最好跟妻子一起来咨询解决你们的问题。

建议您：

（1）如果还想真正地给孩子提供一个良好的生长环境，如果还珍惜这样一个诚实、本分、善良、任劳任怨的好女人，如果还想维持你的婚姻，请你给妻子真诚地道歉！争取她的对你的暴力的原谅，从娘家回到你和孩子身边。

（2）好好将男人、女人的生殖器结构、个体不同年龄阶段的性生理、性心理特点，性的八大过程，性行为艺术、夫妻感情保鲜艺术等等的知识学习学习，掌握正确的性爱艺术，跟妻子恢复夫妻生活。

（3）请拿出您作为一个真正的男人的勇气，去开始你们阳光健康的生活！承认自己存在的心理问题并不丢人，反而证明您思想超前，观念更新，素质高尚。有自知之明才是心理健康的标准之一！

我知道明天就是您42岁的生日，希望这是给你的最好的生日礼物！

预祝您生日快乐！婚姻美满！

第二节　关于“婚前守贞”培训教育的几点个人看法（接受华商报记者的采访）

科学的性教育，在我们国家确实很需要，也十分缺乏这方面的教育。然而，科学的性教育是要从婴儿期就开始的，是需要从性器官保护，性生理结构的了解，性的过程，性态度，性的观念等许多方面去认识和了解的，而不应该是“贞”的问题。如果是这样，就违背了性教育的真正意义。强调贞操只会妨碍人们建立正确的性观念。

第一，性是人生命的一部分，就像吃饭喝水一样，是每个人的基本需求。凡是性生理、性心理、性年龄达到一定的成熟期的人都有享受性满足、性快乐的权利。而且性是两个人的事情，不能只针对女人的“贞”。这是倒退到过去歧视女人、封闭女人、束缚女人的时代的行为。

第二，再一次强调“贞”，无疑是给男人欺压女人制订了标准，给女人再次上了一道枷锁。是“男权”的表现。

第三，教育青少年认真对待性问题，了解性行为，特别是婚前性行为的后果责任，不能用“贞”问题来掩盖。青少年更应该知道自己的第一次是在什么时候发生？想跟谁发生？怎么发生？发生的责任、情感是否能够承担得起？性对自己意味着什么？性行为后果是什么？怎么预防？怎么合理避免等。

第四，如果从幼儿园或者小学就开始科学的性教育，还会让成人们在这个时期这么大动干戈吗？人真正的犯错误，是源于他们的无知，一旦知道、了解，明白应该怎么做时，他们自然会保护自己的尊严、身体和心灵。

第三节　“伪娘”是怎么产生的

“伪娘”的产生是各种原因综合作用的结果。

一、家庭方面的原因

(1) 父母关系不和，经常不是吵架就是打架，还以冷战收场。孩子没有明确的依恋对象。而个体婴幼儿时期对父母的依恋直接会影响到个体的人格发展和社会化的进程，以及影响到他们的性别角色的发展转移。这种家庭往往会忽视孩子的存在，孩子也不知道依恋谁。所以性别角色一直处于迷茫之中。

(2) 父辈中有女性化特点的人存在。比如他们经常做着女性做的事情，做衣服，织毛衣，模仿女性特点逗趣，还因此得到周围人的认可和欣赏等。这些性格特点就像密码一样会通过基因遗传给孩子。

(3) 有的家庭成员，或者是其他成人，经常对有女性特点的孩子说："你像个女孩一样漂亮，好可爱啊!"这类赞赏之词，无意中触碰了孩子的女性基因的密码。

(4) 有的家长对孩子严厉，但是他们会按照自己喜欢的东西，比如喜欢女子的漂亮的打扮而给男孩子穿女孩的衣服，梳女孩子的头饰，玩女孩子的玩具等。无意中培养了孩子的异性倾向。

(5) 父母本身对孩子的性别歧视。比如想要男孩的生了个女孩，想要女孩的生了个男孩等。这些父母无意中按照他们内心想要的性别对待孩子，促使孩子拼命迎合父母的期望来讨好父母。从而形成"伪娘""假小子"这样的性格特点。

二、个性方面的原因

(1) 个性怯懦胆小，乖巧顺从，安静观望，无力拒绝，感知觉细腻，不喜欢激烈的活动，和小女孩子在一起感觉安全，循规蹈矩，遵守规则，心地善良，情感脆弱。自己触碰了生理基因密码。如张国荣，在演完《霸王别姬》之后发现自己更喜欢是女人。

(2) 有强迫型人格倾向。由于某些原因，他们从依恋的异性父母那里，没有得到自己是最重要的感受，是被爱着的信息。他们内心会产生不安全感，和一种类似于危机的焦虑体验。这不得不让他们感觉不自信，反复寻找自己需求的感觉，却不会很好地表达出来。即使表达出来父母也不一定会理会。这样他们就形成了一些行为、动作和思维模式。比如父母重男轻女思想的蔓延导致女孩子想成为男孩子，以得到父母的重视等，而且到了自己很难控制自己的地步。如此反复，就形成了强迫型人格的特点。

三、社会方面的原因

（1）我所接触到的男同性恋中，几乎每个人都谈到在他们青春期前，或者是在幼年时期，曾经遭遇过父辈、亲人、老师、邻居、学长、亲戚、兄长等的性侵犯的经历。主要表现为被他们玩弄生殖器，甚至强迫他们玩弄对方的生殖器。有的是在晚上睡觉时，有的是在上学的路上，还有的是在自己的家里，他们来串门大人不在家的时候发生的。使孩子在第一次有性意识时，是在同性间有身体的体验。而这种体验往往会因为空白而更加的深刻，它会混合着复杂的情绪、情感牢固地留在记忆里。人类的记忆是带情绪、情感的事情很难忘记，所以就留下了情感烙印。

（2）从家庭到学校，再到个人，防范意识淡薄。特别是人们习惯防御所谓的陌生人和坏人，恰恰对身边的熟人缺少防范。为外界打开孩子的基因密码创造了条件。

（3）人们普遍认为孩子还小，可以不管他们的性别意识问题，到时候自然就形成回来。孩子也不知道我是从哪里来的。从来没有人去回答过这些孩子“我是从哪里来的”等这样的问题，他们也无从知道自己的性别角色的作用。科学性知识的贫乏，导致人们不注重学习这一重要的生活内容。他们采取回避、诋毁、羞耻、羞辱、排斥、拒绝的态度对待性问题。甚至把性和性别仅仅归纳为本能，错误地认为本能的东西是不需要学习的。

第四节　追求中性美或许另有隐情

生活中，我们越来越多地看见有些人，妩媚可人，容貌秀丽，模样柔弱，披肩长发，还带美丽的波浪。不由得被深深地吸引住，想走近去欣赏这些可爱的美女。但是进一步认识交流后才发现，原来人家是男人，不过就是穿着打扮、发型长相女人了点而已。即使真相这样披露，还是让人意犹未尽，流连忘返，不敢相信自己的眼睛。被这误会闹得半天回不过神来。

还有的女性却反其道而行之，把自己往男性化方向去打扮。每每进入厕所，都要引起一阵恐慌，让女人齐上阵往外轰，才慌忙亮明都是女人的身份。更有甚者，在一个寻亲电视节目中看到，一个女孩子因为在一次公交车上对一个美男一见钟情，在简单交流几句后，对方就下车了。从此女孩子日思夜想，寝食难安，每天都在同一时间、同一站台，上同一辆公交车，却再也没有碰到这个美男子。在苦苦煎熬了 2 年后，报名参加了这个节目，在栏目组的努力下，终于找到了这个所谓的“美男子”。不过，她却是个女儿身。观众们顿时哗然一片，当事人震惊、尴尬之余，是无奈和对自己眼光的质疑。他们成不了恋人，只好当众结拜姐妹。

网络上还有一个很爆料的事情。一个男人跟一个“女人”经网络认识谈起了恋爱。在交往几个月后很是喜欢，在为该女友花费数万元，准备谈婚论嫁时，居然发现对方原来是个男人。

还有一个朋友爆料称，她 4 岁的女儿把她的一个女闺蜜，不叫阿姨叫叔叔！这种混淆视觉感受，让人难分雌雄，故意隐藏性别特征的做法，人们称为“中性美”！令无数人追捧，甚至成为当今时尚的风潮。

这不禁令人非常担忧。

人类社会就是以男人和女人而存在于世的。男人和女人之所以不同，就是由两性各自所具有的特征、功能所决定。试想，如果在男性和女性之间相互避己而从他，制造出一种所谓

“中性”存在，一切岂不乱套了吗？比如称谓怎么命名？“中性人”？“女汉子”？“女男子”？“假小子”？“假女子”？

即便如此，公厕怎么设置识性别码？难道要脱衣验身？

孩子们靠什么去认识男性和女性特征？怎样称呼这些叔叔阿姨？难道让他们说：那是“女汉子、假小子阿姨”？这是“女男子、假女子哥哥”？

当然，从每个成年个体都是独一无二的角度来说，每个人都有追求自己喜欢的生活方式的权利，这无可厚非。如果真不喜欢自己作为男性或女性而存在，可以把自己完全变成为一个女性或男性，也未尝不可，也不是没有人这么成功地做到过。不过，把自己本来的性别掩盖起来，让别人用眼睛看不出自己的性别特征，这本身的动机是什么？好玩？恶搞？还是在逃避，在防御什么？其实就是在人为地压抑性别原有的能量气质。

从心理潜意识层面上看，后者可能更多一些。只不过这些动机深深地隐藏在潜意识里，当事人也难以察觉这是被迫的而已。

在个体以男性或女性而确认了自己的性别的成长过程中，有的人却因为这些而受到了精神、心理上的虐待，甚至是打击。比如“重男轻女”思想对女性的伤害，比如“哭泣就不是男子汉”，对女孩子说“不允许跟男孩子混在一起”，对男孩子说“不允许跟女孩子混在一起”等等。这些成年人内心对自己的期待落空过，他们就不愿意在孩子这里看到，从而让孩子们作为男孩、女孩时感觉有很大压力。因为不听大人的，很可能自己失去爱、关心等很多东西。父母就是孩子的世界，他们会因为自己的世界都不接纳自己而不喜欢自己，认为自己不够好。于是他们选择牺牲自己去成就大人。大人喜欢男孩，自己就处处表现得男孩些；大人喜欢女孩子的乖巧听话、漂亮可爱，自己就表现得女孩些，从而压抑男性能量。最后终于形成一种言行模式化固定在内心深处，从而影响了他们真正的性别特点，将异性的特点人为注入内在得太多，渐渐成为他们自己很大的一部分性格特色。社会化后，身边人更是一再强化这些特点："这女子咋像个男孩子一样疯?""这男娃咋像女孩一样害羞?"有的同伴也把他们当异性依靠，如此等等，就成为女人男性化、男人女性化特点促进者。

服装异性化问题是因为，比如养女孩子的父母，为了孩子不显得花枝招展，不招来异性的纷扰，让孩子能够专心学习，提高学习成绩，保护孩子少受干扰等，从孩子上学开始就反对孩子穿更加能够展示女性特色的衣服，不允许女孩子穿大红大紫的颜色，不允许穿裙装等等，孩子若要求穿这些衣服，就会说："这些是不三不四的人穿的"，"是不正经的人穿的"。就这样，孩子只能穿一些大人不反对的、接近异性款式的衣服，反而受到的批评否定少了，自己也自在了。就这样慢慢形成了自己如此的着装风格。

也就是说，"中性美"爱好者中，很多是将内心原本正常、正当、合理的一些欲望、要求、需要，压抑得太久、太深，是被迫的，是变相的坚强活下去的防御机制使然，也是内心潜意识下一种合理化，一种保持心理平衡的智慧举措！也可以说是个体保持的另外一种身体的阴阳平衡，是人们表面求"己安、省事、面子"，实则忽视内心感受，不在乎孩子是否健康成长下的附属产物。是令人汗颜而遗憾的人性缺失表现！

真正的美的东西，一定是自然的，是本真的，更是不必伪饰、压抑的东西。男人的美，就在于男性特点本身的力量、肌肉、沉稳、果敢、魄力、担当、棱角；女人的美，就在于女性本身的曲线、柔滑、多姿、温柔、风情、曼妙、妩媚。

是男人，就尽量彰显男性的强悍美，是女人，就无限张扬女性的阴柔美。做个纯粹的男人女人，做好男人女人，已经是很成功的人生了。生活需要简单而遵从人的属性，即人性。简单而纯粹的人性最美！人为地把男人女人复杂化，互换化，会给社会增加不必要的负担。本着这样的原则，你怎么妆饰自己都不会过分，因为这才顺天从道，才会美美与共，美其美也！才是健康美！是真的美！

专家寄语

宇宙规律，女阴男阳，只有阴阳结合，阴阳互补，人才完整。如果反之，世界也就难以平衡，更何况是人。遵从自然规律对人类是多么重要！成为男人，成为女人，是人生最高的修养和成功！

第五节　不良性观念有哪些

一、认为性健康教育是性教唆

性健康是生殖健康的基础，生殖健康是幸福生活的源泉，科学健康的性生活是人性自然发展和健康发展的标志。所以性是人的基本权利。健康的性生活能使夫妻感情深厚融洽，家庭幸福，婚姻稳固，从而促进社会的安定团结和和谐稳定。谁都知道这是不争的事实。

对性问题社会和个人都不应回避，不可回避，不能回避。因为性同食欲本能一样，是人类社会自身维持生命、繁衍后代最基本的需要。

但是，由于我国性教育未能广泛普及深入，因此需要解决的问题还很多。如果性科学知识得不到普及，人们将处于错误的性观念、性无知、性愚昧和性压迫状态。性也必然走向两个极端，那就是性禁锢和性放纵。

就目前我国性教育状况来看，忧大于喜。作为性教育工作者深感前景坎坷，任重道远。因为开展性教育的主要思想观念上存在如下障碍：

(1) 封建思想意识、男尊女卑等谬论还在禁锢着人们的思想，特别是农村，仍有相当大的市场。对“性自慰”行为的无端指责，对“同性恋”的错误对待还影响着人们的思想观念。

(2) “教唆论”思想还在作祟。一些人认为传授性科学知识是教唆犯，“老师不能教”，“父母不能讲”。在农村，“谈性可耻”“谈性色变”的余毒还没肃清。

(3) “无师自通”还在作怪。部分人认为：人的性生活是人的本能，天生就会，不用学。

(4) “谈性的人不正经”。好多人认为性是不能拿出来随便说道的，应该是在心里琢磨。因此对性一知半解就认为已经够了。

正是上述错误的思想观念阻碍了性健康教育的开展。所以我们认为开展此项工作还有种种困难和阻力。面对目前我国性健康教育的现实，跟性有关的问题已引起社会、家庭、学校、家长的极大关注。因为性不仅仅是生理问题，它与家庭稳定、社会和谐有着千丝万缕的密切关系。性健康、性和谐已随着人们物质生活日趋丰富，由温饱向小康型转变，被人民更为重视和需要。

但与此同时也应看到，由于近年来受外来文化的影响，色情文化已进入了一些服务行业，对人民健康已构成很大威胁，甚至已成为一种公害。

二、当前存在的主要问题

（1）性病、艾滋病的感染率和发病率仍呈逐年上升趋势。

卖淫嫖娼还难以遏制，艾滋病到今天还没有有效的根治手段，其传播除性接触外又和吸毒相互影响，政府、公安尽管加大了打击力度，却屡禁不止。每年12月1日预防艾滋病宣传年年搞，但仍不能持久地深入人心，还常常发生社会恐艾症。据《华商报》报道：有谣传说艾滋病病人进餐用牙签后放回原处，使人们对牙签产生恐慌。这说明人们缺乏防艾知识。

（2）青少年婚前性行为也在逐年增多且向低龄化发展。未婚先孕、少女妈妈、人流手术等现象也在增长。

我国是世界上青少年人口最多的国家，10～18岁未成年人约有2亿人。由于人们生活水平的提高，营养和医疗条件的改善，女孩初潮为13岁，最早9岁，男孩初次遗精为14岁，最早6岁。这样一个庞大的群体，又是生长在人生发育的重要时期，他们缺乏对婚姻的心理和物质准备，一旦失足将造成终身的身心伤害。一切后果只能是自己承担，特别是女性，她们在将来的恋爱结婚时，自信丧失，自卑自责，与对象发生冲突，易陷入抑郁状态，甚至是走向自杀。

（3）由于缺乏性科学知识，性心理问题得不到及时有效的咨询治疗，不少人存在心理障碍，有的已成为严重的心理疾病。在抑郁症、精神分裂症的患者中，临床表明80%有性心理障碍倾向。

（4）性科学知识在农村、山区以及部分城市得不到普及。农民工群体中不少夫妻性生活质量差，生活乏味，严重影响夫妻感情和家庭和谐，使社会存在不安定因素，十分不利于构建和谐社会。

（5）性教育滞后。男尊女卑、重男轻女、养儿防老等封建余孽作祟，生殖性别导向出现偏差，男女比例失调明显，也给一些地区造成不安定因素。如：打工族农民进城生二胎、三胎也在增多。

（6）大量的色情淫秽出版物，通过不同渠道，如互联网、书刊、电视、电影等毒害着人们，使一些青少年深受其害。

（7）性骚扰、性犯罪率也一直居高不下。特别是青少年犯罪呈现出新的特点，即团伙犯罪。

（8）在大学、部分中学甚至小学出现早恋、婚前性行为。同居又使大、中学生过早关注性生活，从而影响其身心的正常发展和学习进步。部分大学生同居者，心理受道德、舆论、环境等因素的影响，常常在性行为时感到紧张、矛盾、焦虑、恐惧，久之导致男女性功能障碍和性心理障碍。多个性伙伴出现更存在性传播疾病的危险。

这些问题的存在，提示我们必须重视性教育。我们认为：第一，性教育是人生的必修课，各类人群都应该接受性教育；第二，国家政府应该制定相关政策和有力措施；第三，各地政府部门，特别是卫生、教育部门，应该有财力投入，使师资培训、教材编写、心理咨询形成合力；第四，社会、家庭、学校要通力合作。

性教育是一项巨大的社会工程，各地区、各部门必须整合资源。只有政府重视和支持，做到有的放矢，目标明确，才能促进人们的性健康、性和谐，这样才能达到社会和谐的目的。

三、错误地认为性就是性器官的结合，谈恋爱就是性行为

女性的性满足不一定是性本身。大多数男人都希望自己能够带给心爱的女人幸福满足，尤其在性方面更是如此。因为性对象是否满足被男人认为是自己“行不行”的唯一标准。那么

女人是否在性爱中获得了性满足，这也是男人们十分关心的事情。

一般来说，女性性满足会因人而异，因心情而异，因内心对性对象的期待而异。因为她们对性的定义比较宽泛，不一定需要实质意义的性交，她可能需要跟男性在一起有亲昵动作即可。如有亲吻、爱抚这类亲密动作，这会被女性认为自己是性感的，她们就很满足了，特别是初次接触异性的时候更是如此。跟女朋友恋爱期间，男人给她性满足的方法可能是：让她知道你被她深深地吸引，整天脑子里都想着她。及时发短信告诉她这些，并且适时地嘘寒问暖，反复提出约会，并耐心等待就可以了。

已经有性行为关系的女性，她们不一定要求数量，每周有2~3次性爱即可。大多数女性更在乎她们在性伴侣眼中的地位有没有改变。这是因为满意的性生活提升了她对自己的正面评价和自信心。所以，这时候的男人不要批评她的身体细小的缺陷，比如：胖瘦、黑白、大小等，否则，她们会整日忧心忡忡，很不开心。如果男性让她总是担心自己是否太胖、胸太小，那性爱时一定会感觉不舒服，身体也会抗拒，会极大地影响性和谐。

有成熟、健康、美好性体验的女性，会越来越高频率地有性要求。她们会毫无保留地说出自己的需求，因为她们学会了知道自己想要什么。一个能够坦然说出自己性需要的女人，获得性高潮的机会也会更多。作为男人，可以鼓励她们多谈性体验和性需求，以激发她们更大的性潜能。同时要注意她们非语言的肢体动作或表情，因为女性说出来的话只有一半意思，还有一半意思是靠肢体动作和表情来表达的。她们更需要听男性说得更多、更明确。

性高潮满足虽然是大多数女性追求性爱满足的一个标志，

但是更多女人并没有那么在乎高潮，她们一定更加需要身心的快感体验。只要性生活中有一定快感体验，没有高潮她们也是可以接受的。所以，在性爱时，男人要设法让女性信任自己，接纳自己，这样，她们才会放松身体，放开自己，心理上才会愉快，身体上也会随之获得快感体验。所以在性爱中，心理满足，情感满足，是女性首要的满足目标，其次才是性高潮满足。

男人往往很在意自己的生殖器是否太小、太细，时间是否足够长等。其实女性并不真正关心这些。对于性满足能力强的女人来说，阴茎大小并不十分重要，关键是你怎么发挥它的作用。她们可能更看重男性的技巧、对她们的态度和性爱时的情感交流。如果性爱时男性充满激情、充满爱意、充满体贴，百般呵护、怜爱、珍惜，心胸完全放开，欣赏而接纳她们，女性就已经开始感到满足了。这比你阴茎大小、时间长短重要几倍。

所以说，男人女人的正确性态度、性观念以及用心、用爱、用情去做爱，才是女性性满足的根本核心！

专家寄语

任何事情，强人所难都不会有好结果。身心融入结合的美妙时刻，只有建立在情爱基础上，心甘情愿投入，才会产生最高境界的身心共鸣！

第二章

男女个体更应该注重看到对方的真正价值

第一节　男人女人的身心弱点

一、男性的弱点

女人是弱者是大家公认的，但男人是弱者可能大家不会认可。但是男人的确是天生的弱者，他们是需要保护的。当然男人不会轻易承认自己是弱者，也不会轻易接受别人的保护。只有男人内心强大到一定程度他才会承认自己的一些不足。或者说，也只有当他们跟异性建立亲密信任关系达到一定程度时，他才会接受别人的保护。男人有他雄性的一面（强悍、攻击等），也有他的另一面，男人的另一面不但是弱者而且是恐慌、纠结和自卑的。这种状况有其形成的人类社会发展、人类社会心理发展的原因，也有人类生理的原因。

我们都知道，从人类社会发展来说，人类最早是母系氏族社会。当时的女人是社会的主导，男人在女人的带领下完成社会活动，生儿育女使人类得以延续。随着人类社会的发展，男人逐渐地主导了社会，成为社会的主流群体，女人退到其次，完成不同时代赋予她们的社会责任和义务。但是男人主导社会的状态毕竟是来源于母系氏族社会，就像你的权力是从社会职能得来的一样。虽然男性主导着社会发展，但是内心怕失去的恐惧还是存在的，人们应该理解他们的担心、不安和恐慌。他们为了人类、社会和家庭更好地发展在做贡献，甚至很多男性在社会化进程中，在透支着自己的心理和身体健康，乃至生命。无论是男性自己还是爱他们的女人，都应该认识到这一点。

从人类生理方面：男人的身体来源于母亲——女性，他既为自己的出生感觉到女性的伟大，又因为自己来源于女性的身体又感到自卑。所以男人一直徘徊在离开女人和回归女人身体的纠结之中。从情感上也是如此，既想依赖女人的温柔又想甩开膀子大显身手。这是不是男人天生都纠结的原因呢？这也是人类社会发展的社会、生理、心理等原因赋予男性内心深处有一些纠结、自卑、恐惧等特质。

我们再从人类受精卵的形成来看。人类卵巢中卵泡始于胚胎期，新生儿出生时卵巢约有 15 万～50 万个卵泡。在妇女一生仅有 400 个左右的原始卵泡发育到排卵，其余绝大多数卵泡在发育过程中退化，形成闭锁卵泡。男性精液为乳白色、弱碱性液体，由精子和精浆两部分组成，精子是男性生殖细胞，通过受精过程形成新的个体。在受精卵形成过程中大约有 40 万～50 万个精子同时争先恐后地与卵子结合。一般情况下只有 1 个最健康、最活跃、最敏捷的精子会和 1 个卵子结合形成受精卵。这就造成了男人的竞争性强烈，唯恐自己落后。因为落后就意味着淘汰。这也再一次说明男性是具有竞争性、恐慌性特性的。

当然也同时说明了每一个生命都是独一无二的。这也是老天给我们每个人的一个最好的礼物。

另一方面，男人的生殖器大半是裸露在身体之外的，因此它们更加容易受到衣服的刺激。同时它们还受外界的声音、气氛、接触它们的人的一切的影响，甚至是受到男人本身的心理、性格、认知的影响。所以男性生殖器注定是很脆弱的，脆弱到一个不适宜的声音就会让它们雄风倒地。

男人就这样带着如此的虚弱匆匆上阵，主宰这个世界。难怪他们总是用视觉去认识女人，用性感受去体验女人。这也注定了他们要被女人主宰。但是亲爱的女士，这种主宰不是控制，不是打压，更不是指挥。而是理解，是接纳他们的如是，是给予男人爱的温暖和滋养，是让男人内心自在、自豪、踏实和安稳。这就需要女人的智慧技巧了。

因此，女人需要一生不断地学习成长，你才会真正地主宰这个男人！而男人一生也需要呵护女人才会更好地主宰这个世界。

二、女性的弱点

写过男性的弱点，现在想写写女性的弱点，这似乎才公平、公正。因为这个世界就是以男人、女人两性存在的。

从生命的源泉来看，女性是生命的温床。她们不仅仅贡献出每月唯一的1个卵子，参与创造人，而且还负责提供胎胚的生长所需的一切。更难能可贵的是，她们不惜牺牲自己的生命为代价，经历剧烈疼痛，完好地把一个生命诞生出来，还给家庭和社会。他们是己出却并不属于自己。所以，女人最怕没有依靠，最怕孤立无援，最怕不被需要。于是，她们便在没孩子时视男人为唯一，有孩子后视孩子为命根。对于男人，只要她确定你爱她，便不惜一切奉献出自己。一旦让她们失望，辜负了她们，她们便恨之入骨，恩断情绝，全盘把你否定。

一个女性长大成人后，就要为人妻、为人母。她们出嫁到男性的家族去，扶持男方的家族兴旺，后继有人，成为男人安身立命的精神支柱和动力源泉。所以女人天生就没有优越感，会有依附感的需要。她们最怕不被接受，被嫌弃，被排斥。因此，他们会反复问男人：你爱我吗？以求证自己的地位和身份。她们还会永远嫌自己不够更好，不够漂亮，不够美丽迷人。于是她们大部分性感少于感性，感性多于理性。常常靠听觉和感觉判断事物，判断自己在男人心目中的位置高低、深浅。这样就难免把情感跟行为、情绪画上等号：亲密的人不亲近她，她就当成不爱她……

在和男性的恩爱缠绵中，因为女性是吸纳和包裹男性，所以要将欢愉的感受和体验用声音、表情、动作、身体等全面地回应给男性。这样才会让男性有成就感地，自在、放松、享受地投入到性爱乐趣中，从而发挥好他们的性能力和性功能，显示出男人阳刚的雄风。所以，看似女性被动，实则主动权还在女性。另外，据研究，在性满足的问题上，女性可以在没有男性的情况下，达到比跟男性交合更强烈的快感反应。而这，是男性很难独自达到的。这可能也是封建社会男人为了自己的尊严而束缚女性、压迫女性的重要原因之一吧。可是有几个女性了解自己的身体？有几个女性懂得自己的身体？又有几个女性知道享受自己、成全配偶？真是幸福不幸福，男人说了算；性福不性福，女人说了算。

女人身上如此的使命与责任，按理说专职相夫教子，维持家长里短，引领婚姻持续稳定发展，陪伴孩子健康成长，运用男人创造的物质财富，保持家族兴旺，这就很了不起，很是丰功伟绩的了。可是，偏偏男人看不到这些价值，忽视了家庭中孩子成长环境的重要性，忽视了精神滋养的必要性。他们只感觉自己养家之艰辛，立业之甘苦，看不到女人从内在安稳、踏实感的付出对生命的重大意义，认为女性是靠男性养活的。为了让男人看到自己的付出，女性们置哺育子女的己任于不顾，置精神家园的建设于脑后，纷纷抛家弃子，走出家园这个生命的精神圣地，去外面世界闯荡，试图为自己争得一席之地，来证明自己的价值。最后闹得个里里外外忙忙碌碌，身心俱疲。孩子成长荒废不说，自己也搞得男不男、女不女。好像也没有证明出什么，只是去完成了一些男人在做的事情。于是边做边怨，唠叨苛责，强势专横，最终成为男人最烦、最怕，又爱又恨的必需品！

为此，无论是男性还是女性都付出了惨重的代价。轻则打打闹闹，痛苦纠缠；重则分崩离析，仇恨报复。最终都是孩子来承受残局，受到祸害。可怜他们被莫名其妙地带到这个世界来，却落得个父去母走的无助、恐慌、遗弃的下场。

早在几千年前的《易经》文化中，就对女性视为“阴”，喻为“地”，而对男性则视为“阳”，喻为“天”。这不是浪得虚名，而是很有智慧的。阴有内在、隐藏、暗中之意；而地则有生长、肥沃、深厚之名。这岂不是对女性最好的写照吗？女性走出家门去做男人这个阳物——天要做的事情，是不是有些阴阳颠倒、天地混淆之感呢？不是说女性就该是家庭主妇，而是说，家庭主妇也是一项事业，一项更大、更重要的事业，要做好是很难的，是需要女性具备很多能力的。期间的付出绝不亚于男性创造物质财富的功劳。

丈夫要安心专注地在外做成事；孩子要健康快乐地成长；家庭其他成员要和睦相处，互敬互爱；家里氛围要温暖舒适，感情深厚，信任坦荡……这可不是说一句话就可以成就的，它需要女性必备内在各个品质、修养和能力。而这些是需要从一生下来就花时间和精力去学习、领悟、成长和进步才会具有的。洗衣做饭可以找人替代，自我成长却无可替代。女性是生命重要的缔造者，她们无论是在身体上还是抚育喂养上又跟孩子的联系最多、最长，自然义不容辞。尤其是在孩子 3 岁前，母亲要让孩子感到一刻也没有离开他们。这是个体社会化进程中重要的依恋期，关系到孩子将来走向社会后的状态如何。

所以有人说一个女人的素质决定一个民族的素质，一个好女人决定一个家族的兴衰，根源就在于此。

要求女人主内不是让女性做家务，而是从精神、情感、心灵的角度为“人”营造一个踏实、可靠、健康、轻松、幸福安全的精神圣地，让在里面的人们感觉到温暖、滋养、宁静、润泽、幸福而满足！这样人才会有安全感，才会心理健康，才会人格健全。而这一切又离不开男人的配合。男性的欣赏、认可、领情至关重要。一旦你选择了她作为你的另一半，作为你孩子的母亲，她就需要你知道她的重要性、无可替代性，为家庭付出的贡献性，需要给她相应的地位和身份，这样她们才会甘愿地、安定地默默成长与修炼，来成就孩子和你的家族未来。

一个好女人离不开一个好男人，一个好男人少不了一个好女人！好女人成就健康美好的人类，好男人成就女性也是成就自己！好女人不做汉子，是在暗处以“地”映“天”，在明处以“阴”助“阳”，引领男人有良好的情绪状态而又不制造控制男人的格局！好女人还是阴柔之美的化身，是优雅温柔的代名词！女人是让纯爷们儿在白天见了立刻整理衣冠是否整齐，反思举止是否得体，然后发自内心地赏心悦目，抬头仰视！在晚上见了欲火难耐，只想拥入胸怀享受二人世界！因此，心有所属的女人，不会经常去夜店，真正爱一个男人，就会忠贞不渝。如果女性越来越强势，越来越汉子，那么男人肯定就越来越弱势，越来越女子。这岂不阴阳颠倒，雌性难辨，人类不就不“人”了吗？

因此，女人要内强而外弱，外在强势会害人害己，内心的强大才是真正的强。内心强大意味着感性中透着理性，聪颖智慧中流露出单纯，危机挫折中蕴含着安详韧劲儿。她们生活独立，人格独立，经济可以不独立，但是一定要有经济可以独立的资本或能力。这些女性一生最大的事业，当然也离不开男性的付出，这是毋庸置疑的。因为毕竟男人主宰了大部分社会资源。

总之，女性就是看似无形、无力的水，其实滴水可以穿石。水，遇茶是茶水，遇糖是糖水，遇冷是寒冰，遇热就沸腾……

专家寄语

男人女人各有不同的功能和作用，尤其是在家庭中。各自把自己的角色施展好，未必不是很有价值的事情。对方也一定要看见另一方的隐形价值，这不一定跟金钱扯得上关系，更不能以挣得金钱多少而论价值。

第二节　性福生活从婚前开始

一、如何保持性心理健康

人的一生，遇到各种问题、各种事件都是很正常的，关键是我们如何应对、如何处理这些问题和事件。性，也是一门科学，是每个人都会面临的人生课题，需要不断学习和掌握相关知识。那种认为这是人的本能，长大了就都会了的观念是不科学的。这也是一种能力，不但需要后天学习、思考，更需要建立起内在的一种正确对待它的态度。归纳起来主要从以下几个方面做起。

1. 建立正确而良好的性观念和性态度。因为观念和态度是我们行动的方向盘

封建社会的性观念是压抑，是不道德，是封闭，是贬损和唾弃，这不可取。但是现代社会的开放、自由、滥交、交易，是身份，是地位，是权势和本事，也是很偏颇的。性对人类很重要，对个体也很重要。所以，在性行为上要私密而道德，合法而合理；在性观念上要开放而自由，专注而和谐。要以文明、自主、合法、合情、健康、稳定、专一为行为准则。

2. 保持良好、有效的交流沟通

在人生各阶段，多学习，多问，多答；遇到问题及时寻求帮助解决，千万不要压在心头。感到难以启齿、羞于开口的事情，也要跟自己信任的人讲出来，越早点说出来解决，越对自己影响小。必要时及时寻找专业人士帮助。

3. 在任何性爱关系中，一定要合情合理，合法适龄

合情合理指的是不把自己的快乐建立在别人的痛苦之上。合法适龄是指不以任何违法行为跟人发生性关系，不跟没有自我保护能力的人以任何方式进行性行为。天地间任何事情都有其发展规律，性爱也是一样。做了不合情合理、不合法的事情，一定会给自己带来严重后果，这些后果也会以各种形式存在于你的生活之中，成为你不良行为的后遗症，影响到本该正常进行的日常生活。

4. 让自己成为一个真正的男人女人后，再行男人女人的事情

也就是说，不要过早偷食禁果。在自己的身体、心理、情感控制能力等都发育成熟之前，不要过早发生性行为，否则会给自己带来意想不到的烦恼。这些烦恼很可能成为将来的婚姻生活的阻碍或不幸福、不顺畅的因素。

5. 初次性接触，出现不尽如人意的情况，不要自责自罪，更不要感到丢脸

因激动、紧张、好奇等复杂情绪导致性爱失败，或不能顺利完成性行为的情况，是很正常的。因为这里面有很多因素在起作用，所以，首次失败并不代表自己不是男子汉，不代表自己就是性无能者。男性的性功能就如同植物韭菜一样，要想让韭菜长得好，就要经常割掉，越割，长得越快，越不割，反而长不快，长不好。正所谓“用进废退”，连续多做几次就好了。男性生殖器是个很小气的器官，性爱时心理越紧张，越思虑过多，越想入非非，就越举不达意，心猿意马。它还需要对方的“善良”对待，否则，男性也会“一蹶不振”。这个世界上再也没有别的什么比性爱更是需要女性“引入、包容、鼓励、反应”更神奇的事情了。在性爱上，女人起引导作用，男人只要主动就好。这是男女性器官的功能，和男女性心理反应差异所决定的。

6. 情爱的最高境界是性的满足，但是，性对象一定要有所选择

尤其是第一次性爱体验，宁缺毋滥。因为性体验也是一种身体、心理、情感很容易上瘾的行为，一旦突破很难控制得了。因此，这个时候也很容易将爱和欲望满足混淆不清。等自己过后发现不是爱时，就很难摆脱欲望的牵制，从而造成奉子成婚、因性成婚的局面，违心地走进婚姻殿堂，为离婚埋下隐患。

总之，性行为是男方欢愉、女方承受后果责任的不平等行为，一旦处理不当，会给女方造成难以弥补的损害。从这个意义上讲，性心理健康就是保证你所接触的女性健康，她好，你好，大家好！

二、婚前该不该把以往的恋情告诉爱人

恋爱时，出于对对方的忠贞和诚实，恋人之间都难免向对方坦白之前的一些恋爱经历，甚至是性经历。特别是就要走入婚姻殿堂的时候，为了得到所谓的真爱，有的人更是逼问对方跟前恋人的种种亲密细节，以此来推断是不是爱自己，并以此为借口，反复多次地逼问不休。

然而一旦对方老老实实地坦白后，你得到的不是踏实和安定，而是嫉妒、憎恨和怀疑。使本来平静的心理，因此产生醋意，又没有勇气承担放弃的后果。并以此为把柄，动辄诋毁对方，侮辱对方，怠慢对方，企图达到内心的平衡。

岂不知，不幸的生活也因此而开始。

其实两个相爱的人，本身就带着他们过去成长的经历。也就是说，没有过去的一些经历，也不可能有你面前这个让你爱恋的人。没有经历就没有成长，正是他有了那些经历，才成长为这样一个让你爱慕的他（她）。

每一个人，他不可能去为一个自己还不认识或者不确定能够走进婚姻的人负什么责任。他只可能在遇到你之后，有了你们的共同恋情的情况下，为你守身，为你忠贞，为你负责。在没有你的日子里，他（她）的生活跟你没有关系，只有当你们走在一起时，他（她）才对你那么重要。也只有这个时候，他（她）才有责任，有义务维护你的人格尊严和情感。因为你爱的是现在这个实实在在的人，是这个人在你认识以后，让你爱上了他的一切。他的现在的一切好，都包含了过去一切经历的积淀和成长。没有那些经历，他也不能够有现在这么美好。因此当知道他的过去时，要感谢过去的那个让你现在爱的这个人这么美好的人。因为是她（他）把他（她）变得更成熟、更完善后，他（她）才有机会成为你的爱人。

毕竟，谁也不是天生就只会做对事的人。人总是在做错一些事情的情况下，才更懂得做对的事情。青春期后，谁还没有挥霍过爱情？正是因为这样，他们才真正地成熟、成长了起来，成为了你爱的这个人。

另外，你没有权利对他的过去刨根问底，他也没有义务对他的过去和盘托出。你们只有从现在开始，建立起你们的共同生活和各自的自我，做更好的自己，对现在的这个对方忠诚，才会对对方产生永久的吸引和爱慕。否则，你就是不成熟的，就是在自寻烦恼，制造事端。

对过去耿耿于怀的人，是不够成熟的表现。因为属于你们的生活，是从今天认识对方开始的。

三、女孩该如何拒绝婚前性行为

当男朋友在婚前对自己提出性要求时，女孩子应该向他提出一些问题。比如，“你是好奇心在作怪吗?”或“你关心我吗?”

女孩应该学会拒绝，也是自尊自爱的表现。生活中几乎没有哪个女孩子，是真正愿意在第一次接触男孩子的时候，就想到要发生性关系的。但是，大多女孩子由于面情软，不会拒绝别人的要求而半推半就地就发生了。或者由于从小就服从别人已经成为习惯，面对要求，有一种无能为力的感觉。本来原意是不想这么早就发生，又怕得罪对方而无力反抗，就这样糊里糊涂地就犯了。事情发生之后大多数都感到非常后悔，却又无法挽回，只好就认定这个自己还不是很了解的人，就是自己身体责任的承担者而嫁给他，或者跟定他。

为了避免这种情况，家长和成年人在孩子小的时候，就应该培养他们拒绝不合理要求的能力，为维护自己权益据理力争的能力。当然，长大后自己也应该有意识地训练自己这方面的能力。

第三节　怎样追逐自己理想的爱情

一、树立自己明确的爱情观

1. 什么是爱情观？你的爱情观是什么

爱情观是指个体对待爱情的信念和态度。也许你对待爱情是一种无所谓的态度，只要是个异性就行；也许你认为爱可以在任何人之间发生；也许你认为自己爱的人，你愿意为他付出一切，但对方只能对自己一个人好；也许你认为只要对方爱自己就可以了等等。这些都是爱情观。

2. 爱的意义是什么

爱，尤其是夫妻之间的爱，一定是超过朋友亲人、超越亲子关系的一种感情。爱情的意义就在于让一个人可以把心安放在对方的身上，然后更加安全、满足、轻松愉快地生活、工作。任何以爱的名义，却做着让所爱的人不舒服、难堪、痛苦的事情的行为，都不是真爱。爱是情感独立的自由选择，里面一定包含了对对方完全的接纳。

3. 以牺牲自己为代价的付出不一定是爱情，很可能是爱情敲诈

爱情是人们情感需要的一部分重要内容。对于有某种人格障碍的人来说，或者内心没有安全感的那些人，他们会误以为爱就是所爱的那个人就是自己生活甚至是生存下去的全部内容。所以当发现对方的爱不是自己想象的那样时，就如同天崩地裂一样，无法正常生活下去了。这种以“我爱你，你就应该为我的一切负责”的心理，就是情感敲诈行为。这种行为有时候也存在于子女教育之中。

4. 保持自我独立，保证对方独立才有可能有永远的爱情

我们必须记住，任何时候，你都是你，他就是他，自己所爱的人永远不可能跟你用一个脑袋思考。你们除了建立自己共同的生活外，还应该保持各自有各自生活的一定空间。

5. 加强自我修养，不断进步成长，建立自信心

成长是人一生的课题，只有不断完善自己才可能建立好亲密关系。

二、建立正确的价值观

1. 什么是价值观

它是我们看待和评判外界事物的标准和尺码。价值观在我们未成年的时候，来自于父母等身边的成年人，而后我们就会根据自己的生活经历和对生活的感悟，去自我修正，从而成为真正自己的价值观。

2. 了解自己和对方的价值观是否一致

婚姻中唯有价值观的冲突和不一致是难以调和的，其他矛盾都不是问题，因为都可以人为地调整，只要沟通方法正确有效。

三、选择自己的生活方式

（1）作为每一个个体人的基本权利就是选择自己的生活方式。它一定是你自己认为最好的方式。

（2）为你的生活方式负责。一个人的出生和死亡是我们没办法控制的，但是你怎么样生活，成为什么样的人，选择什么样的生活伴侣，都是你可以控制和把握的。

（3）要学会攀比。永远只拿自己已经拥有的去和别人没有的东西比。

（4）他不是不爱你，很可能只是没有按照你想要的方式爱你而已。也许只是你不接受他爱的那种方式罢了。况且，爱这个东西，是由内心发出来的，是建立在自爱的基础上的。所以爱与不爱，你是知道的，用不着反复去求证，只需要遵从内心真相即可。

四、爱情也需要成熟

（1）经历爱情，在爱情中成熟。一个人一生不可能只会爱上一个人，但是，不一定结几次婚。人只有在爱中最有安全感，信任也才会产生。

（2）不怕爱情经验，就怕经验不到爱情。对于婚前有恋爱经历的事情没必要去追究，因为那时还没有你出现。从现在开始，对方才有义务为你保持忠诚。

（3）有过爱情经历的人，可能才真正懂得什么是爱。因为在每一段爱情关系中，人们都应该逐步懂得自己想要什么，还懂得了怎么样去疼爱别人。

（4）第一次约会时间最好别超过半小时。

五、爱情的内容有哪些

（1）双方日常生活事务的处理。

（2）双方性和亲密感需要的满足。

（3）双方精神心理的满足。

（4）双方归属感的满足（可以和值得把心安放在你的身上）。

（5）对爱情里要不要制造生命的问题要想清楚。

（6）爱情里要不要接纳对方的家人？

六、爱情应该遵守的规则

（1）从现在开始建立你们自己的生活，尊重各自的过去经历。

（2）你有权利对自己认为的隐私保持沉默，这不存在对不起谁的问题。

（3）你没有权利对对方的过去追根问底，这和你没有关系。谁都不可能为还没有遇到的人负什么责任。

（4）不能够接受对方的缺点，最好放弃这段情感。

（5）因为你爱而选择爱，不要因为他人爱而选择爱。

（6）没有爱了就走开，真心祝福对方幸福快乐。

（7）不再爱了就告诉对方是负责任的行为，折磨、虐待、迫害、欺骗都是愚蠢行为。

（8）爱情是要努力争取，并寻找机会发展和智慧经营的。

（9）真诚地赞美你爱的对象。

（10）婚前选择你爱的人，婚后爱你所选择的人。

七、父母认可的婚姻才幸福

有一方或者双方父母不同意的婚姻，一定要先解决他们不同意的原因，听听他们的意见，多交流沟通，只要不是私利方面的原因，都值得好好参考着做出决定。

八、结婚前，先商量好未来的一些事项

（1）婚礼怎么办。

（2）孩子什么时间要。

（3）想生男生女。

（4）由谁带养。

（5）结婚后是否与老人同住。

（6）房产的贷款怎么还。

（7）家里的经济由谁管理。

（8）双方的老人怎么照顾等等。

九、婚姻稳定的几个条件

（1）最好不要一结婚，就面临两地分居的局面。

（2）结婚前必须要领结婚证。让自己的婚姻关系合法化，这是自我权益的保证。

（3）结婚前，双方都要先处理好与原生家庭，特别是处理好对父母的依赖、依恋关系。一旦结婚，以夫妻为核心的家庭，才是第一位的。一切冲突都要为自己的核心家庭争取独立而努力。凡事都要首先与妻子或丈夫商量，其次才是参考父母的意见。

（4）不断学习成长。完善自己的人格独立、经济独立和情感独立。活到老学到老不仅仅是指读书读报，它是指每个人都需要内在不断觉悟和完善，加强内在品质的素养，成为更好的男人和更好的女人，从而成为一个合格的好爸爸好妈妈。因为只有这样，才更看得清自己和配偶，夫妻才会和谐相处，保持婚姻稳定，才会给孩子提供安全健康的生长环境。“人”才会更人性十足。

第三章

正确对待同性恋

第一节　浅谈同性恋问题

有关同性恋的话题，似乎已经成为性心理问题的一个雷区，没有人敢轻易触碰这个话题了。当然这也是出于对已经是同性恋的人的尊重，是应该要考虑的。我们应该正确地看待这个问题，能够站在人性的角度接纳和理解同性恋者的生活，尊重他们个体对性身份和性趋向的选择。更多地从个体私密生活方式选择自由的理念出发，不妄加评判，这也是进步和文明的表现，是尊重的表现。我个人是尊重个体性行为方式选择的。

然而，由于我的工作是家庭婚姻问题，特别是性心理咨询和治疗，所以在接触和探索同性恋性心理发展过程中，我不得不承认，同性恋也是可以预防的，或者说是能够采取一些对策的。因为没有一个同性恋者是梦想着要成为一名同性恋的，他们都是在性心理发展过程中，渐渐发现自己怎么有这样的心理，也都是经过了内心挣扎后不得不承认和接受了自己的现有状态。整个过程对他们来说也是非常痛苦和挣扎的。

让我们从同性恋人数逐年递增的趋势和现状说起吧。

一、同性恋者的现状

1. 有关数字

记得在2008年的全国心理学家大会上，有关权威人士公布的数字还是以百万为单位的，但到了2013年，据中国性学会有关研究同性恋问题的专家透露，全国已经有3000多万人。其中男同性恋者有1600多万人。也曾经听说仅西安地区就有800多万。更让我震惊的是，在西安各艺术类高校中，同性恋者逐年上升。我接触的同性恋者自己也反映，他所在的班级只有50多人，而同性恋他知道的就有4人。而他所在的一个学校社团里共计20多个人，他知道的是男同性恋的人就有5个。还有来访者反映，仅她认识的就有两三个是同性恋。

这些足以说明同性恋问题已经成为社会的一部分，不容忽视和回避。

在目前如此开放的中国，人们大部分已经从性束缚中觉醒，从原来的谈性色变到了见怪不怪，默默接受，再到可以适当地公开讨论交流的程度。同性恋为什么反而多了起来呢？同性恋的形成到底是怎么样一种情形呢？

以我个人来看，这已经不是承认他们正常与非正常，好奇地爱莫能助的问题了，而是应该考虑同性恋心理发展的成因，从而提醒未成年人及家庭、社会、学校等加以防范和应对。我想这也是我们加入性心理健康教育专业委员会的目标之一。

2. 同性恋者的活动现状

（1）网站活动。大部分的同性恋，特别是城市里，都是通过进入相关的同志网站进行联络的。他们在那里以物色对象，建立进一步的亲密关系，寻求理解、同情和心理支持为目的。

（2）特殊场所活动。另一部分人主要活动在相关的娱乐消费场所，如酒吧、咖啡厅、洗浴房等等。他们聚集在那里，期望找到心仪的同类，发展恋情，宣泄和满足自己的情欲和性欲。

（3）同居幽会艰难。由于社会和家庭等原因，同性恋者的对象不容易找到，即使很快找到也很难长期地维持。他们的恋情始终处于不稳定的波动状态，更换起来也很频繁。导致他们经常为和一个自认为很满意的恋人见面，不惜辗转行程，到几百里甚至是几千里外去约会。有的耽误工作只好频繁请假，有的干脆旷课。代价之高可以想象。也正是这些高昂的代价，让一些没有很好条件满足的同性恋者把手伸向了同性的未成年人身上，从而改变了这些受到性侵犯的同性别的人们，从此性别趋向和性身份发生了被动的转移，对他们的性心理发展起到了直接相反的影响作用。

二、同性恋者的性格特点

（1）个性怯懦胆小，内心紧张防御性。我所接触的男同性恋，通过咨询了解到，他们都有一个共同的特点：面情软，无力拒绝，胆小怕事，不能够坦然面对自己内心和身边的事情。对外防御性强，在异性面前拘谨不自在。平时较为顺从，循规蹈矩，遵守规则，自我设限性强迫思维。表面和内心处于分离状态。他们一般都心地善良，内在脆弱，情感脆弱。但是他们行侠仗义，不会主动挑起事端。

（2）有强迫型思维倾向。由于他们一直对情感处于渴望而未被满足过的状态，从小他们的依恋对象又是很忽视他们，没有尊重他们，更没有从他们父母那里感受到自己是最重要的，是被爱着的信息。长辈大多很强势，要么严厉，甚至时常争吵冲突。但是因为父母是幼儿个体的全部世界，这不得不让他们反复思考自己是否不够好，反复寻找自己需求的被爱的感觉。这样就习惯了一些行为、动作和思维模式，内心敏感，而且到自己很难控制的地步。如此反复，就形成了强迫型思维的特点。

（3）爱哭，尤其是自己安静地待在一个地方哭泣。他们从小就爱哭，像小女生一样，似乎流泪是他们默默反抗爱得不到满足的工具，也因此而被成人认为是女孩子的表现而加以强化。他们哭泣源自于对父母情感的依恋没有得到满足和回馈以及对于没有安全感的恐惧心态。

（4）不知道我是从哪里来的。这些孩子从来没有人去回答过他们“我是从哪里来的”等这样的问题，更无从知道自己的性别角色的作用。大人们科学性知识的贫乏，导致人们不注重学习这一重要的生活内容，甚至采取回避、诋毁、羞耻、羞辱、排斥、拒绝的态度对待性问题。甚至把性仅仅归纳为本能，错误地认为本能的东西谁还需要学习。

这就给我们的子女性心理发展过程制造了障碍，使这种羞耻、无知、遮掩、回避的状态继续复制给了下一代。让他们在遭受到不良性侵犯时也不知道反抗和拒绝，听之任之，甚至还趁机满足自己的好奇心理，配合地得到了错误的性身份、性趋向的快感体验。加强了自己性身份的模糊性，强化了不明确性。

（5）内心压抑，缺少社会支持系统。由于从小多被成人忽视，不给他们表达自己情绪、情感的机会，凡事都是一个方法：自我承受。因此他们内心封闭养成了习惯，心理发展的空间非常狭小，不能敞开心扉地交流沟通，朋友也很少，经常处于孤独、无助、害怕的情绪中。一旦形成内心困惑，保护性的自我防御很难松懈，面对人、事、物就紧张、不安、焦虑。特别是在青春期后，在异性面前更是如此。相对地，接触同性时他们会更加放松、更加自在，这种感受又促使他们更愿意接触同性。因为个体的内心都是遵从费力最小原则的。

（6）独立性很强。同性恋者多有从小被人忽视的经历，他们不得不自己满足自己的生活需要，所以也锻炼了他们自我生存的能力。他们成年后都基本能够有生存的手段，并且生活水平多在中层以上。

这些人大都有一个强势的妈妈。这些妈妈忽视孩子的感受，给不到孩子充分的母爱，只是指责、谩骂、否定和鄙视。甚至连爸爸都是家庭中的弱势群体，男孩子跟妈妈内心存在一堵墙，女孩子跟爸爸内心存在一堵墙。

三、同性恋者的心理倾向

1. 真正的同性恋

这些同性恋者，男性喜欢充当女人（0），女性喜欢充当男人（1）。他们无论是从年龄还是性的经历看，都已经非常成熟稳定，内心也已经完全接受了自己的性身份和性趋向。他们把更大的精力投入到寻找和建立比较稳定的恋爱对象上，希望过上正常的情感和性生活。这部分人即使迫于社会、家庭等原因结婚成立了异性家庭，也很难维持下去，更无法过正常的性生活。他们更愿意和同性组成家庭。

2. 假同性恋

这部分人和同性有亲密接触，甚至发生性关系，纯粹是性偏好问题。他们多为青春期前后受到过同性伙伴的诱导，在同性中有过性行为。但是他们也有异性间的亲密接触和性行为的发生。他们往往在任何情况下都更愿意保持自己本身的性别角色，和同性发生性关系对他们在异性间发生性关系影响不大。而且他们更多的是和异性在一起。

3. 性心理处于正常和异常之间，摇摆不定

这部分人多为青少年。他们和同性恋的经历少，几乎没有过正式的异性恋经历。但是都有过一些接触，只是发现自己和同性在一起更为放得开，更容易一些。但是内心深处还是很明确自己的性别职能。他们趋于父母的不知情，隐瞒实情，同时也担心害怕自己的性别角色出问题，有的还非常担心艾滋病的发生。所以他们处于抗拒同性恋又为失去同性朋友而痛苦难过。也想试着发展异性朋友，但是又没有很大的把握，选择异性的机会又很少。这部分人如果能够及时遇到一个称心如意的异性伙伴，并且对她有好的感觉的话，只要发生恋情，双方真诚地投入情感去爱对方，他很可能把同性恋的感觉隐藏起来，投入到异性恋中去，使异性恋的关系正常地发展下去。但是，如果这个异性给他们带来的是伤害，他们很有可能再去尝试同性恋。所以他们遇到的异性朋友非常关键。而这个异性要有相当的科学性知识才可以。这种情况会持续2年左右，是个很好的确立性身份的机会，2年后即成确定事实，无须纠结，接受就好。

4. 双性恋者

这部分人，相对来说年龄大一些，并且可以或已经是成立了异性家庭的人。他们可以和妻子或丈夫有正常的性生活，也有的有了自己的孩子。但是他们同时又想有同性的亲密朋友，在不影响婚姻家庭的前提下，一直还保持同性恋身份关系。

第二节　同性恋发生的条件及原因分析

一、家庭环境导致性别角色移位

（1）父母关系不好，吵架打架是家常便饭，父母总是沉浸在自己的不良情绪之中，或者把情绪发泄在孩子的身上，从而忽视了孩子的感受。特别是异性别父母太强势或者是同性别的父母太弱势。他们经常表现出无助或无奈以及愤怒、悲伤等情绪。或者父母一方身上就有异性特点，表现为是女人不像女人，是男人不像男人；女人对外显示出男人气概，男人显示出女性特点。孩子对父母的依恋很难建立起来。孩子为了保护自己的安全感，产生焦虑、抑郁情绪，不得不自己对强势勇猛低头，以便维护他们的尊严和安全感。另一方面对强势勇猛又很向往，以此保护同性父母。

（2）父母性教育意识淡薄，他们认为孩子小没有必要关注这个问题，轻视对孩子进行性保护，毫无防范意识。对身边的邻居、亲戚、家庭成员没有防备措施，晚上随便安排他们与自己的孩子睡在一起，经常留年幼的孩子一个人在家里，给那些思想意识低劣，存在性压抑的人制造了向没有抵抗能力的孩子下手的机会。

（3）成年的熟人、亲人等，有以触摸孩子生殖器来逗趣表示亲密的习惯。培养了孩子对自己的生殖器不重视、不保护，也不会拒绝他人的触摸，甚至没有羞耻感。

（4）有的家长让孩子和自己睡着一起的时间超过 6 岁，甚至还有十五六岁才和父母分床的。助长了孩子对自己性别角色认识的含混不清，延长了孩子对父母的依赖感。

（5）家庭性教育空白。父母把这一课推辞给学校解决，学校只是简单的生理卫生常识课，无形中又推诿给了社会。这样反而没有人来对青少年进行性教育，也没有一个正确科学的性教育途径和方法，任凭孩子们在网络、书籍以及所谓有过经验的不负责任的人那里去了解。

（6）孩子胆小自卑。他们不敢跟异性接触，或者一见异性就不自在，感觉难受，跟同性在一起却没有这些不良感觉。这就促使他们有意地要跟同性在一起，一起生活、一起娱乐，甚至一起看黄色录像，并且一起学着那样做爱。久而久之形成习惯倾向。

（7）父母一方本身就具有异性特点。比如爸爸怯懦，喜欢缝衣服、织毛衣等，妈妈却不会这些。

二、社会环境造成性别角色混乱

（1）旧的性观念和不正确的性态度，让人们回避性、压抑性、诋毁性。把性看成是不道德的，是低级可耻的，因此表面上看起来人人都在回避，而私下里人人都在关注甚至每天都有性的举动。使孩子们好奇心得不到满足，他们只好将懵懂的性别角色意识模仿为成年人的性行为，在同伴中以游戏真做的方式进行。但是由于还没有形成明确的概念，所以在做性游戏时往往不分性别，只是一起玩耍。岂不知这样的性游戏也会在孩子的潜意识里留下一些情节。这些情节在人生的道路上会起到魔咒的作用。

（2）物质文明的到来，大大地提高了人们的生活水平，同时也加速了青少年的生理发育进程。他们的生命能量更加旺盛，性的欲望更为强烈。而现代社会，从性生理和性心理发育成熟到获得正常的性生活渠道——结婚，是一个相对漫长的过程，加之青少年性能力最强的时期也是需要专心学习生活技能的阶段，这些内在能量不能在正确的诱导下及时地疏泄，他们只好各寻其道，有的就把手伸向没有反抗力的小于自己的人群，或者是看起来比较柔弱一些的人群。这对他们来说是一件比较容易办到的事情。正所谓费力是最小原则的体现。

（3）同伴中，同学中，以触摸同性生殖器为手段达到欺辱、取笑他们的目的。那些早发育的孩子还以看、摸别人的生殖器来表示自己成年了，成熟了。

（4）那些受到过性侵犯的，或者已经是同性恋者的成年人，特别是那些内心扭曲变态的单身成年人，他们选择的机会少，难度大，因此对自己身边可以单独接触到的同性未成年人，如同伴、同学、亲戚、邻居、陌生的眼前遇到的等对象，采用哄骗、诱惑、利诱、威胁等方法，出其不意地行动，触摸他们，也让他们触摸自己的生殖器，甚至鸡奸他们，达到发泄性欲望的目的，给他们留下了平生第一次深刻的性体验，为他们成为同性恋奠定了基础情绪。

这些情况的出现，都会把一些有关性和性别意识的体验深深地留在人们的潜意识里，随着他们性心理的发展、发育，就会顺着首次体验的思路发展下去。他们会误以为只有在同性别之间发生这样的事情才会有那种记忆中的感觉，由此培养起对同性别的性兴趣。特别是那些性格懦弱、胆小怕事、紧张抑制、在异性面前焦虑不安的人更是如此。

（5）性活动在社会上的泛滥。如广告、传单、性用品、性话题、性行为等，随处可见，无形中增强了青少年以及人们的性刺激频率和强度。那些没有固定的性伴侣和刚发育成熟以及正在发育中的人们，特别是性取向、性身份还没有判断清楚的人，难免浮躁欲动，一有机会，这种欲望就变成了行动。

三、个人心理环境成为同性恋的肥沃土壤

由于个体心理发育条件的不足，形成柔弱无助、自卑、怯懦、顺从听话、无力反抗、独自忍耐等个性，他们在生活中不能正常地与人交流，不敢表达自己委屈、愤怒、恐惧、不安等情绪。特别是那些被同性父母忽视过的孩子，当父母后来加倍地给予他们关爱时，他们会以不接受自己身体的发育为借口拒绝父母，尤其是拒绝同性别的父母。潜意识中那是由怨积恨的表现。但是他们也知道不应该恨父母，所以潜意识里就巧妙地用不接受自己是女孩子的表现来排斥母性，惩罚妈妈。比如一名 12 岁的初中女孩子就是这样，她讨厌自己是女孩子，讨厌发生在自己身上的女性生理现象。这个女孩看起来是在抗拒和排斥自己的性别意识和性身份，实际上她是在拒绝妈妈，排斥女性。因为她很小就被放在奶奶那里寄养，1 个月才会看见父母一次，还是匆匆来匆匆去。在一起的时间也是评判指责的多，要求的多，给予她爱的时候少。好不容易盼来了妈妈也让孩子大失所望。后来上小学五六年级才回到父母身边。父母一

边从生活上加倍地关照她、补偿她，一边不停地要求她这样那样，似乎她没有做好任何事情。而依恋的奶奶也很少来家里，她对奶奶的思念又像当初对父母的思念得不到满足一样，而且奶奶又像对待她一样去收养第二个孙子去了。她始终有种没有人爱，自己不重要的感觉。她说做女人很麻烦，很讨厌，特别是还要长两个乳房，还要来月经，一想到这里就很讨厌自己的身体，认为还是做男孩子好。她在学校还因为老欺负女同学而被请家长。像这个女孩子就极容易转化成为同性恋。而那些被同性别的人进行过性侵犯的青少年，内心防御，孤独无助，没有社会支持系统的理解和安慰，遇到强悍过自己的同性就像遇到了支柱一样，希望牢牢地抓住不放，来满足自己的安全感和情感需要，也是极容易成为同性恋的对象。

第三节　同性恋性心理发展环境的复杂性

很多孩子就生长在不良的性环境中。比如他们会有机会经常看见成年人做爱、相互调戏的情景，经常看见动物交配，经常听见低俗淫秽的性谈论，甚至在玩笑中遭遇生殖器的戏耍羞辱。更有甚者，是来自于自己的同性父母、兄弟、叔侄等。

一、被同性性侵害过

我所接触到的男同性恋中，几乎每个人都谈到在他们青春期前，或者是在幼年时期，曾经遭遇过父辈、亲人、老师、邻居、学长、亲戚、兄长等的性侵犯的经历。主要表现为被他们玩弄生殖器，甚至强迫他们玩弄对方的生殖器。有的是在晚上睡觉时，有的是在上学的路上，还有的是在家里只有自己在，而他们正好来串门，大人又不在家的时候发生的。使他们在第一次有性意识时，是在同性间有身体的体验。而这种体验往往会因为空白而更加的深刻，它会混合着复杂的情绪、情感牢固地留在记忆里。人类的记忆是带情绪、情感的事情很难忘记。

二、不当养育

男同性恋者的原生家庭中，父亲过于柔弱，有的属于被包括母亲在内的人欺辱的对象。母亲过于强势，自己和父亲在家里没有地位。从小造成了他们自尊心的强烈刺激，以至于在情感上期望找到一个强悍于自己的男性，内心的安全感才会满足一些。这些人对自己的体格等不是很满意，甚至很自卑，从小就羡慕和渴望有一副强硬健壮的身板。所以在遇到这样的同性时就会产生爱慕之心。

三、不幸经历

女同性恋者是在幼年或青春期遭受过同性性侵犯。有的是亲戚，有的是自己的姐妹，有的是邻居，有的是生人等。或者是父亲过于强悍，母亲和自己在家里没有地位，总是受歧视等。

四、父母家庭功能失调

父母关系不和，经常不是吵架就是打架，还以冷战收场，孩子没有明确的依恋对象。而个体婴幼儿时期对父母的依恋直接会影响到个体的人格发展和社会化的进程，以及影响到他们的性别角色的发展转移。这种家庭往往会忽视孩子的存在，孩子也不知道依恋谁，所以性别角色一直处于迷茫之中。

五、养育人有异性特点

男同性恋者的父辈中有女性化特点的人，女性长辈中有男性化特点的人。比如男性长辈经常做着女性做的事情，如做衣服、织毛衣、梳头等。女性长辈里里外外都掌控着他人等。使个体有机会跟着他们学习这样的生活反性别角色的生活内容。

六、信息时代开放、铺天盖地传播的特点影响

人们从生下来就开始接受电视、网络、生活等方面的信息，大量的有关同性恋事件的暴露和人们越来越接纳的态度，让还不是很确定自己性身份的人们有了机会对号入座，从而也有了机会去尝试、去体验，从此将自己的性经验固定成为同性的模式。

七、第一次效应

性心理的形成有一个特点，就是第一次的性快感和性冲动如果非常强烈，那么引起这种强烈快感体验的形式，就会深刻地留在人们的潜意识里。在将来个体就会有意无意地去寻找这种快感达到的情景和方式。因此，如果第一次快感体验来自于一个同性，那么渐渐地就形成了迷恋同性的心理。如果第一次性快感来自于什么物品，就很可能发展成为恋某物的心理癖好。

八、性刺激事件本身的强化

前面已经提到，在所有我所接触到的男同性恋者中，几乎毫无例外，每一个人都有过被年长的同性玩弄触摸过生殖器，甚至是鸡奸的经历。这些经历无论是幼年时还是青少年时期，总之都是在他们毫无性意识、性体验和性冲动的前提下发生的。他们就像一张白纸，你画上去什么，那上面就是什么。之所以这样，是因为我们人类的性感知觉最先发育成熟，几乎在母体里就有了感知觉。因此，对性的感知觉也一样，不是青春期之后，而是在婴幼儿时期就有了。有的婴儿在三四个月时，

就有性自慰的举动，比如夹着腿用力蹬，坐在妈妈腿上用力摩擦屁股；大一点时自己坐在凳子上摩擦；玩弄自己的小鸡鸡等等。笔者做了一些调查，四五岁的孩子，在看电视时，对亲吻、拥抱、在床上亲密等镜头往往非常感兴趣，他们会目不转睛地看。当问他们为什么这样看时，他们会说，看见他们那样，屁股就痒痒的。由此，我们就不难理解，那些男孩子为什么在受到同性年长的人的性侵犯时，他们会产生舒服的体验了。这种体验会深深地扎根在他们的内心和记忆中。随着性心理和性生理的发展，他们难免会顺着这种感觉去寻找同性的接触机会，以达到这种感受的满足，从而使他们的性感思维模式被固定化。这种固定化了的思维会让他们在有了性意识时，自然地把目光集中在同性身体上。这就是他们逐渐培养起来的同性恋特质，当机会来了，他们也就顺理成章地接受了这种感觉并再次固定在同性性感觉中，自然就排斥异性了。

因此说，孩子第一次的欲望的体验是什么引起的，将决定他对什么着迷。那些窥阴、露阴、恋物、挨擦等性心理障碍，也就是在这样的第一次深刻体验后，一步步强化形成的。

第四节　同性恋倾向的应对对策

既然我们理解了同性恋产生的原因和条件，那么我们当然可以有相应的对策来防止或减少同性恋的发生。

一、对全民进行科学的性心理健康教育刻不容缓

从幼儿园到小学、中学、大学、社区、家庭、企事业单位等，开始普及性心理健康教育工作。所有从事幼儿服务、从事学校教育的，即将做父母的，已经做父母的人们，都要学习性科学知识，尤其是准备生育孩子的人们，首先要学习幼儿心理

学课程，学习性心理发展的科学知识。

二、全民的性心理素质有待提高

把心理学课程和性心理学课程列为学校教育的课本教材，从幼儿园教材开始，到大学教材，按照人生生理、心理发展阶段来编写教材，树立正确的性满足观念的同时，使人们学会拒绝不尊重自己的言行和举动发生。让那些有同性恋倾向的人们以及性饥渴的人们知道，任何引诱、利诱、威胁、强迫、趁大人不在情况下对他人，特别是对未成年人的性举动都是犯法的行为。同时树立人人都有责任关注和防范未成年人遭受性侵犯的思想意识，从而对未成年人做到层层保护，处处监督。

三、增进为人父母者的性心理教育意识

创办以政府为管理单位的婚前培训学校，登记结婚前，每对夫妻必须拿到婚姻培训学校的培训课时证明，证明的内容为设定的性心理、性生理课程的内容，以及与孩子如何建立依恋关系等。时间至少30个课时，树立保护子女身心健康的理念，不给那些错误意识创造任何机会。

四、家庭要加强对子女的性保护意识

从幼儿园到大、中、小学，企事业单位、社区等设立专业的性心理咨询机构，负责定期或不定期地全面开展性知识教育讲座和宣传工作，对已经有问题的个体，及时引导解决他们的问题。让成长中的孩子明白怎样保护自己的身体，怎样拒绝他人对自己生殖器的骚扰。

（1）6岁前的孩子，最好别让他们离开监护人的视线。

（2）做孩子的专职妈妈或爸爸，正确发挥父母各自的功能，给孩子提供良好的生长环境。

（3）不把孩子当异性来养育。

（4）不引导孩子玩异性玩具。比如给女孩子买枪，给男孩子买花裙子等。

（5）不随便安排你所留宿的人和孩子同床而睡。

（6）不对女孩做男孩的期望，对男孩做女孩的期望。

（7）培养孩子大胆表达自己心愿的能力，适当满足孩子的良好愿望。

（8）已经发现自己有同性恋倾向的人，要避免试图接触正常性取向的同性者的身体，特别是还没有过性体验的那些少年同性。

五、走法制化道路

规范性健康教育以及性心理咨询、治疗工作等机构的有关政策、法规、程序、收费标准等，让性健康教育合法化、正规化、习惯化地进行。让那些对年幼同性孩子进行性侵害、性玩弄、性挑逗的人们，一经发现就会受到相应的严惩。而且在惩罚时有法可依，有据可查。

六、树立正确的性满足观念

到了一定的生理和心理发育阶段，适当地采用一些手段来满足自己的性欲望和性能量是正常而有效的。比如自慰。自慰本身是没有任何问题的，只有不正确的自慰才是有害的。所谓正确的自慰一是方法正确（用手握住勃起的阴茎，用力适度，速度适度，时间适度）；二是频率正确（每周3次左右）；三是生理和心理卫生正确。

总之，同性恋问题是性心理健康教育的重要内容，也是关系到子孙后代性心理发展的重大事情，更是对人类生命延续的一个挑战，一定要引起每个人的正确和足够的重视。只有这样，我们才能真正拥有高质量的生活，我们的生命意义也才会激励我们去尊重生命，才算是真正地以人为本建立和谐的社会，和谐的家庭。因为我们每个人都是性的产物，性就像我们吃饭喝水一样，自然、平常而简单，我们没有理由把性藏着、掖着，故意避而不谈。

第五节　同性恋者的心理保养

一、概述

所谓同性恋，就是性欲和动机指向同性别的人，或者是在同性对象出现时，可以引起性冲动，并且已经与同性发生性行为。这是性身份识别障碍和性别角色认同障碍的表现。在男同性恋中，主动的一方为性别角色认同障碍，被动的一方是性身份识别障碍，是真正的同性恋。在女同性恋中，主动的一方是性身份识别障碍，是真正的同性恋。当然，对于真正的同性恋，我们不能够用病态、疾病等说辞去对待他们，同性恋者自己也没必要自责自卑，因为这也不是自己造成的。

虽然同性恋形成的原因很复杂，但有一点基本上是肯定的，那就是他们都在幼年期受到过同性伙伴或成人的性接触甚至是性侵犯，在无意识状态下产生了愉悦体验。也有的是无意间触摸到同性生殖器时产生愉快感。这一新奇体验形成情节潜存在潜意识中，到了青春期性意识萌动时才开始有所表现，所以很难被发现。另外，在教养过程中，与同性父母分床睡觉时间过晚，或被异性带入洗澡群体去的年龄过大，当时受到异性的取笑、白眼甚至是责骂，因而对异性产生了恐惧、害怕等不良情绪记忆。还有，从小被当成异性对待，梳异性发式、穿异性衣服等，还以此获得成年人的好评。

由于同性恋是少数人会发生的事情，所以很难被人们接受和认可，尤其是他们的父母亲友。因此同性恋者总是很隐蔽，不敢轻易表现出来。为此使同性恋者承受了双重心理压力，也给他们造成很大的负面影响，使那些发现自己有同性恋倾向的人，不敢袒露心机，得不到及时矫正，从而错过最佳矫治时间，最后发展成名副其实的同性恋。其实，真正成为同性恋，有一个过程，其本身的痛苦程度并不高，他们的痛苦感受主要来自社会、亲友等人难以接受这一事实的心理压力，他们为此而自责、内疚、羞耻、担心、害怕、痛苦不安、不知所措。在日常生活中，他们中也不乏出类拔萃者，工作、学习、生活都跟常人没什么大的区别，也不会对他人造成什么伤害，相反，他们更需要得到理解和关怀。

二、心理保养

如果你是同性恋者，或发现自己有同性恋倾向，不要害怕惶恐，你可以从以下几方面进行防护和保养。

(1) 如在青春发育前期有对同性产生依恋情感，自己又很害怕、不情愿时，要及时告诉大人，并要求寻求心理帮助。

(2) 如在青春发育期有对同性伙伴产生兴奋感，并且有性反应时，应当有意识地回忆幼年时期的经历，看看是否受到过同性侵犯，是否跟同性有过性接触，是否缺乏对异性的性感认同。如果有，要及时告诉信得过的人，帮助你寻求专业帮助，以便对自己的性取向做最后确定。

(3) 培养自己的心理承受能力。如果已是18周岁以上的成人，并且有同性恋的行为表现，应正确对待自己，正视这样的现实，接受自己的性趋向，不要因此造成额外的精神负担。

(4) 培养自己的心理耐受能力。同性恋者终究会让人知道，事以稀为怪，面对人们怪异的目光，要承受下来。因为你本身没有多少责任，也不是你本身的错，某种角度上说，你也是一个受害者。这就像每个人的性别不由自己决定一样。

（5）如果同性恋者能够坦然面对自己的同性恋事实，对外界和亲人的反应没有明显且强烈的反应，更没有痛苦等负性情绪体验，他可以说就是正常的人群。他们有权利按照自己的方式过常人的生活，更没必要花时间和精力去纠正自己。

（6）如果你知道了自己的性心理发展是同性恋倾向，因此十分痛苦难受，已经影响到你的工作、学习、生活时，就要寻求心理机构的服务，以帮助自己走出困惑，轻松生活。

（7）成人同性恋者如苦于找不到性伴侣，可参加一个同性恋组织团体，本着利他人的原则，只要不是引诱或侵犯未成年人，不是违法乱纪行为，都是可以理解的。

（8）成年同性恋者，在性行为时，应本着安全、卫生、清洁、健康等宗旨，防止和避免性病和艾滋病的传播。

（9）同性恋者更应严格要求自己，努力提高自身素质，做到言语文明、行为端正。应争取他人的尊重、理解和接纳。虽然在性心理上跟别人不同，但不应在其他方面脱离社会规范，要有健康的心态。

第六节　同性恋者的家人需要重新建立自己的性观念

某男孩，28岁，形象一般，长相一般，个头低。在姐姐的陪同下，极不情愿地走进我的办公室。态度极其蛮横：“我是同性恋者，你们认为这是病吗？早在几年前世界卫生组织已经把同性恋是精神障碍这一条都取消了。你们不知道吗？”

我知道这是一个对心理咨询持抵触情绪的来访者。我避开他的质问说道：“这位是你的什么人？你们来到我们医院是看什么病来了？”他们俩争着回答我的问题。我终于了解到，这是一名性趋向障碍者，也就是喜欢同性别的人，也称为同性恋者，不过还是以男人身份自居的，把对方视为女性。

家里人催他结婚，被逼无奈，只好说自己生理有病不能结婚。家里更着急了，要他来专科医院治疗，一检查一切正常。这下他没有办法了，只好来到我的工作室。当陪同来到的姐姐知道这个情况后，痛哭失声，我倒是把姐姐安抚了许久。经过咨询，我发现他并没有因为自己是个同性恋者而有什么问题，相反，他的心态正常，情绪稳定，意志坚定，生活独立而有序。唯一不安的是怕妈妈知道后不能接受自己的性趋向问题。

这种情况，按照心理咨询规则，是没有必要咨询治疗的，倒是他的家人需要心理的帮助，用以接受他们的孩子的同性恋事实。

经过科学的性知识的分析以及对目前家人对同性恋者过度担心、害怕、焦虑情绪的处理，姐姐带着不能够接受和不知回去怎么给父母讲出真相的痛苦离开了。他反而带着轻松走了，但我知道他同时也对家人充满愧疚和遗憾。

又一个新的观念需要这个家庭所有成员去适应，他们需要接纳他们的亲人是同性恋的事实。我知道，这对他们这个家庭来说，要承受很大压力。不过一切都会过去的。我愿意帮助这个家庭走出这个阴影，只是，他们需要再次来到这里。

第七节　每个人都应该以科学的态度对待艾滋病病人

2012 年 7 月 14～16 日，我跟另外几名同事去参加陕西省性学会举行的关爱艾滋病病人慰问座谈会，以及大学生参与社会实践大型调研活动。用出资金、派车辆、调人员的形式，支持参与了关爱艾滋病病人及家属的活动。

本次活动，是我平生第一次跟艾滋病病人面对面交流，刚开始还有点紧张。

这次活动由陕西省性学会秘书长、交大医学院副书记王明旭亲自带队，交大医学院 30 多名师生及广慈医院 6 名工作人员一起参与了本活动。

大家分别前往陕西省山阳县、武功县的疾病控制中心，在该组织的配合下，大家面对面慰问了艾滋病病人 30 多名。还到乡村走访村民 100 多人，发放调查问卷 200 份。发放给艾滋病病人的慰问物资有：床上用品，生活用品，健身器材，娱乐用品，药品，路费现金等。折合人民币每人接受赠与近 3000 元。

说真的，当座谈会开始，相关领导对坐在周围的这些男男女女做介绍时说，他们都是艾滋病病人时，我还真有点不敢相信这个事实。因为在我看来，他们大多数人几乎跟我们没有什么不同，除了个别人的脸上有些异样的痕迹外，如果走在大街上，我们很难看出他们是这个病的主人，有几个小伙子甚至看上去还很时尚潮流，一看就是女孩子喜欢的类型。可见艾滋病病人一般是非常隐秘的，这当然为传染奠定了一定的风险。

我虽然懂得一定的艾滋病知识，虽然是心理工作者，但是，第一次面对他们时，还是略有畏色，但我绝没有害怕。为了让他们体验到人们对他们的同情和关怀，也为了安慰他们自卑的心理，我先后跟他们之中的 6 个人进行了面对面的个人交流。在交流的过程中，我忘记了他们是病人。

某女艾滋病病人激动地说："自从被查出患艾滋病以来，连家里人都看不起我，嫌弃我，但是你们却这样近距离关爱我，帮助我，一点也不嫌弃我，让我鼓起了生活下去的勇气。"

另一位刚刚得知妻子患上了艾滋病的男青年说："我爱人

被查出患上艾滋病才1个月，而我的孩子刚刚出生才10多天。得知这一噩耗时，我和我们全家几乎都处于快崩溃的状态之中。没想到你们来啦，从你们的话语和态度中，我明白了怎么去面对患上艾滋病的妻子，怎样关爱我的孩子。我心里舒服多了，也有了勇气和力量用合适的方式去对待妻子和孩子以及艾滋病可能给我带来的感染了。”

还有一位男性艾滋病患者说：“查出得上艾滋病后，不但是我自己，就连我的几个孩子也受到了他人的责难和歧视。让我在不如意时，经常出现报复社会、报复他人的想法。但是，今天看到来自大学、医院和社会的人士这样关心我们，接受我们，没有嫌弃我们，跟我们这样亲切地接触，让我倍感欣慰。我可以回去告诉我的孩子们，艾滋病不是丢人的病，它跟癌症一样，只要改善生活方式，改变观念，也是可以维持生命，安全地生活的。不得任何病的人也有活不太长的，我又何必在意死亡呢？”

这次活动的参与，让我们这些医务工作者深深体会到，关爱艾滋病病人不但是政府的事，是医院的事，更是整个社会乃至匹夫之责。因为，艾滋病的感染不仅仅是主动的卖血、不良性行为造成的，也有一些人员和机构，不能够规范操作，检验过程中出现遗漏而造成了被动感染的现象。更为严重的是，有些患者为了隐瞒自己的不良行为，有意避免承认自己患上艾滋病，是他们成为家人或他人的感染源。也有一些患者得知自己患上艾滋病后，悲观情绪难以控制，悲观失望，内心难以平衡，产生报复社会的扭曲想法，甚至想要跟某些人、某些机构同归于尽。也有个别艾滋病病人，只要有人让自己不满意，就用艾滋病来威胁别人，给社会造成不良的影响，也给他人带来一些恐慌的心理，严重威胁到人们的身心健康。

因此，关爱他们实际也是关心我们自己。这些人生活态度好了，世界观正确了，其他人也少了被感染的机会，那么我们生活的环境就会得以净化。

只有这样，才会有效地控制住艾滋病的蔓延。

专家寄语

每个人都有选择自己生活方式的权利，不过选择本身很重要，违背自己初衷和内心原意的选择，后遗症就是终生的苦难、遗憾和自责！不过，据最新资料显示，在男同性恋者中，患艾滋病的概率在逐年递增。任何时候，做好防护非常必要！

第三篇

性心理健康知识在各职业中的应用

第一章

心理咨询师如何开展青少年性心理咨询工作

第一节　目前社会性心理现状

一、了解目前性心理问题的现状

对性问题，无论是社会还是个人，都有所回避。由于我国性教育尚未能广泛普及深入，因此需要解决的问题还很多。如果性科学知识得不到普及，人们将处于错误的性观念、性态度的性无知、性愚昧和性压抑状态中，性也必然走向两个极端，那就是性禁锢和性放纵。就目前我国性教育状况来看，忧大于喜。作为性教育工作者深感前景坎坷，任重道远。因为在开展性健康教育的主要思想观念上，还存在许多弊端。

二、了解当前主要存在的性问题

（1）青少年婚前性行为也在逐年增多且向低龄化发展。未婚先孕、少女妈妈、人流手术等现象也在增长。我国是世界上青少年人口最多的国家，10～18 岁未成年人约有 2 亿人。由于人们生活水平的提高，营养和医疗条件的改善，女孩初潮为 12 岁，最早 9 岁；男孩初次遗精为 13 岁，最早 6 岁。这样一个庞大的群体，又是生长在人生发育的重要时期，他们缺乏对婚姻的心理和物质准备，一旦失足将造成终身的身心伤害。一切后果只能是自己承担，特别是女性，她们在将来的恋爱结婚时，自信丧失，自卑自责，与对象发生冲突，易陷入抑郁状态，甚至是走向自杀。

（2）性骚扰、性犯罪率也一直居高不下。特别是青少年犯罪呈现出新的特点，即团伙犯罪。

（3）在大学、部分中学甚至小学出现早恋、婚前性行为。同居又使大、中学生过早关注性生活，从而影响其身心的正常发展和学习进步。部分大学生同居者，心理受道德、舆论、环境等因素的影响，常常在性行为时感到紧张、矛盾、焦虑、恐惧，久之导致男女性功能障碍和性心理障碍。多个性伙伴出现更存在性传播疾病的危险。

（4）泌尿生殖系统疾病求医人群低龄化。而这类问题95%是心源性的，药物效果微乎其微，对青少年的心理和社会功能起到了丧失的影响作用。

（5）离婚率的逐年不断提高等，让人们对婚内满足性需要产生恐惧心理。部分人寻求婚外满足或以恋爱为名，满足其多异性间的性生活体验目的。

（6）性可以说贯穿人的一生，从胎胚到幼年，到童年，到少年，到青年，到老年。正因为如此，第一，性健康教育是人生的必修课。各类人群都应该接受性教育。第二，社会、家庭、学校要通力合作来完成这项艰巨的人生任务。性教育是一项巨大的社会工程，需要做到有的放矢，阶段划分，从小时候抓起。才能促进人们的性心理健康、性意识正确、性行为得当、性情感和谐，达到个体和谐、家庭和谐、社会和谐的目的。

第二节　了解性知识匮乏的后果

一、容易造成因无知而过早地涉足性行为

科学的性教育，要根据人生的不同阶段进行不同时期应该掌握的性生理和性心理知识进行教育。从性身份、性意识、性理念、性态度、性发展、性动机、性对象、性机能、性情感、性行为、性乐趣、性后果、性责任等等方面入手展开。普及科学的性知识，让每个人都知道自己的性心理、性行为规范到什么程度才合适。让个体都知道，什么样的性举动是不可以接受的，是需要拒绝的。其实许多性侵犯和性犯罪都来自于性无知。

二、对婴幼儿、青少年缺乏性保护意识

人们总是把性行为和性意识与年龄、性别、犯罪和坏人、陌生人联系起来，把防范的注意力用在了这些所谓“坏人”的人群中，反而对年龄差异大的，看起来老实的，同性别的人，或者是亲戚、朋友、同学、老师、邻居、叔伯、继父继母、兄弟、姐妹、代养代管人员等放松了警惕，总是想不起来防备他们。这就给道德败坏、素质低下、品质恶劣的家人、亲戚、朋友、邻居、老人等人创造了对我们子女做出侵害行为的条件。这种情况往往又被“家丑不可外扬”掩盖了起来，给受害者造成更深的心灵伤害，最终成为性心理障碍滞留在个体的潜意识之中，以魔咒的威力影响着他们的未来生活。

三、容易因为性欲望而匆忙进入婚姻角色，导致婚姻质量降低

性不仅仅是生儿育女那么简单的事情。性爱的人格是建筑

在一个三边有密切联系的三角上的，这三边是大脑、内分泌系统和自主神经机构。自主神经机构是比较处于背景之中而不大显露的，但其重要性似乎不减于其他两边。不妨在这里解说一下，这个机构包括消化系统、循环系统、呼吸系统、泌尿系统、许多的分泌腺以及这些系统所附带的中枢神经系统，这个机构所管制与调节的可以说是生命的全部基本功能。所以说有的人，特别是男孩子就很难控制自己的性欲望，会因为满足性欲望而结婚。那么到了新婚燕尔以后，欲望可以随时满足时，别的欲求又会起来。比如对方的思想、行为、处事方式等等是不是跟自己匹配等。

四、容易带来性心理和性生理困惑

生殖器只要没有器质性病变，它长短、大小、松紧根本不影响性能力的发挥，也不影响性体验感觉。受影响的是自己的心理状态，心里有担心、焦虑、害怕的感觉，或者另有思虑，这才是性能力的天敌。即便是偶有阳痿、早泄、性感缺乏等现象，只要心态好，双方都能正确对待，并且给予理解、鼓励、尝试、引导，都会正常性交成功。有的时候只需要换个时间，换个空间，换个环境，换个姿势，换个气氛，就什么都解决了。不懂得这一点，就会陷入看病吃药，无效换一个医院再看的死胡同。最后失望、自卑、失去信心，反倒真的丧失了正常的功能。弄得人去家散，生活一片狼藉，年轻轻的就神经衰弱，精神萎靡不振。

五、容易关注各种色情信息

性心理发展应该是随着年龄阶段的不同而了解不同时期的性知识，而各种色情信息大多是两性交合的内容，这对青少年无疑是起到拔苗助长的影响，加大了他们对自己性欲望的控制难度，从而走向上瘾的道路。使他们耽误学习阶段的主要任务，沉迷于性色情文化之中不能自拔。促使他们过早地接触性行为，导致身心的不良后果。

六、容易降低性享受的满足度

人类的性不是低级满足，更不是低级趣味，它可以承载很多高级的心理和身体的满足。比如性的愉悦和快乐性是任何事物都无法替代的。再如性的功能不仅仅是生育和快乐，还是健体、延年益寿的最好手段。再比如，性的一些物质的情感是人类生命的动力之源等等。这些都是生活质量和生命质量提高的重要因素。

七、容易造成将性器质性病变和性功能问题混为一谈

95%以上的心因性性功能障碍症患者，目前都分流在内科、外科、神经科、泌尿科、生殖科等场所，使性生活障碍的问题没有能够得到有效的解决。

八、容易给女性造成难以挽回的损害

你是我的恋人、爱人、情人、老婆，所以你就应该无条件地满足我的性欲望，否则就是不爱我，使女性培养出了低自尊，从而给今后的子女教育埋下了祸根。因为在孩子的教育方面，女性总是担负着更多的责任和义务。

第三节　人们对性的错误认知

一、错误的性认知有哪些

（1）小孩子啥也不懂。随便糊弄、应付一下就可以了，就

是对他们做了什么，他们也不懂得是在做什么。

（2）性是大人们的事情，与孩子没有关系。

（3）性是不道德的，是见得人的，是肮脏的，是邪恶的事情。

（4）性是劳民伤财的，是损失，是输出体能的事情。

（5）男人的精液是十分宝贵的，“一滴精液十滴血”，所以要少射精。

（6）性是年轻人的事情，结婚生孩子后，上了一点年纪就不需要性生活了。

（7）性是只能够做不能够说，不能讨论的事情。

（8）性是“阳动阴静、阳施阴受”，女人主动是不应该的，是轻浮的举动。

（9）性生活就是单刀直入，射精就完，不需要学习成长。

（10）性行为是义务和责任，不愿意和勉为其难也是应该和爱的表现。

二、对性错误认知的危害

（1）忽视人类个体的性心理发展重要历程，使不健康的性心理恶性循环，祸害一代一代的子孙。

（2）会让人们过度地压抑性能量或是过度地放纵性能量，造成个体身心损害，得不到及时正确的治疗和纠正的话，会祸害终生。

（3）增加了人们遭受挫败感的机会和相互间不信任的因素及精神压力感；老公想改变一下做爱的姿势，老婆就骂他下流，还说他老不正经。

（4）增大了青少年明确人生目标的困难。

（5）降低了两性关系亲密感的层次以及自我满意度。

（6）降低了享受婚姻家庭生活的质量。

（7）降低了生命的意义和生命的品质。

（8）降低了人类性机能的特殊利用率。男女的性功能是有阶段性差异的。

（9）增大了性伤害被暴露的难度。

（10）强调了人们自然的动物属性的内容，而忽视了社会和心理属性的内容。

（11）增大了人们的自我掩饰性和自我虚假性的可能。

（12）降低了人们的幸福感和自信心。

（13）削弱了人们爱的能力。达不到全身心、全方位的爱和性的关怀。

第四节　青少年性心理的特点

（1）性好奇。自己的感知觉带给自己那么多的美妙体验，自己的生理发生那么大的变化。爸爸妈妈的一切举动以及自己的身体出处，还有男女为什么还有不一样的地方等，都会引起孩子们的求知欲和好奇心。他们会想一切办法了解答案。

（2）性害羞。自己的身体在一天天发生变化，自己的内心也开始对和自己不同的异性产生不同的想法，以至看见他们就想起那些不同的生殖器官和生理现象。这让他们脸红心跳，不敢正视内心的想法，产生羞怯感。

（3）性矛盾。一方面向往自己长大成人，独立自主地按照自己内心想法生活，一方面也清楚地知道，自己还需要时间和阅历去丰富自己，从而不得不克制自己的内心想法。自相矛盾，冲突挣扎。

（4）性隐蔽。当有了性心理现象在内心产生时，他们意识到了自己的秘密。因此需要独立隐蔽的空间，只想有个双方都认可的朋友，一起分享，不想被打扰。如，第一次遗精、来月经或对异性有好感时等。

(5) 性罪恶。受父母、家人和学校、社会的影响，对性想法、性欲望、性感觉等不能够自然而然地交流诉说。加之没有正确而科学的方法和渠道了解和掌握性知识，解决自己的性问题，所以对自己的一些行为持否定态度，但是又控制不住去做了。这时就产生罪恶感，可能困扰他们一生。

第五节　青少年性心理问题的具体表现

一、自慰的烦恼

严格地讲，凡是用手作工具而在本人身上取得性兴奋的行为，就叫做自慰。但广义地说，任何自我发动的这种行为都适用自慰的名词，我们甚至于可以不很逻辑地，把不用任何物质的工具而只用想象的行为达到性爱目的的行为，叫做“精神的自慰”。自慰本身并没有坏处，反而有很多好处。它的坏处在于社会对自慰的态度，以及这种态度在神经敏锐的人的心理上所引起的反应。社会的态度使他感觉羞愧，让他忏悔，使他再三地决心向善，立志痛改。可是性冲动的驱赶并不因此而减低势头，终于叫他的向善之心随成随毁；叫他旧忏悔的热诚犹未冷却，而新忏悔的要求接踵已至。这种不断的内心的交战挣扎，与挣扎失败后的创伤才是自慰的真正恶果。到处求医问药，效果甚微。以至社会功能严重受损，无法上学、工作，不敢结婚等。

二、偷看黄色录像等的困扰

在青春期前后无意中看见男女性爱的碟片，或无意中看见父母或他人做爱等，沉浸其中不能自拔。过后由于心虚，见到别人看他，还以为人家看出了他内心的秘密，久而久之发生人际恐惧症，由于过度紧张，身体感觉有些不适，就认为是自己有病，走上了长期求医问药的道路。

三、父母管教过度严厉，受到性侵害不敢声张的烦恼

父母一方或双方太过严肃苛刻，以致孩子在外或者就是亲人亲戚对其性侵，也不敢表露。要么长期受害，要么愤怒憎恨，形成强迫性、反社会性人格特点。有的还产生抑郁和焦虑恐惧情绪不能自拔。

四、异性父母过度溺爱，分床时期无端延长的恶果

对自己的性别身份认识模糊，或对异性产生厌烦、敬畏等，导致精神障碍，神经敏感，难以完成正常性行为，有的形成对异性敏感度减低，成为性低能者，使他们成年后对性活动恐惧，对异性冷淡，没有性自信，甚至拒绝性接触等。

五、对自己性别角色认识模糊，难以确认性别身份

父母内心喜欢男孩或者女孩，有意无意地把孩子当成异性喂养和夸赞，加之后天他人的强化，使个体生活在边缘状态，难以完成恋爱结婚的任务，甚至出现同性恋的倾向。当然，同性恋的形成还有其他一些因素。

六、性心理发育迟滞，用幼稚的方式表达性欲

比如性变态的现象：暴露癖、窥阴癖、挨擦癖、恋物癖等，都是在第一次性兴奋体验强烈后，形成的上瘾性心理行为。

七、纯粹不知道怎么样进行性交合，却到处看不孕不育病

结婚好几年，老婆还是处女的男人们。有一对夫妻结婚3年了，妻子还是处女。在咨询中得知，他们的所谓性生活，就是男人趴在女人肚子上，直到困了就各自睡觉。大人带上夫妻俩到处看不孕不育症。还有一对夫妻，结婚2年来，男人只是在女人大腿根部或阴部摩擦生殖器，也因为没有怀孕到处求医问药。还有的夫妻，跟妻子只是睡在一个床上而已，根本不接触妻子身体，自己躲在浴室自慰。如此等等大有人在。

八、幼年性游戏给孩子带来的困惑

在藏猫猫、过家家、结婚等游戏中，大龄一点的孩子对小孩子的性侵犯。随着年龄增大，逐步懂得了那意味着什么后，内心留下的痛苦的阴影，跟随他们一生，形成婚恋障碍。

九、自家亲戚、朋友、邻居、熟悉的陌生人对孩子的性侵犯造成的心理障碍

表亲兄妹、堂兄妹、叔伯、楼下商店售货员、餐饮店人员、保安等，利用晚上被大人安排在一张床上睡觉的时机，或利用他们认识孩子的大人的便利条件，在孩子吃饭、买东西、玩耍等过程中进行性侵犯。孩子逐渐长大后，才明白过来，因此留下心理伤害，形成性心理障碍。

十、父母本身的性心理障碍对孩子性心理发展的影响

那些年轻时期就开始单独抚养孩子长大的父母，长期把自己的思想感情全部投放在孩子身上，难免把性欲望压抑起来，

有意无意也把对丈夫或者是对妻子的感情强加给了孩子，让自己从感情上离不开孩子，过度保护和占有孩子，从而导致孩子性心理发育迟滞。有的妈妈还跟成年的儿子有性接触，有的爸爸也不知不觉中跟女儿有身体接触等事件时有发生。

笔者经常接听到有这样经历的人的来电咨询。有这类经历的男人、女人，在自己的个人感情和性经历中，很难接受别人，导致无法恋爱结婚，或者婚后难以完成夫妻性生活。有的父母还做出很多千奇百怪的行为，企图阻碍孩子们的正常夫妻生活。

第六节　青少年性问题的诊断与治疗

一、几种性心理问题的神经性病态的表现

（1）对性欲的克制和拒绝。他们有性功能完善的表现，但是一到关键时期就偃旗息鼓，无法完成性行为。

（2）自身心理发育停滞或性欲望过度抑制。发生强迫思维或行为倾向。

（3）自身力不从心。因为错误的性观念和性态度，对性行为的时间、次数、生殖器的长短等没有信心。

（4）不同时期性欲增减带来衰弱。喜欢跟自己青春期比较、跟他人比较等，感觉自己心有余而力不足。

（5）遗传影响。同性父母的软弱性表现、性格等影响。

（6）精神病性的衰弱。意识障碍、精神障碍等。

（7）人际困难带来的性无选择。与异性接触的机会少，没有可选择的异性朋友。

（8）不良嗜好带来性恐惧。视频恋、自恋、嫖娼恋、文字恋等。

二、青少年色情成瘾的诊断

1. 网瘾的鉴别诊断标准

先要用网瘾的标准去套，看他们是不是上网成瘾。其次再做进一步的鉴别诊断，分析其是色情成瘾还是游戏成瘾等。

以下8个题目，如果有5个项目是肯定的，就可以断定个体患有“网络成瘾症”，其前提条件是每天上网超过4个小时，具体题目如下：

（1）你是否着迷于互联网？

（2）为了达到满意你是否感觉需要延长上网时间？

（3）你是否经常不能控制自己上网或停止使用互联网？

（4）停止使用互联网的时候你是否感觉烦躁不安？

（5）每次在网上的时间是否比自己打算的要长？

（6）你的人际关系、工作、教育或者职业机会是否因为上网而受到影响？

（7）你是否对家庭成员、治疗医生或其他人隐瞒了你对互联网着迷的程度？

（8）你是否把互联网当成了一种逃避问题或释放焦虑、不安情绪的方式？

2. 色情成瘾的诊断

（1）在上网期间，每次都控制不住要浏览色情信息和图片。

（2）每次浏览色情信息和图片的时间超过10分钟。

（3）浏览和观看色情网站时，心理上和身体上都有所反应。

（4）看完色情信息和图片时，有性冲动，以至晚上或没人的时候就自慰。

（5）看完色情信息和图片时，见到异性就想入非非。

（6）看书学习时也想起色情网站上的东西，根本无心学习。

（7）一个人或躺在床上的时候，就开始想着那些东西难以入眠，伴有自慰后才能够睡着。

（8）整天想着跟性有关的事情，这种性心理问题的影响已经超过 1 个月以上的时间。

以上同时具备 3 条以上时，可诊断为色情成瘾。个体肯定的条款越多越严重。

三、青少年性心理障碍的诊断

（1）生活中有致病因素的存在，并且时间超过 3 个月以上。

（2）同性恋和性变态的诊断，需要看其年龄是否超过 25 岁，还没有超过 25 岁不宜确诊。

（3）来访者为此感觉很困扰、很痛苦，不断诉说跟生殖器、泌尿系统有关的症状。

（4）来访者的社会功能已经紊乱，无法正常地学习、工作、生活。

（5）来访者在成人带领下就医，语言表达多为成人替代，自己默不作声、低头不语。

（6）反复诉说生殖器部位不适、疼痛、胀满等，医学检查并无大碍。

（7）已经经过各类医院的医学治疗，效果均不明显。

（8）经过医生及仪器检查没有发育不良，没有器质性损伤。

（9）性心理检测结果支持诊断。

以上各条，来访者同时具备 2 条以上可诊断为性心理问题或性心理障碍。

四、青少年性心理问题的治疗

1. 认知行为疗法

讲解科学的性知识，尤其是青少年阶段的性心理现象，指导他们正确地自慰，告诉他们到了一定的生理和心理发育阶段，适当地采用一些手段来满足自己的性欲望和性能量是正常而有效的。自慰本身是没有任何问题的，只有不正确的自慰才是有害的。所谓正确的自慰即一是方法正确（用手握住勃起的阴茎，用力适度，速度适度，时间适度）；二是频率正确（每周3次左右）；三是生理和心理卫生正确。

2. 意象对话疗法

改变他们潜意识的意象。

3. 放松训练

缓解他们紧张焦虑的情绪。

4. 催眠暗示疗法

直接改变他们的潜意识。

5. NLP简快疗法

尤其适合没有安全感、自卑、没信心、胆小懦弱，有焦虑、愤怒、抑郁等情绪的来访者。

专家寄语

心理感受永远骗不了人。青少年人虽小，但感受比成年人更真切，因为他们更纯真，更简单直接。

第二章

医务工作者应该掌握的性心理知识

第一节 自慰是自我愉悦的方式之一

我接诊到的很多人是因自慰引起的心理问题。的确，不当自慰也许会形成类似于强迫症的状态。尽管是这样，手淫也是人的正常健康的性行为。自慰本身没有问题，不正确的自慰才是问题。

一般来说，自慰引起心理问题的人，有以下原因：

（1）不了解自慰是常见而正常的性心理发展行为，听凭外界不同目的的说辞，受到不良暗示。据调查，男性99%的人都有自慰现象，女性比例低些，但也占到46%的比例。

（2）成长压力太大，不知道如何应对，偶然手淫之后体验到了身体放松后的快感，从而找到了自我身体释放的渠道，一发不可收。而身边的言论告诉当事人，这是道德败坏的不良行为。当事人因怕被他人知道而感到羞耻，他会控制自己不要那样做，但身体的发育和心理的依赖让他们产生冲突，便形成过分的“想”去停止或戒除自慰，反而会强化他们的欲望，成为不做吧想做，做完了又后悔、自责的强迫状态。这就是心理学上被称为反向强化的机制。

一旦当事人陷入强迫思维的陷阱后，就会产生强迫行为，自己无力控制，反而发现自己自慰得更频繁了，同时也造成当事人出现焦虑的情绪障碍或情绪失控。这时因焦虑紧张情绪和失控行为相互强化，反而更加无法自控，使人陷入一个无力控制自慰和焦虑不安、担心害怕的恶性循环中。有的人就会因此得上强迫症。

(3) 不了解正确自慰的方法，往往采取短平快解决问题，从而让身体依赖上这种快速摩擦刺激，导致早泄。因此被误导为早泄进行治疗，疗效不是很好，引起焦虑不安、担心害怕的负性情绪体验，惶惶不可终日。

第二节 性与爱

据世界卫生组织公布的数据，87%以上所谓的身体疾病，实际都是心理上的问题。而在性功能障碍问题中，95%都是心理因素导致的，称为心因性性功能障碍。

也就是说，只有很少的器质性性生理问题在迫害着人们的身体，而绝大部分是心理问题在损害和影响着人们的身体健康。可见，身体的健康已经到了心理健康身体才会健康的地步。在未来的医疗过程中，不掌握心理学知识，将不会是一个合格的医生。因为真正的医生是治未病而不是治已病。

作为性，它是人类维持生命的必要元素之一（吃、喝、便、泌、性），是人一生的事情，贯穿人的整个一生。性是和我们的生命紧紧地联系在一起的，人人都是性的产物。而现实生活中谈性色变的现象还很普遍，人人心里都在想的问题，却抑制着不说出来；人人晚上都会做的事情，却始终避而不谈。这难免显得有些对自己不真诚。性知识似乎我们并不缺乏，但是科学的性知识，我们是很缺乏的。正所谓性盲比文盲多，就是这个意思。

一、性爱是人的基本权益

1. 性爱的特征

人类的性，包含了生理现象、心理现象和社会现象三层意义。作为生理现象，性离开人的意志、情感而可以单独存在，成为性心理的动因。作为心理现象，个人的意念对人的欲望和性行为，起到控制作用。作为社会现象，正常而健康的人在实施性行为时，必须尊重和考虑社会规范的要求内容，进行自我约束。

性爱本身有三个特点：一是双方的主动性。包括身体与心理主动。二是情感性。双方对对方有深厚的情感，并且想通过性交合的方式进一步表达自己对对方的爱恋和接纳。三是互动性。这个互动不仅仅是指身体某部分的互动，更多的是体验的互动，语言的互动，表情的互动，姿势动作的互动等等，是需要两个人用全身每个细胞去完成的运动。

2. 性心理过程

性心理内容包括：性别过程，性别角色过程，性欲望过程，性动机过程，性对象选择过程，性操作过程，性体验过程，性后果责任过程八方面的内容。

3. 什么是性行为过程

性行为包括性主动性、性情感性、性互动性三个内容。它是通过平台期、兴奋期、高潮期、平缓期四个过程来完成的。

4. 什么是和谐的性生活

和谐的性生活，是在性行为过程中，充分体验到身体、心灵和精神上的满足和快乐。是由平台到兴奋，由兴奋到高潮，由高潮到平缓的愉悦的身体细胞、精神心理刺激运动过程。更是相互身体、心理、情感互动感染的高级上瘾行为。

5. 性与爱的区别

性可以：

（1）通过语言刺激，身体接近对象。

（2）体吻唤起性欲。

（3）抚摸激起性兴奋。

（4）互相感染激励到达高潮。

（5）后果责任承担。

（6）性幻想、意念性行为。

爱会通过：

（1）用行为、语言传递情感，为对方付出物质和感情满足。

（2）更加深入地了解对方的内在品质。

（3）建立身体和心理的信任关系。

（4）通过“性”过程表达更深的体贴和关爱，满足生理和情绪需求。

（5）相互情感依赖，成为彼此的心理归宿。

（6）彼此忠诚扶助，彼此拥有。

（7）互尽义务责任，互享权益慰藉。

（8）相互集生活伴侣、心灵伴侣和性伴侣为一身，满足对方存在需要。

（9）共同抚养性的成果——下一代，完成生命和爱的延续。

二、性的几个过程

1. 性别角色

性别：男女识别、性心理试探。

性别角色：

个体对其性别角色的认同和尊重态度决定其自我角色的认知和了解。

（特例：男人身躯却有着女人般的言行：“伪娘”，女人身躯却象男人一样的举止：“女汉子”）

性冲动—性视觉、性触觉、性感觉—性兴奋

性别角色—性身份

在生理和心理上感受到愉悦、快感、满足时形成的兴奋阈，决定个体性趋向（特例：同性恋，恋物，恋兽，恋情节、情景等）。

2. 性的欲望

个体生理和心理→本能、情感的冲动 + 情感表达 = 性的欲望。

生理表现：心跳加快，血液迅速流动循环，呼吸急促，生殖器勃起，收缩、充血、分泌物涌动

心理表现：兴奋，愉快，想拥有，想融入、纳入，亲密、接近感

3. 性对象的选择

有了纯生理现象本能的性冲动以及性心理满足的需求，个体会根据自身的情感需要，物色性能量的释放对象，从而保持身心平衡。健康正常的人会在异性间、同龄间寻找和感觉。心理异常或变态的人，会在特定事物、特定场景、特殊感觉上或是同性身上、无反抗能力的人身上满足。如恋物癖、恋老癖、恋童癖、窥阴癖、施虐癖、受虐癖等。

4. 性的动机

性的动机与个体自身文化修养、价值观、人生观、生活态度、家庭教养、人格品质、性格特点、个体生活环境、对性的科学知识的掌握、对性所持态度和观念等认识有关。性侵犯、性犯罪往往跟性动机有关。

5. 性的操作技巧

在相识的异性间，情感达到一定深度时，在双方都自愿的

情况下，可能产生性行为。这个过程包括：

（1）性唤起：语言表达，表情交流，眼神传递，气氛的制造，视觉的引导等。

（2）性爱抚：情绪、身体的抚爱和触摸，让个体心理和生理有充分足够的准备后，用性器官交合的方式满足性活动的条件。

（3）性行为包含身体、心灵情感的结合与容纳的过程。

（4）性抚慰、性身体结合完成后，生理、心理、情感三者达到充分慰藉和满足。

6. 性的功能发挥

是指性操作过程中双方性机能的最大功能表现。

（1）心理情感的最大发挥。

（2）生理细胞功能的最大发挥。

（3）性能量的最大释放。

（4）性态度、性观念的最大开放。

（5）性经验的最大利用。

（6）性想象的最大发挥。

7. 性行为过程的体验（情绪、情感）

是指身心、情感、身体细胞在性活动过程中的美好享受和最大满足。正常性心理者一般都能够得到深刻体验。那些性冷淡、性感觉不明显、无性高潮体验、性感觉抑制等性心理障碍者，达不到这个层次，甚至会有相反的体验。

8. 性的后果责任

（1）怀孕。

（2）避孕。

（3）终止妊娠。

美满和谐的两性关系是建立在与性对象的良好情感关系和相互悦纳的基础之上的。必须保证双方性关系的正常性、合理性、健康性、合法性、伦理性。

值得特别关注的是性功能发挥。因为其影响因素很可能是配偶一句不当的话语，一个不满的眼神，一种厌恶的表情，一个不安全的环境，一个突然的声音，一个不当的想象等等。

因此，完美的两性关系，离不开性配偶充分的合作、理解、配合、互动。因为正常的性是两个人的事情，不是一个人的事情。

第三节　性心理问题与生理的关系

一、感知觉与性

性机能一小部分是受身体本能、神经系统支配，更大一部分是受感知觉的刺激以及感情因素的影响。而感知觉以及情感通过神经系统传达到大脑中枢，负责性知觉的部分便会发挥作用。

感知觉是属于心理思维活动范畴的，如：

（1）强迫性的思维和行为会导致性器官不作为。

（2）心理暗示对生理的影响。每人每天都在接受着各种心理暗示，接受暗示性强的人，很容易受到广告、书刊、影视画面、性对象的态度的影响，很可能让男人雄风扫地，这就是心理不配合自己的身体反应引起的阳痿。

（3）心理暗示强度因人而异。那些性格内向、敏感、懦弱、害羞、自卑、胆小、很在意他人言行举止和脸色的人，心理上容易对性事情产生焦虑，出现性心理严重障碍，会导致性观念和性反应出现问题。这些人容易产生焦虑情绪，焦虑又会让他们紧张不安，紧张不安通过注意力分散来影响性能力的正常发挥。

二、性唤起

性唤起是一种由生殖器反应，中枢神经系统唤起，对性刺激的信息加工和行为的相互作用而产生的情绪和动机状态。性唤起包括主观性唤起和生理性唤起。主观性唤起是性唤起的情绪体验，包括对自主唤起的意识、期待反馈和被激发的欲望；生理性唤起是由生殖器组织的血管舒张所引起的，对于女性来说这种反应引起生殖器充血和阴道润滑，对于男性来说这种反应引起阴茎勃起。

性唤起是人类性行为的首要和重要环节，性唤起的水平会影响到性活动的质量和性活动中的情感交流。因此，研究影响男性性唤起的各个因素，对于提高人类性活动的质量，促进社会和谐及人类社会的发展非常重要，同时也具有很重要的临床意义。

个体的人格特点对个体行为的影响是非常重要而广泛的，人格作为一个非常重要的心理因素，也有其生理基础，它对男性性唤起水平的影响可能主要是通过对行为的调节和生理机制来实现的。情绪唤醒、注意过程和性态度等认知因素对男性性唤起的影响也不容忽视。情绪具有动机功能和组织功能，不同的情绪唤醒对性唤起产生的影响也不同。注意过程使个体的心理活动指向并集中于某一特定对象，在性活动中把注意指向和集中于不同的对象也会影响到性唤起的水平。个体对性所持的态度不同，其性唤起水平也有差异。所以，结合已有的研究结果，表明在性活动中男性的人格特点、情绪唤醒、注意过程和性态度等心理和认知因素对男性的性唤起水平产生影响，并且有可能影响到随后的性行为。

然而，男性在性活动中，其人格特点、情绪唤醒、注意过程和性态度等心理和认知因素对其性唤起水平的影响可能并不是单一的，可能有几个因素同时在起作用，而且这些因素之间可能存在交互作用。因此，在治疗男性性唤起方面的问题时应从问题的根源着手，通过矫正和完善男性的心理和认知结构以提高其性唤起水平和性活动质量。

三、性问题的治疗

目前最先进、最科学的治疗是心理治疗配合生理治疗。

（1）正确诊断：器质性性病变、心理性问题。

（2）性心理治疗。

（3）性生理治疗。

（4）性药物治疗。

（5）手术治疗。

四、性心理保养

性，伴随着人的一生，是肌体新陈代谢、循环往复的一种途径。

1. 合理宣泄性能量，正确地自慰

由于现代社会人们生活水平的提高，性机能也随之提前发育成熟。青少年在十三四岁时都基本发育完成，达到了成年人的生理水平。加之人们衣着暴露，性诱惑、性事件、性活动场所等随处可见，而过正常的性生活却还要等到 20～22 岁的年龄，社会才允许。所以，在接近六到八年的时间里，自慰不得不说是缓解人们性压抑、合理释放性能量的安全有效的手段。但也给一些人带来了心理困扰。比如想戒又戒不掉，认为自慰会造成身体疾病等。其实正确合理的自慰没有什么坏处，只有不正确的自慰才会危害身体。成年人每周自慰不超过 4 次，方法正确，注意心理、生理、环境卫生，就不会有太大的伤害。

2. 合理使用性产品

随着物质的丰富生产，各类性产品充斥着市场。另外，结婚需要各种大量的条件，所以，很多大龄单身者、结婚两地分居者、独身主义者，不得不借助性产品来满足性快感。从性健康的角度看，运用性产品解决了很多人的性饥渴问题，也让很多人产生了对这些东西的心理依赖。

3. 正确理解人类的性需求阶段

性需求，其实从婴幼儿时期就有，孩子对小朋友的生殖器感觉不一样时就开始了，一直到成人时期的性活动需要的产生。每个阶段的性心理和生理需要层次是不一样的，需要了解的性知识也是不一样的。而人们了解的性知识大都只是性交合的技巧而已。那只是很少的一部分，而且是在没有掌握基本性知识的情况下就赤裸裸地看见的。比如，比较生殖器大小，比较用时长短等等，这往往很有害。

专家寄语

性是一个过程，不仅仅是一个行为，因此，性爱需要更多的是良好的情绪，是彼此的情感，是心灵的共鸣！

第四节 性能量合理释放才是人性、科学而健康的

一、性抑制

性的生理需求和情感、亲密感的需求是人类的本能，也是

基本的需要。而性抑制的产生，受职业、环境、经济条件、家庭条件、家庭人际关系紧张等影响。性抑制往往比性放纵给身体带来的伤害要大得多、深得多。因为性放纵大不了身体疲劳，精子暂时消耗完竭，但是只要休息时间到位，饮食营养及时补充上，很快就恢复过来了。而性压抑带来的是生理、心理、情绪、信念、压力等等方面的损害，这些很难恢复过来，很可能还造成肌体细胞癌变。具体表现：

1. 幼年的性侵犯经历

过去看到的、听到的、遭遇到的经历很可能已经造成了性心理障碍，从而对性事物回避、恐惧、害怕、厌恶、抗拒、抵触等。

2. 患性病心理

因某次事件刺激，感觉自己患有性病，不敢再跟性伴侣过性生活等。

3. 疑病症问题

总是把大量时间和精力用在证明自己得了生理疾病上。

4. 强迫症问题

一种跟生殖器有关的病感，总是困扰着自己。

5. 性交疼痛问题

因为内在有心理障碍，导致生理肌肉过度紧张干涩，在性活动时发生不适和疼痛的现象。

6. 性回避的问题

心理和生理上都抗拒性接触的现象。

7. 性偏好得不到满足问题

每个人都有自己的性体验嗜好，自己不好意思表达出来，也不好意思让配偶配合。或者自己的性偏好太过离奇和难堪，性配偶不是很愿意接受等。

8. 性观念、性态度问题

由于从小到大接受了不良的影响，认为性是不道德的，丑陋的，见不得人的，是品质败坏的，是不应该想也不应该去做的事情，因此从内心不愿意接受跟性相关的事情。

9. 性对象选择缺少的问题

没人关心自己的性需要，自己也没有可以选择的性对象，更不敢有其他性行为的想法，以致发生身体方面的疑虑、思虑甚至是不良感觉等。

10. 两地分居问题

性伙伴之间很久才能够见面亲热的现象，会导致所谓的早泄现象。

11. 身体缺陷问题

身体过度肥胖，或者有什么残疾，不方便性爱等。

二、性放纵

是指由于自身某方面或情感需求没有得到最大的满足，企图多对象、多次数达到满足的性心理现象。具体表现有：

1. 性吸引心理

难以抵抗性的诱惑和吸引，放任自己的欲望，短时间内进行多次性行为。

2. 性猎奇心理

认为性对象越多越能够满足，想知道每个异性有什么不同，从而不断更换性对象的行为。

3. 性征服心理

由于虚荣心或者面子等原因，把异性想办法得到、拥有，去证明自己一些什么的行为。

4. 性愤怒发泄心理

由于受到某种因为性活动而引起的伤害性记忆，而在配偶身上，或者是其他异性身上发泄不满情绪的性行为。

5. 低级享受心理

由于生活中很多事情得不到满足，只有在性活动中才能够体验到满足感的本能满足，不在意情感满足的现象。

在这个问题上，人们往往只关注了性放纵的问题而忽视了性压抑的问题。其实性抑制的问题比性放纵的问题更难以解决，因为这甚至会引起人的精神心理障碍。因为性放纵是因为人们性知识的不足，不懂得以合理正确的方法满足自己，有些人会采取非法手段去满足自己的欲望。为了遏制这种现象，人们所谓的道德意识和国家一些机构，无形中更强调了性放纵的问题，而忽视了人们正当、正常、合理的性满足本能问题。

三、恶劣的夫妻关系是导致男女性功能障碍的重要根源

异性之间的关系靠情感来维持，性是情感发展到一定阶段时的最高表达的正常行为。

婚姻中的夫妻关系以和谐美满的性生活体验来维持。夫妻关系不好，相互看不惯对方，或者总是感觉到伤害和鄙视，是很难有和谐的性生活的，性功能也难以发挥正常。尤其是那些本身就有性心理创伤的人更是如此。那些性格强势、控制欲强、啥都要自己说了算的人，容易给对方造成性压抑，从而发生性心理障碍。还有家庭暴力现象也容易导致性冷淡。

专家寄语

过分强调性放纵是透支能量，过分压抑性能量是制造身体和心理疾患！

第五节　和谐满足的性生活对男女的利弊

一、对男性来说

（1）和谐满足的性生活可以消除疲劳、解除困乏。

（2）可以增加愉快感和幸福感，提高生活满意度，从而提高生命价值。

（3）可以增强自信，提高事业成功率。

（4）合理适当的性生活可以促进新陈代谢，达到延年益寿的目的。

（5）促进夫妻感情和婚姻的稳定。

（6）可以提高自信心。

（7）可以避免婚外性的发生。

二、对女人来说

（1）和谐美满的性生活可以促进内分泌，减少妇科疾病的发生。

（2）可以达到美容肌肤、延缓衰老的目的。

（3）可以提高自信心，改善内在气质，促进自我成长。

（4）可以愉悦心情，提高家庭幸福感和责任感。

（5）增加夫妻信任度，减少家庭矛盾，保持婚姻稳定安全。

（6）可以稳定情绪，改善家庭气氛，给孩子提供健康有利的成长环境。

（7）可以增强女人在婚姻里的安全感，从而更加能够促使女人人格独立、情感独立。

三、性心理障碍的分类及形成原因

1. 分类

（1）性身份障碍。

（2）性别偏好障碍。

（3）性趋向障碍。

（4）性感觉障碍。

（5）性功能障碍。

2. 原因

一般来说，是生物学与社会因素以及遭遇生活事件共同作用而产生。

（1）性染色体的异常。

（2）大脑颞叶受损，精神障碍患者。

（3）从父母那里复制（遗传因素）。

（4）社会环境因素，家庭、学校、生活周围的人们的影响。

（5）自己遭遇相关性事件的影响（看到、听到、感受到、经历到的等）。

专家寄语

治未病是医学的前途，身心同治是医学的发展未来！生理治疗加心理治疗才是科学而合理的治疗。

第三章

电信咨询人员应该掌握的性心理健康知识

第一节　接电话的基本礼仪

一、接线的礼貌用语

接起话筒："你好！××泌尿专科医院。请问你有什么需要我们帮助的?"

（1）不能够边吃东西边接电话，如嚼着口香糖等。

（2）不能够带着不良情绪接线。

（3）说话时保持微笑。

（4）态度和蔼、亲切、了解、同情、耐心。

（5）正确对待性。

建立自己良好的性态度和性观念，学习科学的性知识。性，就像我们吃饭喝水一样平常，是维持我们生命的元素之一。

二、接线的心理准备

（1）忌谈性色变。每个人都是性的产物，说性应该像说吃饭喝水一样自然平静。

（2）每个来电都可能有不一样的问题提出。

（3）可能是自己认为尴尬的问题。多为试探型人群，他们缺少勇气，以让你尴尬来助长自己的威风。

（4）面对性语言骚扰。多数为性心理有问题的患者，或者是性压抑者，是需要心理帮助的人群。

三、了解对方的基本资料

基本资料包括：

（1）年龄，姓名，学历。

（2）婚姻状况。

（3）住址，联系方式。

（4）是怎么知道这个网址或者是电话的？

第二节　了解对方的问题所在

一、相关资料

（1）性经验情况。

（2）问题是什么？

（3）发现的时间，发生了什么，与什么人有关？

（4）有些什么症状表现？

（5）目前状况怎样？

二、合理回答问题

（1）直接解答的问题。有关医院情况的回答类问题，有关基本的性知识问题，需要你直接建议的问题。

（2）承诺。我们可不可以给对方解决。

（3）转诊的问题。初步判断他的问题，然后建议他去医院的心理科进行检查诊断，制订治疗方案，进行科学治疗。或者是超出自己回答范围时，可转诊。

第三节 怎样接听骚扰电话

一、性骚扰的应对方法

利用自己的智慧和泰然自若的态度，争取他的配合。你越是表现反应难堪，他就越是认为达到了目的，他会越来越精神。听他说，然后问他说完了没有，并加以引导治疗。如果对方保持一边通话一边自慰，就直接挂断电话。

（1）学会随机应变。多了解性心理常识，多了解心理和治疗步骤。性心理治疗主要有：催眠疗法，意象疗法，认知疗法，心理暗示疗法，夫妻行为训练疗法，物理按摩疗法，性心理情绪疏泄法等项目。生理治疗主要有：肌体按摩治疗，仪器替代治疗，手术治疗等。

（2）性心理服务项目和内容的介绍讲解。

（3）自己要心平气和、自然地对待性话题。

（4）了解到对方咨询的目的仅仅是骚扰时，直接挂机，来几次挂几次，不说任何话。

（5）对方不顾人格尊严骚扰时，可以将电话保持通话，而自己则该干啥干啥。

二、接线的语言艺术

（1）少用判断性的语言。所谓判断性的语言，就是肯定或者是否定的语言。如：你那是什么什么；那是抑郁症；你是早泄、阳痿、性无能；你不要悲观失望，你太自卑了；你太没有什么什么了等等。容易给对方再次造成心灵的伤害。记住，我们帮不了他都可以，但是我们不能够给他们增加心理压力或者是负担，甚至是伤害。

（2）多用中性的语言。所谓中性的语言，就是：我对于你的情况深表同情；我非常理解你现在的心情；我们经常遇到这类问题，你别着急，我们一起来想办法解决；我会尽力了解你的情况……

（3）建议性的语言。就是商量性的语言。如：你最好到我们性心理科去确诊一下好吗？你最好去我们心理科做个身心全面的检查，以便弄清楚你的问题，找到合理的治疗方案好吗？你如果能够跟家里的人好好沟通一下，说不定还会有意想不到的收获，建议您怎么怎么，等等。

三、接线后的处理记录

（1）养成记录在案的习惯。

（2）每个咨询来电都要记录。内容包括：来电时间，谈话内容，基本资料，解答处理意见，对方反应态度，问题类型，求治愿望等。

（3）接到特殊病人的来电，更要详细记录他们的之前和之后的语言气氛表现。如：扬言要自杀的人，有强烈愤怒情绪的人，扬言要报复他人的人，精神分裂症，边说边哭泣的人等等。通话时间也要记录。

专家寄语

心正人坦然，身正人正气，意诚人不慌，为人心不乱！

第四章

教育工作者应该了解的性知识

第一节　老师应该了解的性健康教育知识

孩子各阶段应该接受的性知识内容有：

一、幼儿阶段

（1）拉尿、拉屎的隐秘性，要到厕所这样的隐蔽地方解决。

（2）性别角色的确认，男性女性的表现差异性以及功能不可替代性。

（3）尊重孩子的隐私部位，大人首先不促使孩子生殖器轻易示众。

二、4～6岁阶段

（1）生命的来源与出处，大致的母体子宫生育过程。

（2）生命的重要性、珍贵性、不可替代性以及一次性，热爱生命的表现。

（3）生殖器的重要性和私密性、排他性，爱惜以及保护背心裤头以内部位的原因。

三、1～2 年级阶段

（1）人体基本部位、名称及作用。

（2）生物繁衍后代的方式，包括植物、动物类。

（3）男人、女人的功能。

（4）背心和裤头覆盖的地方是自己的隐私，任何时候不许任何人触碰，包括自己的家人、亲戚、邻居、朋友，老师等。更要讲清楚保护措施。

（5）同学、朋友、爱人的区别以及身体接触界限。

（6）尊重自己的隐私部位就是尊重自己、爱护自己的表现；对未成年人随意触及这些部位是伤害行为。如果遇到要坚决反对，反对无效要及时告知家人，寻求帮助，因为这是对方犯错误，自己没错。

四、3～4 年级阶段

（1）人的生命诞生的基本过程。

（2）友情、爱情的意义以及交朋友的方法跟界限。

（3）性别角色的社会规范与准则。

（4）跟陌生人交往、相处的方法和尺度。

（5）单独与异性、陌生人交往的方法。

（6）发生违背自己意愿的情况时解决的办法有哪些。

（7）发生对自己侵害的事件时都有哪些解决途径。

五、5～6 年级阶段

（1）两性生殖器官的功能。

（2）女性月经及经期卫生保健常识；男孩遗精生理现象注意事项。

（3）男孩女孩两性的心理差异，男女孩之间的理解、沟通、合作与互助。

(4) 男孩女孩形体美与适合自己年龄特征、性别特征的服饰美。

(5) 男女产生好感、相互吸引的心理意义。

(6) 与异性交往的方法与礼仪。

(7) 性骚扰的行为举止有哪些表现。

(8) 如何防范性骚扰，保护自己。

(9) 性侵犯中的求助与救助的途径和方法。

(10) 学会识别漫画、书刊、网络等媒体的不良信息，避免受黄色信息的影响。

(11) 毒品样子、艾滋病、性病的传播基本知识。

(12) 吸毒场合，性病、艾滋病的传播途径以及预防措施。

六、初一年级阶段

(1) 青春期概念。

(2) 第一性征、第二性征器官功能发育及保健。

(3) 女生与月经初潮，男生与遗精。

(4) 正确面对自慰、性幻想等个人隐私。

(5) 学会正确的异性交往。

(6) 生命孕育的过程。

(7) 避孕的必要性和方法技术。

七、初二年级阶段

(1) 暗恋的优缺点。

(2) 青少年性冲动与性冲动的排解方法。

(3) 自己被异性吸引与吸引异性的心理特点与生理反应。

(4) 面对熟人、亲人的性伤害、性骚扰时的拒绝方法。

(5) 如何跟异性同学相处。

（6）如何识别网友。

（7）如何拒绝他人提出的性行为。

八、初三年级阶段

（1）初恋的特点。

（2）爱情的意义和特点。

（3）性、爱与婚姻彼此间的关系。

（4）堕胎的后果责任以及婚前性行为的责任与后果。

（5）避孕和性病防治。

（6）如何拒绝网络异性的见面要求。

（7）各种避孕方法的了解以及合理选择避孕方法。

九、高一年级阶段

（1）生殖系统的疾病与预防。

（2）性态度、性观念的重要性。

（3）对不同性取向者（包括同性恋者）的尊重。

（4）网络交友及约会的技巧与自我保护措施。

（5）性爱与婚姻的关系。

（6）理性分手与失恋调适。

（7）正确处理恋爱与学习的关系。

（8）失败的恋爱关系双方的获益是什么。

十、高二年级阶段

（1）如何跟喜欢的异性相处。

（2）受孕时机、过程及常见的错误观念。

（3）人工流产对身心的影响。

（4）法律对性行为的规范。

（5）亲情与爱情的权衡。

（6）相爱与婚姻的前提条件。

（7）婚前需要准备些什么。

十、高三年级阶段

（1）不同婚姻家庭的环境对家庭成员的影响。

（2）家庭成长背景对个体的影响。

（3）父母关系对孩子的影响。

（4）家庭中男人女人的责、权、义。

十一、大学阶段

（1）如何建立亲密关系。

（2）如何处理恋爱与学习的关系。

（3）什么是真爱。

（4）了解自我内在，尊重自我需要，合理、合法满足自己所需。

（5）理性解决分手及失恋情绪。

（6）培养自信心，重振精神风貌，让自己成为自己满意的、想成为的人。

专家寄语

孩子之所以会做错事，是因为他们不知道什么才是正确的。知道了，也就不会做错了。

第二节　一个心理咨询师对目前教育的一点思考

近年来，社会上不时发生一些令人匪夷所思、痛心疾首的事情。在大街上行走时随时可能被人砍杀；好端端的孩子因为老师一句话：做不好你就去跳楼，就真的跳楼自杀；身为人民教师却利用权威和学生的无力反抗性侵数名小学生；二三十岁的人了，不工作，不恋爱，不出门，还以死相逼，让父母给自己钱花；偷来汽车后发现里面有婴儿，为了掩盖自己行为而残忍杀害无辜生命抛尸荒野；出现交通事故后不是先救人的生命，而是考虑自己的错误怎么样能得到掩饰，为了少一些麻烦而斩尽杀绝；给自己看病做手术的医生，还遭到砍杀，死伤多人；生存所需的食物里却被加入致癌甚至致命的添加剂；救命所用的药品却可以导致不明病毒来袭……如此种种，数都数不过来。

难道真是人们病了？如果真是病了，那社会、民族得病就不远了。一定另有原因，绝没这么简单！这一切的一切，应该只是结果的呈现，原因一定在别处。

了解一下作为一个人所具备的属性以及出生以来的成长过程，也许能够找到一些答案。

我们都知道，作为一个人类，他像自然界的任何生命一样，具有人的属性。这个属性也称为人性。所谓人性就是一个人特有的维持生命的那些内在和外在的因素。外在，不言而喻是衣食住行，是父母、配偶、子女，是生存手段，是隶属关系，是性别角色，是群居动物等等。而内在，是为生存，为向往的事情和害怕的事情做些什么；是思考、情意和爱的传递互换；是信任、创造、学习；是友善、同情、真诚；是相互平等的接纳；是基本的情绪情感的满足；是集很多优点和很多缺点于一身；是独一无二的珍贵；是生生不息的延续生命的使命……

人类之所以比其他动物容易生存，数量较为众多，最大的原因是食量少，食物广而杂，还会创造。这是人类作为大自然物种的一大优势。但是人类也同时有一个劣势，那就是哺育期和独立生存期最长。少则五六年，多达十七八岁。现实生活中还有三四十岁仍然依靠父母存活的，还不在少数。人类还有一个特点，就是替换抚养，所谓养儿防老。我把你养大成人，在我丧失生存能力后，你反过来再给我养老送终。这就是替换抚养。另外，人类既有优点也有缺点的特点，就注定了人们要学习与改变。在动物界里，只有人类是这样。亚洲人学习模仿欧洲人，欧洲人了解模仿亚洲人。低级动物界，老虎威猛，狮子绝不会把自己变成老虎或豹子。它们遵从和接纳自己就是狮子，好好捕食喂养幼狮，直到幼狮学会了自己捕食，就由它而去，母狮则毫不犹豫地转头就走。

而当人类感觉自己不如或者劣于某人时，就想变成他。自己变不了，就想办法让下一代变成那样。人类个体独一无二的特性就因此而被一点点地扼杀在了摇篮里。无形中成年人要求个体按照自己的需要而生存，从而把别人真正的自己以及自我感受掩埋起来。以至于人们丧失了自己的独特性，不得不带着厚厚的面具做人，活在别人的眼、口的评价中。自然，在遇到有悖权威、教诲的事情时，第一反应就是掩盖事实真相，以免遭到责备、指责与惩罚。最终模糊了人性中重要的对自己、对他人、对生命的尊重和真爱。

我们知道，人类跟其他动物相同的一个特点是：感知觉都会在母体中发育成熟，出生后几乎不需要后天培养就可以拿来运用。所以动物生下来就会凭嗅觉自己找妈妈身上的乳液生存。有的动物刚生下来几个小时就会跟随妈妈一起步行迁徙。

再来看看人类的生长过程。从妈妈肚子里出来开始，我们就被大人们包围着，簇拥着，按照每个大人的喜好，穿戴打扮着，逗趣着。所以人类感觉自己很高贵，动物很低级。我们利用所有可以利用的事物，来让我们自己的孩子比其他同类更优秀。因此，就忘记了他作为人类生命的延续者，应该遵从的人类内部属性，而是把自己内在需要的，寄托和强加在这个生命里，然后以此去炫耀自己打造的这个成果，并以此为荣。我们所有他身边的成年人，每时每刻都在给他们传授：如何懂事，如何听话，如何有礼貌，如何有规矩，如何成绩好，如何有权势，如何光宗耀祖，不能够这样，不能够那样等等这些体面的、外在的事情。我们的下一代为了获得成年人的爱和庇护，为了生存下来，便学会了讨好，学会了坐享其成，学会了油光水滑，学会了推卸作为个体人的责任和掩盖责任，学会了远离自己内在的感受去迎合别人的感受和眼光，也学会了如何不被批评、指责、抱怨。

这就让人们作为一个人，内心的基本需要——被爱着，被认同，被鼓励，被承认，被肯定的人格品质始终处于饥渴状态；让我们作为一个人，一个独一无二的个体的自我存在感，始终无法立足。我们不能够遵从内在那些真实的感知、感受、想法，只跟随外在的要求——不应该如何，不应该做什么，不应该对不起他人一相情愿的付出等等，使我们也忘记了自我感，忘记了人的那些内在属性，从而只有人体而没有人性。人不是人，人只有衣食住行等外在的物质条件的提高和丰富，却没有人生活着是自在、轻松、满足、平静的内在需要。

纵观家庭、学校、社会：听从父母的就是乖孩子；学习成绩好的就是好孩子；有名牌大学文凭的就是好苗子；有钱的就是好汉子；逢迎巴结就有好位子；能打能杀的就是硬汉子。而这一切的判断标准都只停留在外在看得见的硬件指标上，人性的内在品质被掩盖在物欲横流的纷繁和噪杂之中，难以确认。为了迎合这些成年人心目中的乖孩子、好孩子、好苗子、硬汉子、好位子形象，人们就更是违背内心真相，把注意力集中在自己那点私利、私欲上。只是想着如何逃避责任，如何少受惩罚，如何比别人更有优越感和炫耀的资本，如何在最短的时间里得到想要的，如何付出少还获得多等等。于是攀比炫耀、投机取巧、结党舞弊、结伙欺压等恶行随处可见。就这样培养出了我们的不平衡感，压力感，自卑感，无意义感，甚至是丧失自我、丧失人的内在品性。结果就会只要别人没看见，没听见，就啥事情都可以做；自己不如别人时，就打压、使坏、欺负；比不上别人时，就做些事情去拉低对方，污染对方，让对方显得跟自己差不多，心里才平衡。

这些家庭传授的利父母感受的教育，学校传授的只有共性没有个性模子式的教育，社会上一桩桩实例冲击性、警醒式的教育等，都有一个共同之处，那就是注重外在行为符不符合别人的要求和期望，忽视了个体内在作为一个独一无二的人的个性感受、意志、思维、情感、情绪特点里面的创造品质、自信品质、真实品质、合作品质、接纳品质、爱的品质等。这些品质恰恰是我们独立生存真正需要的。而到了我们需要的时候，我们才发现自己身体里的这些东西都没有长出来，于是不知所措，焦虑感、无力感、无助感、无意义感、压力感等就会袭击我们，让我们感觉痛苦难受。即使存在着，也找不到自我价值，或者是低价值和低自尊。紧跟着就是身体的不适，神经功能紊乱的亚健康状态。

这些教育的后果，也让我们认知上出现固定模式、思维定势、错误信念。如目光短浅，只顾眼前利益，不顾后辈人的生存问题和生活环境等等，以祸害自身的方式求生存的现象。这样，我们就越来越见识短，认知浅薄，看问题没有深度，陷在困惑当中。而且心态不安而浮躁，心情压抑而低沉，性情攻击而暴戾，人格扭曲而不完整。让人们误以为一切都向外求才是对的，从而忽视了自身的内在智慧和能力。

我们知道，外在的东西可以来也可以去，而内在的东西是只要你拥有了，就一直都存在，永远是你的。向外求的结果是最终一场泡影，游戏一场，你会陷入更大的丧失的不安、虚空之中。而向内求，修养心灵，时时看见自己内在的真相，你的智慧和能力会越用越多，你会越来越自信、自在，踏实和安全。因为只有认清了自己，了解了自己，才会真正了解这个世界，人性也才会保持和延续。所谓的素质和修养，就是由内在而起的。认识自己，更多的是对我们内在知情意的复杂运作模式和结构的了解，这是一个很大的工程，远远超过我们身体器官的结构，和外在物质条件的满足。

我们也看到了，世界上那些大家认可的好的教育方式，无一例外都是从内在品质的建立为目标的教育。也只有从培养内在品质为着眼点的教育，以人的基本属性为前提的教育，以孩子成长需要为目标的教育，才是真正的好的教育。而这些，用道德教育、思想教育是无法替代的，更不是一回事情。道德品质是一个功能性的品质，它应该是建立在身体健康、人格健全独立、生存幸福独立、情感满足独立基础上的附加品质。它是不带有控制性的，是自律的一种品质。也只有当一个人身体和心理都成熟，作为一个真正意义上的社会自然人以后，才谈得上道德范畴的那些事情。而且道德不应该随便乱用，那些既不利己也不利他的事情才是不道德的。利己或利他的事情都是好的小事情，既利己又利他的事情才是最大、最好的事情！

我们通过教育所学的东西，应该是既注重基本知识的积累又注重内在品质的建立的大好事情。我们所受到的教育，应该是：懂得真假，善于应对；了解真相，澄清事实；尊重生命，维护同类，接纳自我，善待他人；保全自己，利于人类；维护自己，反抗侵害；保护幼童，扶助老弱；同情不幸，补给不足；独立自主，自食其力；平等公正，贫贱不欺；利用自然，回馈自然；来于情爱，归于天地（生命是父辈用美好情感种下的种子，当然还是要坦然地回归到最美好的地方。有什么能够比天、地更美好的呢?）女人是地，男人是天。

说到这里，我想答案基本浮出水面了。

还是我们的“教化”出了问题。是家庭教育、学校教育、社会教育一起构成了对人外在事物的教化，而忽视了内在部分的教化。或者说也注重了内在的部分，可是运用的方法和手段让他们向我们想要的相反的方向发展了。比如：我们只是站在自己利益和感受上去要求他们不能够做什么，却不告诉他们可以做什么。没有站在被教育者个体“人”的权益的角度去引导，去给予他们成长的空间和能力。我们所使用的方法只是：比较、批评、指责、忽视、冷漠、否定、厌恶、嫌弃、贬损、挑剔、伤害……唯独把他们最需要、最在意、最渴望、最不需要外求的无条件的爱，他们自己内在真实的感受，他们作为个体人的认可、肯定、信心等，不肯拿给他们。我们只是为了满足我们的面子，我们的任务，我们的愿望，我们的喜好，而把他们当成实现这些的工具。我们的家长、老师、社会导向人是多么得吝啬啊！

而这样的结果，就是大家都戴着面具做人。要么外表一个样子，内心另外一个样子；要么拼命地去讨好他人只为得到认可和肯定；要么掩盖事实真相，让自己看起来光鲜亮丽，强势非凡，其实内心非常脆弱而虚脱。他们一生都在想尽一切办法掩饰那些在别人看来是不足和错误的东西，生怕生命中那些重要的他人瞧不起，批评和指责自己，甚至习惯性地害怕任何人看不起自己。就这样活在他人的口中、眼中，丧失了自我，丧失了创造力，丧失了正确理解事物原貌、了解自己内在真相的能力。所以我们变得复杂而浮躁，变得眼高手低，变得思想狭隘、行为退缩，变得目光短浅只顾眼前自我的那点利益。我们便没有大的人生格局和规划，没有勇气为自己真正想要的生活付之行动。只好想一些弥补和掩饰的方式维持内在的暂时平衡，从而生活在矛盾、纠结、冲突和痛苦当中。

爱是越给予别人自己不减还增的东西。无条件地爱下一代，给他们独立个体人应该有的尊严、权益和生命生存空间和自我抉择、自我负责的能力，让他们按照自己的内在需要去存在，去生活、工作、成长，这才是最好的教育。

所以我要说，教育的本质应该是真爱！我们都已经很缺爱了，我们就不要再让我们的下一代再在没有真爱的环境中受罪地生活了。否则我们就太贫穷了，贫穷到拿人性、拿内在品质不当回事的地步，还把外在的东西当成内在东西那样去专注和重视。这也许就是造成我们压抑、困扰、迷茫、无能为力地痛苦呻吟的根源。

还给人们自己想要的生活吧！每个人都有每个人的人生，这个人生的主角应该是他本人做主，别人无法替代！这就是生命的真相！

第三节　爱是一切教育的核心

教育的过程是爱心的完美运用；教育的手段是重复暗示；教育者的职能是爱心和责任心；教育的目的是使个体心理健康，人格完善，自我真实，内外协调一致。因为个体的一生在12岁之前基本定型，所以学习文化知识只是一小部分人生内容，更多、更大的任务是自我内心结构的建立。

一、合格的幼儿园老师的标准

既然幼儿园的阿姨赋有这么重要的职能，那么什么样的阿姨才称职呢？

（1）必须有真正的爱心：爱孩子的心。

（2）必须有耐心：不厌其烦的容忍、包容、陪伴之心。

（3）必须有创造的心：在自然的环境下创造性地游戏。

（4）必须热爱幼教工作：把自己融入到孩子的角度开展工作。

（5）必须像妈妈一样公正公平地对待每一个孩子（这一点很难，因为孩子的妈妈也不一定能做到。但是阿姨必须要做到）。

（6）必须坚持原则：无论何时何地，人前人后都应正确地对待每个孩子。

（7）必须尊重每一个孩子：孩子也是独立的个体，应该像对待大人那样的态度去对待他们。

（8）老师必须让孩子喜欢自己：孩子越喜欢来到你身边，越喜欢跟你在一起，越说明你对这个孩子好。

（9）必须要有幼教工作专业知识的资质。

（10）必须人格健康，心理健康：他们能够控制和识别自己的情绪，而不是把自己的不良情绪发泄在孩子身上。

如果做到以上几条，才有资格做一名幼儿园的阿姨，也才能够保证孩子在你这个环节有可能健康成长。

另外，幼儿园阶段主要是发展好孩子的自我意识和语言表达能力，学会拿笔、拿书、认图就可以了。主要内容是游戏活动，是有规则地玩而不是认字写字，是做好上学前的心理准备，对上学充满向往，因此没有必要布置作业。望子成龙的父母千万不要，也没有必要替孩子抄作业、改作业。

二、培养孩子在幼儿园跟同伴关系的适应性

保证孩子活泼可爱，不惧怕，不退缩，喜笑颜开，举止自然，少哭少闹，行动自如，爱去幼儿园跟伙伴玩耍，开心快乐，是这阶段成功的教育的最终成果。

三、方法

方法很简单，就是各种游戏活动。跟老师互动，跟同伴互动，在游戏中学习成长。

专家寄语

幼儿园老师只有爱心还不够，更要有耐心和情趣！

第四篇

性心理障碍的诊断与治疗

第一章

性心理障碍与性治疗

第一节　性心理障碍的分类

一、性功能障碍的整体分类

性功能障碍分为两种，一是器质性病变类，二是心理因素致病类。分别称为器质功能性和心因性。然而，据研究表明，性功能障碍的发生有95%以上是心理因素导致的。这是什么原因呢？

我们知道，性是由一个个过程组成的，任何一个环节出了问题，都会引发性心理障碍。性功能障碍属于性的第五个阶段——性能力的发挥。这一过程的问题主要表现在两个方面，一是性行为失调，症状有：勃起不足、偶发性早泄、偶发性性冷淡、性欲不足等。二是性行为障碍，症状有：长期阳痿早泄、不射精、性交疼痛、阴道痉挛等。

产生心因性性功能障碍的原因有很多，一是个性原因。生性胆小怕事，内向自卑，敏感，在乎他人评价的人，是易感者。二是家庭教养环境的影响。父母双方或一方对子女要求严格，特别是在与异性交往一事上纠缠不休，反复训斥，认识偏激。给孩子灌输一种错误思想，认为性是不道德的、肮脏的、丑陋的、耻辱的，使个体在发展过程中拼命地压抑自己的性意识萌动，从而产生问题。三是性知识宣传缺乏系统而正确的渠道，大部分是通过书刊、影视、碟片、网络等来获得。而这些内容几乎是越过了性过程的前五个环节，直接进入性操作和性体验阶段。这难免因强烈刺激而发生不良后果，以至出现性心理误区的问题。四是盲目手淫造成躯体不适反应，乱投医无效而对自己的性能力缺乏信心。五是听信广告对号入座，乱用壮阳药物，形成药物依赖。六是夫妻感情不和，缺乏沟通交流，性生活勉强，达不到性满足，体验不到性快感，以至对性产生厌恶感，造成性功能失常。长期如此，就会发展成性功能障碍。

二、男性性功能障碍的类型

所谓心因性性功能障碍是指：成年人不能够进行自己所希望的性活动；对日常生活或社会功能有所影响；符合症状标准至少 3 个月；不是由于器质性疾病、药物、酒精及衰老所致的性功能障碍，也不是精神障碍症状的一部分，存在 1 种以上的性功能障碍。

1. 性欲减退

指成年人持续存在性兴趣和性活动的降低，甚至丧失。表现为性欲望、性爱好、性思考或性幻想缺乏。这种感觉已经持续了至少 3 个月以上。

2. 阳痿

指成年男性有性欲望，但是难以产生或维持满意的性交所需要的阴茎勃起状态。如性交时阴茎不能勃起或勃起不充分或历时短暂，以至于不能插入阴道，但在手淫时、睡眠中、早晨醒来时可以勃起。具体表现为：

（1）在做爱的初期可以充分勃起，但正要性交时或射精前，勃起消失或减退的情况。

（2）能够部分勃起，但是不充分，不足以性交。

（3）不产生阴茎的膨胀。

（4）从来都没有过性交所需要的充分勃起。

（5）仅在没有考虑性交时产生过勃起。

3. 早泄

指持续地发生性交时射精过早，导致性交不满意，或阴茎未插入阴道时就射精，继发于勃起障碍者。具体表现为：

（1）不能够推迟射精以充分享受做爱的过程：射精发生在进入阴道前夕或刚刚进入阴道后；在阴茎尚未充分勃起进入阴道的情况下就射精。

（2）并不是性行为节制，继发阳痿或早泄。

4. 性乐高潮障碍

指持续地发生性交时缺乏性乐高潮的体验，同时往往伴有不射精或射精显著延长。

主要表现是：

（1）从未体验到性高潮，或者有一段时间有性高潮，之后就没有过了。

（2）和任何性伙伴性交都没有过高潮体验。

（3）高潮快乐只是在睡眠时有过体验，从不发生于清醒状态。

（4）与性伙伴在一起时出现性高潮体验，但是不是阴茎进入或保持在阴道里的时候。

5. 性交疼痛

指在性交的时候，不是因为阴道缺乏润滑或阴道痉挛，也不是局部病变引起的，而在进入时或进入后感觉疼痛难忍，或者至少不舒服。

6. 对异性不产生性欲望

但是对同性，对某种物品，对某些肢体部分却能够产生性欲。如恋内衣、内裤，恋手脚，恋丝袜等。

7. 其他情况

（1）想象中可以勃起，但在实际的两性性行为时无法勃起。有意淫依赖倾向。

（2）跟一些人可以完成性交，但跟另外一些人却无法完成。如，跟妻子不行，跟情人却可以等。属于性行为模式转移。

（3）控制不住地在公共场合想用生殖器挨擦、触及别人身体的行为。

（4）克制不住地想偷窥异性私处，偷拿异性特殊物品等。

三、女性性功能障碍的类型

1. 性欲减退

指成年女性存在性兴趣和性活动的降低，甚至丧失兴趣。表现为性欲望、性爱好、性幻想缺乏。这种感觉已经持续了至少 3 个月以上。

2. 冷阴

指成年女性有性欲，但是很难产生或维持满意的性交所需的性交时生殖器的适当反应，以至于性交时阴茎不能够很舒服地插入阴道。主要表现为：

（1）性交时生殖器反应不良，阴道润滑差，也没有温度。

（2）阴唇缺乏适当的膨胀。

（3）做爱初期有阴道润滑，但是不能够持续到阴茎舒服地进入。

（4）在所有性交的场合都没有阴道润滑反应。

（5）在自慰时，在和某些性伙伴做爱时，在并不打算进行阴道性交时可以产生阴道润滑。

3. 性高潮障碍

指持续地发生性交时缺乏性乐高潮的体验，同时伴有厌恶心理。主要表现是：

（1）从未体验到性乐高潮，或者有一段时间有性乐高潮，之后就没有过了。

（2）和任何性伙伴性交都没有过高潮体验。

（3）高潮快乐只是在睡眠时有过体验，从不发生于清醒状态。

（4）与性伙伴在一起时出现性高潮体验，但是不是阴茎进入或保持在阴道里的时候。

（5）在某些情况下可有性高潮体验，但是越来越明显地减少。

4. 阴道痉挛

指性交时阴道肌肉强烈收缩，致使阴茎插入困难或引起疼痛。表现为：

（1）阴道周围肌肉群的痉挛阻止了阴茎进入阴道或是进入不舒服。

（2）从未有过正常的反应。

（3）一段时间性活动的反应相对正常，然后发生阴道痉挛。

（4）不发生阴道性交时可以产生正常的性反应。

（5）对任何性接触都恐惧，并力图避免阴道性交。

5. 性交疼痛

指在性交的时候，不是因为阴道缺乏润滑或阴道痉挛，也不是局部病变引起的，而在进入时或进入后感觉疼痛难忍，或者至少很不舒服。甚至在性交整个过程中或是在阴茎插入深一点时发生疼痛。

四、男女性心理障碍的分类

有异常性行为的性心理障碍，特征是有变换自身性别的强烈欲望；采用与常人不同的异常性行为满足性欲望；不引起常人性兴奋的人物，却对他们有强烈的性兴奋作用等。

1. 性身份障碍

女性：

（1）持久和强烈地因为自己是女性而感到痛苦，渴望自己是男性，或坚持自己是男性，并且固执地表明厌恶女装，坚持穿男装；固执地否定自己的女性解剖结构，明确自己已经有或者是将长出阴茎；因此不愿意蹲着排尿，坚持站立排尿；还坚决不接受自己的乳房发育或来月经的生理现象。

（2）这种障碍表现至少已经持续半年。

男性：

（1）持久和强烈地因为自己是男性而感到痛苦，渴望自己是女性，或坚持自己是女性，固执地否定自己的男性解剖结构，断言自己已经有或者将长成女人；还固执地讨厌自己的阴茎和睾丸，认为自己的阴茎和睾丸即将消失，或者是最好没有。

（2）专注于女性常规的活动，表现为偏爱女性着装或者强烈渴望参加女性的游戏或娱乐活动，拒绝参加男性的常规活动。

（3）这种障碍表现至少已经持续半年。

2. 易性症

属于性身份障碍的一种。对自身性别的认定与解剖生理上的性别特征呈现相反心理，持续保持排斥自身性别特征和改变本身性别的解剖生理特征以达到转换性别的强烈愿望。并且要求变换为异性的解剖生理特征，如手术、注射异性激素等。其心理倾向纯粹同性恋，需排除其他精神疾病所致的类似表现；无生殖器解剖生理畸变与内分泌异常。

（1）期望成为异性并被别人接受，常希望通过外科手术或者是激素治疗而使自己的躯体尽可能与自己所偏爱的性别一致。

（2）转换性别的认同至少已经持续2年。

（3）不是其他精神障碍的症状或者与染色体异常有关的症状。

3. 性偏好障碍

属于性身份障碍的一种。表现为和常人不同的性兴奋刺激对象，把物品作为满足自己性欲望的基本条件。

（1）恋物症。

指在强烈的性欲望与性兴奋的驱使下，反复收集异性使用的物品。几乎仅见于男性。所恋物品均为直接与异性身体接触的东西。如乳罩、内裤、丝袜、纱巾、头发、鞋等。他们抚摸、嗅闻这些收集来的物品伴以自慰，或者是在性交时由自己或要求性对象持此物品，可以获得性的满足。为了收集这些物品不惜冒偷窃被抓的风险。甚至被抓后还是难以控制这样的冲动。这样的行为至少已经持续半年。

（2）异装症。

是恋物症的一种特殊形式。表现为对异性衣着特别喜爱，反复出现穿戴异性服装的强烈欲望并付诸行动。由此可引起性兴奋。他们穿戴异性服装饰品主要是为了获得性兴奋。当这种行为受到抑制时，可引起明显的不安情绪。他们并不期望变成或者是永远变成异性。这种行为已经持续半年。

（3）露阴症。

反复在陌生异性面前暴露自己的生殖器，以满足引起性兴奋的强烈欲望，几乎仅见于男性。他们反复持续地向陌生异性暴露自己的生殖器，然后伴以自慰的性唤起行为。甚至是对方越羞涩、惊叫、辱骂，他越能够获得性兴奋。他们并没有与看见他暴露的生殖器的人性交的意图或要求。这种状态至少持续半年。

（4）窥阴症。

反复寻找窥视异性下身、裸体或他人的性活动的机会，以满足引起性兴奋的强烈欲望。当看见时当场自慰或事后回忆窥视景象伴以自慰，以获得性满足。仅见于男性。他们没有同受窥视者发生性关系的愿望，也没有暴露自己的意向。

（5）挨擦症。

男性在拥挤的场合或乘坐公交车时，乘人不备之际，伺机以身体某部分、某器官摩擦和接触异性身体的某部位，以达到性兴奋的目的。他们反复地通过靠拢陌生人，紧密接触和摩擦自己的生殖器，没有与挨擦对象性交的要求，也没有暴露自己生殖器的愿望。这种表现和行为至少已经持续半年。

（6）性施虐与性受虐症。

指以向性对象施加虐待或接受对方虐待，作为性兴奋的主要手段。其手段为捆绑、引起疼痛和侮辱等，甚至可造成伤残或死亡的性爱行为。提供这种行为者为性施虐症，接受这种虐待行为为性兴奋刺激者为受虐症。至少符合以疼痛产生性兴奋，以侮辱满足性兴奋或以捆绑等形式满足性兴奋。施虐和受虐行为是极为重要的刺激来源或满足性欲所必需的，至少已经持续半年时间。

（7）混合型性偏好障碍。

以恋物症、易装症、施虐症、受虐症、窥阴症、挨擦症、露阴症等组合表现出的症状。

4. 性指向障碍

是一组与性发育和性指向有关的心理和行为障碍。指起源于各种性发育和性定向的障碍。从性爱本身来说不一定异常，但是某些人的性发育和性定向可伴发障碍。如个人不希望如此或犹豫不决，为此而感到焦虑、抑郁，内心极为痛苦。有的试图寻求治疗加以改变。

（1）同性恋。

对于自己的性定向或性身份焦虑痛苦、愧疚自责的表现。

（2）双性恋。

为自己的双性恋行为感觉懊恼、自责、不安、害怕的表现。

（3）性认同或指向不确定障碍。

对不确定自己的性指向非常焦虑或抑郁的表现。

第二节　心因性性功能障碍形成的原因

一、概述

性健康是生殖健康的基础，生殖健康是幸福生活的源泉。科学健康的性认知、性观念、性生活是人性自然发展和健康发展的标志，所以性是人的基本权益。健康的性心理能使人们人格健全，夫妻感情深厚融洽，家庭生活幸福美满，婚姻稳固牢靠，从而促进社会的安定团结和人际关系的和谐稳定。

然而，到目前为止，我国的教育制度里就根本没有性健康教育的位置。人们还处于不了解科学性知识的时候，就直接看到夫妻性交合的场景，从而误导人们认为恋爱就是性交、就是同居等的错误理念。甚至由于跟看到的性交情景比较而产生了性心理障碍现象。比如对生殖器的大小、性爱时间的长短不满等等。

笔者在多年的性心理咨询和治疗工作中，接触到了那些内心隐藏着秘密的人们，特别是他们在性心理发展的过程中的一些事情，导致他们性心理出现障碍。这种现象，不得不引起我们的思考和深入的探索。接触得多了，自然发现了一些具有规律性的东西。

为了人们的性心理健康发展，为了让目前还处于性无知状态的人们更多、更及时地了解一部分科学的性知识，闲暇之余，我整理和归纳了一些心因性性功能障碍的案例。找出了背后的原因，提出了一些防范策略，希望能够帮助人们正确地对待自己的问题，并且有效地预防和解决这类问题。

二、主要原因

1. 个性原因

生性胆小怕事，内向自卑，敏感，自我压抑，在乎他人评价的人，是易感者。他们从小缺乏正确的、科学的性知识教育。科学的性教育，应该从婴幼儿开始重视抓起，并且要根据人生的不同阶段进行不同时期应该掌握的性生理和性心理知识进行教育。从性理念、性态度、性发展、性动机、性对象、性机能、性情感、性行为、性乐趣、性后果、性责任等等方面入手展开。普及科学的性知识，让每个人都知道自己的性行为规范到什么程度才合适，让个体都知道，什么样的性举动是不可以接受的，是需要拒绝的。其实许多性侵犯和性犯罪都来之于性无知，而我们的家庭教育和社会教育中缺少这类教育。

2. 家庭教养环境的影响

父母双方或一方对子女要求严格，特别是在与异性交往一事上纠缠不休，反复训斥，认识偏激。给孩子灌输一种错误思想，认为性是不道德的、肮脏的、丑陋的、耻辱的。使人在发展过程中拼命地压抑自己的性意识萌动，产生问题。

3. 性知识宣传缺乏系统和正确的阶段性

大部分是通过网络、书刊、影视、碟片等来获得。而这些内容几乎是越过了性过程的前五个环节，直接进入性操作和性体验阶段。这难免因强烈刺激而发生不良后果，以至出现性心理问题。如不正确地从时间、体形大小长短等方面去比较，从而产生焦虑，甚至自卑。

4. 手淫

盲目手淫造成躯体不适反应，乱投医无效而对自己的性能力缺乏信心，加之医疗人员过度夸大病症后果，造成心理压力大，以至过分关注身体器官的感受，使焦虑、恐惧情绪加强。

5. 乱用药物

听信广告对号入座，乱用壮阳药物，形成药物依赖，破坏了生理机能。

6. 夫妻感情不和

夫妻缺乏沟通交流，性生活勉强，达不到性满足，体验不到性快感，以至对性对象或性行为本身产生厌恶感，造成性功能失常。长期如此，就会发展成性功能障碍。

7. 第一次性体验失败的心理阴影作怪

第一次性行为时没有成功，发生早泄、勃起不理想等，遭到打击、埋怨、自责等。

8. 第一次性情绪反应的刺激物不当

如恋裤头癖，很可能是在看见过女性暴露的裤头而产生了性兴奋情绪。再如窥阴癖者，很可能是看见过别人甚至是父母、家人做爱时引起了性兴奋情绪，或者父母一方有性心理障碍等而导致的。

9. 家庭中对婴幼儿、青少年缺乏性保护意识

人们总是把性行为和性意识与年龄、性别、犯罪和坏人、陌生人联系起来，把防范的注意力用在了这些人群中，反而对年龄差异大的，看起来老实的，同性别的人，或者是亲戚、朋友、同学、老师、邻居、叔伯、继父继母、兄弟、姐妹、代养代管人员等放松了警惕，总是想不起来防备他们。这就给道德败坏、素质低下、品质恶劣的家人、亲戚、朋友、邻居、老人等人创造了对我们子女做出侵害行为的条件。这种情况往往又被“家丑不可外扬”掩盖了起来，给受害者造成更深的心灵伤害，最终成为性心理障碍滞留在个体的潜意识之中，以魔咒的威力影响着他们的未来生活。

第三节　各式各样的生活事件对个体性心理的伤害

一、幼年遭受过性侵犯，形成心理阴影

与父母、长辈分床过晚，长辈有触摸其生殖器的习惯，导致性反应失常和性功能失常。

二、青春期之前的事件影响

在幼年性意识发展过程中受到过有关人员的性侵犯，以触摸和被玩弄生殖器为主要行为。在幼年时期受到过性暴力，以鸡奸、强奸、毁坏生殖器为主的行为。

三、青春期到婚前的事件的影响

在青春发育期，遭到过当场脱衣裤、游戏中身体的某一部位遭到过戏谑；性意识开始懵懂时，遭到心目中的性对象当众拒绝或者羞辱；曾经因为人为或意外等，使生殖器部位遭受过创伤；不正确的自慰行为（方法不当，每天几次，不注意生理和心理卫生）；等等。

四、恋爱时期的事件影响

失恋、被欺骗、被利用、多次打胎、遭受遗弃，因疾病、

意外事件丧失恋人等，情感受到过重创。

五、婚姻存续期间的事件影响

夫妻感情不和，长期吵架打架，打冷战的时候居多；性生活质量低，没有很好的体验过程，例行公事式的性交模式；任何事情上，尤其是在性爱过程中或者之后总是得到评判、指责、谩骂、侮辱、否定、歧视；动不动用性惩罚配偶，不做有效的思想感情交流；不尊重、不认同、不接受、不理解配偶以及他们的家人、亲戚、朋友；多次意外流产；生殖器各种疾病困扰；不良的变性偏好配偶无法适应；婚外情的影响……

六、强迫性人格障碍的行为习惯影响

由于从小到大，内心抑制，情感需求、安全感需求等很少得到满足，从而过分防御、保护自己，形成强迫型人格的特点。表现为洁癖，过分循规蹈矩，过分关注生理器官的感受，过分谨小慎微、追求完美等，也会制造性心理障碍。

七、个体性对象选择的机会太少

由于性格、性观念、性态度、人际交往问题或生存环境的影响等，使得身体和性欲望发育正常的个体，缺少机会正常发挥性机能，使他们长期处于压抑的状态，久而久之，出现废弃性功能退化状态。因为人体器官遵从“用进废退”原则。

第四节　其他性心理问题引起的性功能障碍

主要以生活中发生的不良事件刺激以及自身身体的某些疾病、缺陷、行为、性经历等引起的心理问题。

一、性自卑

夫妻之间关系不好，一方强势，批评、指责、谩骂、贬低对方，造成性行为失常，如早泄、阳痿、性冷淡、性厌恶等。对自己的性能力没有信心，自认不行。

二、性恐惧

由于某些性经历、情感经历，或者是身体某些病灶久治不愈，而对性产生回避、拒绝、恐惧的心理。未婚者不敢谈朋友；有朋友的不敢见面，主动提出分手；马上要结婚的推迟或不敢结婚；已婚者，不敢回家，不敢和配偶单独接近等。

三、性观念问题

认为性只是延续后代、传递生命的工具，有了孩子后就可以没有性了。如果配偶再有这方面的要求就是不合理的，不道德的，不正经的。或者认为人体的精子、卵子是人体的血脉，一滴精液十滴血，溢出体外就会大伤元气等等的错误观念。

四、性态度问题

从小受周围成人的评论的影响，对性采取排斥、贬低、回避、拒绝的态度。认为性是肮脏的，是低劣的，是见不得人的，是不可以说出来的，是丑恶的，是遭人唾弃的等等。

这些不良的态度和观念，深深地抑制着人们的性机能，这种抑制引起了免疫系统的强烈抗议，会通过身体各个部位的不适、炎症、疼痛、胀满等症状传递给你的感知觉神经，让你误以为身体产生了病变。于是就到外科、内科、神经科、泌尿科反复求医，最终难以达到满意的效果。

五、恐性病症

由于听说、看见性病的特征引起。或者是有过偶尔的不洁性接触引起的怀疑自己得了传染性性病。或者是恐惧艾滋病的发生。

六、性疑病症

总是怀疑自己生殖器有问题，不相信医疗检查。一般都有个性因素和生活事件积累。

七、性强迫症

不由自主地表现为生殖器部位不适，反复求医诉说身体的问题，反复强迫、后悔、自责自罪。如自慰后、偷看黄色录像后出现等。

八、早期性创伤事件的影响

早期性创伤事件留在潜意识的压抑，妨碍身体的亲密接触，出现性感受障碍。

第五节 心因性性心理问题的治疗方略

对成年男女来讲，为防止心因性性功能障碍的发生，应从如下做起：

（1）全面了解性知识，认识自己的生理结构和性心理发展过程。

（2）注意个人心理、生理卫生，勤洗勤换，及时扫除心理阴影。

（3）养成正确适当的性欲宣泄方式。如体育活动、交友。也可适当手淫，以每 3 天 1 次，每星期不超过 4 次，手握时用力适中，前后洗手、洗生殖器，环境安全没有打扰为宜。

(4) 适时结婚，过正常的性生活。

(5) 尊重性伴侣，有效表达自己的性偏好和性体验。

(6) 注重性生活质量，努力达到性情感、性高潮满足。

(7) 从孩子会走路开始注意培养他们的性身份识别，和性别角色的适应。

(8) 从孩子问“我是从哪来的”开始进行性知识普及教育。

第六节　“秒射男”与“萎缩男”的原因及改善措施

一、早泄

射精太快和关键时候不举，绝对是让男人头痛而没面子的问题。往往女人最妩媚、最温柔、最满足的笑容就出现在高潮过后，而你无法让你的女人性满足，就别妄想看到她那灿烂、迷人的笑容。

一般而言，早泄是指阴茎插入阴道1分钟内，或在阴道内抽动不足10次就射精。而且在有正常的性生活的情况下，每次都是这样。更严格的说法是阴茎未插入阴道就射精了，每次都是如此，才叫早泄。那些偶然出现的以上情况，不能够诊断为早泄。比如：首次接触异性身体时，太激动紧张，拥抱、接吻时就射；在没有正常规律的性生活的情况下，隔三差五才有性生活时，很快就射了；长期分居，几个月，甚至半年才有一次性生活，见面就性爱时射精快；没有合适的性伴侣，长期靠自慰满足性欲的男性，突然有了性伴侣，一接触其身体就射等等情况，需要心理诊断，不能够单靠生理诊断为早泄。

二、早泄原因

1. 夫妻关系不融洽

女性性格过于强势，导致男性心理弱势。

2. 婚前性行为

有些青年婚前发生性行为，由于紧张、兴奋，来得快、匆忙，婚后难以改变已经建立的方式。

3. 性爱次数太少

有些人由于工作生活紧张，或夫妻一方长期出差，因长时间未发生性交，性要求过分强烈而轻易早泄。

4. 异性交往少、性知识缺乏

在社会交往中与女性交往少，与女性在一起过于拘谨和羞怯，有些人对性知识缺乏，对性器官有神秘感，易紧张、恐慌，造成早泄。

5. 器质性原因

器质性原因造成的早泄常伴有不同程度的阳痿，如前列腺炎、精囊炎、糖尿病神经病变、精阜炎、尿道炎、包皮系带过短等均可发生早泄。

6. 居室环境差

如两代或三代人同居一室，性生活时过于匆忙，易发生早泄。

7. 性爱忽然中断

有些人婚后不愿采取应用避孕套及放置避孕环等避孕措施，而用体外方法避孕，因为双方把精力集中在撤出体外排精上，男方的过于紧张较易造成早泄。

8. 性对象非但不鼓励还打击、取笑等

性对象由于不了解科学的性知识或某些错误观念，在性爱时没有表现出良好的性感受、性反应，造成男性性自卑，从而胆怯、害怕。每次越想做好就越是很快收了兵。最后形成恶性循环的局面。

9. 性格懦弱，爱面子

性对象过于追求完美浪漫，控制欲强，给男人造成一定心理压力，生怕自己表现不好而遭到拒绝和轻视。

10. 自慰不当

由于长期采取自慰的方式宣泄性欲，而且每次自慰时间很短，用力快速摩擦而射精，形成了射精敏感的习惯。

11. 害怕失败的心理作怪

在第一次接触女性身体时，由于紧张和激动，很快就射精，甚至还没有接触生殖器就射精了，让自己很没有面子、很沮丧，而性对象也没有给再次进行的机会，因此留下失败的阴影，迟迟不敢轻易再尝试。偶尔有机会时，更加担心、害怕、紧张，可能还是很快射精。这样，就认定自己有毛病、不行而抬不起头。其实，这些都属于偶发性早泄，是正常的。只要自己有正常、规律的性生活机会，都是可以改善的。

12. 早期性心理创伤的影响

早年的时候听到过、看到过跟性爱有关的事情，或者自己经受了性侵害等事件影响。

三、自我调整的方法

不想抓狂就要早作防治。

第一，使用避孕套，使龟头没那么敏感。一个不行就套两个。

第二，每天坚持两次摔打阴茎10~15分钟。方法就是取站立姿势，用一只手握住阴茎根部，在一光滑平整的物体平面，上下左右摔打阴茎。力度以不感觉疼痛为准。注意：有勃起时停下，疲软时再摔。不能够在摔打中射精。坚持3个月左右见效。

第三，著名性学专家吴阶平教授在其编译的《性医学》中，对阴茎“捏挤法”作了重点介绍，称此法防治早泄的成功率可达95%以上。此法由女方具体操作，分三个阶段进行。

第一阶段：在无性交情况下进行。男方取仰卧姿势，女方坐于一侧，女方把拇指放在阴茎龟头系带部位，食指和中指放阴茎另一侧，在冠状缘的上下方捏挤压迫4秒钟，然后放松。不管男方是否有射精感觉，每几分钟捏挤1次。捏挤力的轻重与阴茎勃起程度成正比。充分勃起者，用力捏挤，无勃起者，用中等力量捏挤。这一阶段需要4~5天。

第二阶段：在性交情况下进行。取男下女上式，阴茎插入阴道前，女方用手捏挤阴茎3~6次，时间方法同上。阴茎插入阴道短时停留后，即拔出再次捏挤。再插入运载快要射精时，男方提示女方下来捏挤。直至阴茎在阴道内可停留4~5分钟时，即可加快摩擦速度，让其射精。此阶段约需2周时间。

第三阶段：为阴茎根部捏挤术。在性交中进行，取男上女下式。阴茎插入阴道后，女方一面间断捏挤阴茎根部，一面主动进行摩擦，直到阴茎可在阴道内停留10~15分钟射精为止。该阶段需3~6个月，疗效才能持久。

四、阳痿的原因

要了解阳痿问题，首先来看看它的原理。勃起问题就是性唤起的问题。性唤起是一种由生殖器反应，中枢神经系统唤起，对性刺激的信息加工和行为的相互作用而产生的情绪和动机状态。性唤起包括主观性唤起和生理性唤起。主观性唤起是性唤起的情绪体验，包括对自主唤起的意识、期待反馈和被激发的欲望；生理性唤起是由生殖器组织的血管舒张所引起的，对于女性来说这种反应引起生殖器充血和阴道润滑，对于男性来说这种反应引起阴茎勃起。

性唤起是人类性行为的首要和重要环节，性唤起的水平会影响到性活动的质量和性活动中的情感交流。因此，研究影响男性性唤起的各个因素，对于提高人类性活动的质量，促进社会和谐及人类社会的发展非常重要，同时也具有很重要的临床意义。个体的人格特点对个体行为的影响是非常重要而广泛的。人格作为一个非常重要的心理因素，也有其生理基础。它对男性性唤起水平的影响可能主要是通过对行为的调节和生理机制来实现的。

情绪唤醒、注意过程和性态度等认知因素对男性性唤起的影响也不容忽视。情绪具有动机功能和组织功能，不同的情绪唤醒对性唤起产生的影响也不同。注意过程使个体的心理活动指向并集中于某一特定对象，在性活动中把注意指向和集中于不同的对象也会影响到性唤起的水平。个体对性所持的态度不同，其性唤起水平也有差异。所以，结合已有的研究结果，表明在性活动中男性的人格特点、情绪唤醒、注意过程和性态度等心理和认知因素对男性的性唤起水平产生影响，并且有可能影响到随后的性行为。

然而，男性在性活动中，其人格特点、情绪唤醒、注意过程和性态度等心理和认知因素对其性唤起水平的影响可能并不是单一的，它由几个因素同时在起作用，而且这些因素之间可能存在交互作用。因此，在治疗男性性唤起方面的问题时应从问题的根源着手，通过矫正和完善男性的心理和认知结构以提高其性唤起水平和性活动质量。

五、影响因素

1. 自身性性格特点问题

比如有性心理发展的问题的男性，他们身体是男性，可是内心好像是女性，也有女性的某些特点，比如不喜欢主动直接地要求性爱，喜欢被动爱抚、逐渐宽衣解带的情况下进行性爱。

2. 自身性格害羞怯懦

还有的男性见到女性就紧张，不自在，不知道该做什么，他们难以跟异性建立亲密关系，而跟同性在一起却很放得开，感觉也很轻松自如，更容易建立亲密关系。这类男人如果遇到他们不太喜欢类型的异性，夫妻感情有问题，或者在第一次性接触中自己感觉到羞愧等情绪，就很可能勃起受到影响。

3. 性对象的影响

有的性对象太强势、生硬，对性爱抵触、不配合、黑着脸、语言攻击等，更会影响到男性的勃起。

4. 强迫倾向

有强迫思维和强迫行为的男人，很容易被性问题困扰，不管在性问题上遇到什么让自己不满意的事情，都很可能引起勃起能够问题的出现。

5. 夫妻感情危机

出现夫妻情感裂痕，也可能引起阳痿。比如感觉妻子不喜欢自己，瞧不起自己，心不在焉，批评指责等。

6. 妻子红杏出墙

知道妻子有外遇自己又无能为力有效解决问题，也可能引起男性不勃。

7. 有婚外情

自己有婚外情，对妻子感到愧疚，也可以引起勃起不能。

8. 自身性行为不检点

有不洁性行为，害怕传染给妻子，有心虚等情绪也会引起勃起障碍。

9. 有同性恋倾向

那些有真同性恋倾向的人，面对妻子或女友也很难勃起。

10. 个人性偏好

有的人有各自的性偏好，性对象不满足其性偏好，从而性欲望很难被唤起，造成不勃。

11. 失败经验的影响

有过性交不满意的经验，内心纠缠在失败的情绪中，害怕再次失败的心理也会引起不勃。

12. 小的时候跟父母等亲人分床较晚

父母等亲人溺爱男孩，从小跟他们睡觉，他们常有以触摸其生殖器表示宠爱的行为和举动，使孩子形成习惯性地抗拒勃起的心理机制。

六、解决办法

（1）放松自己的神经。
（2）排除脑子里的杂念。
（3）专注感受身体。
（4）争取对方的良好配合。
（5）求助性心理专业帮助解决。
（6）在专业医师指导下用药。

专家寄语

没有哪个人是天生就会完成生殖本能的，性爱也需要后天学习完善。所以第一次性爱不成功，或者夫妻分居过长，初次性爱失败，都不代表性功能一定有器质性病症。

第二章
性心理问题及心因性性功能障碍的治疗步骤

第一节 拒绝接受女性特点的女孩

一、一般资料

某女，现年 13 岁，初一学生。西安市人，父亲为销售人员，母亲在金融系统工作。夫妻经常两地分居，孩子两岁到九岁一直跟奶奶一起生活，上五年级时才被父母接来一起生活。

二、主要临床表现

动作行为像个男孩，表示不愿意成为女孩子，讨厌女孩子的那些青春期的麻烦事情。什么月经，什么还要把屁股包起来，胸部还撑得那么高，穿衣服难看死了。如果没有胸多好，不如割了去。男孩子多好，不用面对这些事情，他们拿得起放得下，体魄结实，脸皮厚，经历得起风雨。不喜欢和女孩子玩，她们很小气、玩不起等等。想变成男孩子。吃纸，吃书，咬笔，吃笔。认为自己有病，自己不正常，不男不女，近乎变态。

三、了解到的资料

足月剖宫产，母乳喂养60天，改奶粉喂养。父母工作忙，无暇顾及孩子。夫妻每周去看一次两次，看看就走。爸爸每周才回家一次，和妻子分多聚少。在孩子4岁左右夫妻关系紧张，冷战半年。

幼儿园先后转换5次，还曾经全托几个月。这期间就喜欢和男孩子玩耍，不喜欢与女孩子玩。发育正常，13岁来月经。上小学先后转学2次，五年级住校。学习很好。六年级和初中走读，成绩下滑。性格内向，胆小，朋友少，自我封闭。在网上以男孩子的身份交朋友聊天。

母亲的表姐、表妹患精神分裂症。

第一次见面咨询情况：

很漂亮可爱的女孩子，衣着得体，粉红白色相间的夹克式上衣，蓝色长裤。有些拘谨紧张，但是还算配合。先说没有什么事情，后说自己最喜欢的事情是上网；最喜欢的颜色是第一深蓝色，第二是天蓝色。最亲近的人是奶奶（说到这里，流泪不止）。说看见奶奶老了，头发白了，表弟弟还气她，感觉奶奶很可怜。晚上睡在奶奶身边踏实安全，在妈妈身边不踏实。妈妈对自己好了，不自在，他们有时候管一下，有时候又顾不上管我，都很忙，很难跟他们在一起待会儿。作业太多，感觉太累。奶奶来家里我也顾不上和她说话，走的时候也不能够去送送她，离得太远了，我也没有时间去看她（哭）。

四、初步诊断

（1）强迫思维，强迫行为（强迫症）。

（2）情绪、情感障碍（依恋关系奶奶替代了母亲，缺乏安全感）。

（3）性心理发展障碍（拒绝女性身份即是拒绝母性）。

五、诊断依据

（1）从小离开父母，母爱的依恋感短缺，不得不建立在奶奶身上。

（2）多次改变、更换伙伴和幼儿园，造成了不适应性的人际关系。

（3）年龄未满18岁。

（4）正处于青春期。

（5）父母忙于工作，至今交流沟通不畅。

（6）需要伙伴评价的时期，却因为不信任而缺乏正常伙伴。

（7）唯一的朋友离开了自己，依恋的奶奶也被堂弟弟占着。

（8）自知力健全，向父母诉说，跟咨询师交流，知道自己心理有问题。

六、问题形成的原因

（1）缺少父母的心理情感上的关爱，被父母忽视，没有建立起安全感。

（2）不断地更换学校，造成总是在陌生的环境下适应，内心动荡、恐慌不安。

（3）与奶奶建立了亲情的替代关系，但奶奶也离开了自己，管其他的孙子去了。第二次感受到被抛弃的丧失感，心灵再次受到创伤。

（4）爸爸、妈妈的期望过高，想讨好爸爸妈妈做个乖女儿，但是父母对自己还不是太满意，内心处于愧疚无助感中，无法解决。

（5）内心渴望父爱母爱，但是始终没有满足，总是失望，干脆就放弃了。但是潜意识又害怕被抛弃，同时又很清楚不能够如此责怪他们。为了保护自己，防御机制只好用拒绝女性的特征替代反抗。

（6）第二个反抗期因为和爸爸妈妈的心理距离远，而不能够畅通表现，内心压抑而焦虑不安。

（7）青春期一般会反抗最亲近的长辈。反抗奶奶，奶奶又不在身边。奶奶来了也不想理睬（因为爱而恨）。只能够转为自我压抑。

（8）内心想得到伙伴的评价，哪怕是批评，但是没有更多的朋友。

（9）对他人防御，不够信任（正是对异性的排斥疏远期）。

（10）内心孤独不安。为了保护自己，就从外表上强大自己，企图像男孩子一样勇猛，无人敢冷落自己。

七、心理咨询的时间和方法

1. 时间

15 次左右，每周至少 1 次（因为还要上学，不能够 1 周 2 次）。

2. 方法

（1）家庭成员一起接受咨询（在夫妻关系上、孩子管教方式和态度上都必须做出改变）。

（2）认知法。

（3）系统脱敏法。

（4）意象对话法。

（5）家庭作业法。

专家寄语

性心理问题不一定用药，用药解决的心理问题应该属于精神科范围。

第二节　性功能障碍治疗恢复训练方法

这是由德国性心理学家马斯特和约翰逊开创的。这种治疗方法需要由配偶双方一起参加。首先学习用语言和动作坦率地交流彼此对性交活动的体验、希望以及要求等。第二步是进行男女性交过程中的生理、心理特点的教育，其核心部分是性交指导课程。可以通过书籍、录像等渠道进行性知识教育。第三步是在训练下治疗。

一、非生殖器性感集中训练

此阶段的训练不能够性交，不能相互抚摸生殖器和乳房。训练开始时由配偶的一方试探性地抚摸对方的全身。也可以亲吻和爱抚各个部位。而另一方则集中体验爱抚引起的感受，并且要让对方知道自己喜欢什么样的抚摸，不喜欢什么样的抚摸。在双方感觉到能够充分抚摸时，则交换角色。每次抚摸持续的时间和抚摸某一部位的持续时间，可根据自己的感受而定。经多次练习，双方都获得良好体验，再进入下一阶段的训练。

二、生殖器性感集中训练

配偶双方轮流对另一方进行抚摸，这一阶段抚摸的范围应该扩大到女方的乳房和双方的生殖器官。双方尽量随意欣赏性兴奋的来临，注意体验性兴奋的感受，可试着控制性兴奋的增高和减退。同时配偶双方继续相互坦诚地交换意见和要求。但是本阶段还是不能够性交。当双方能够体验到性的快感时，可进入下阶段。

三、阴道容纳训练

本阶段着重体验性感和提高控制性高潮的能力。阴道容纳的体位应进行实验性的选择。一般建议采取女上位或者是侧位式。一旦阴茎纳入阴道，双方保持静止状态，注意体验舒适的性感。如果阴茎开始变软，男方可稍加活动进行刺激，女方则可以做阴道肌肉收缩动作，但不要过分活动，以免性高潮过早地到来。当感到快要达到性高潮时，抽出阴茎，然后再相互爱抚，重新激发性兴奋，再将阴茎纳入阴道。每次练习 3 ~4 次，并且持续时间可逐步增加。此阶段进行 4 ~7 天后，方可进入下阶段。

四、阴道容纳与活动

先由女方做阴道收缩动作，再由男方进行阴茎插入动作并且抽动。然后双方再轮流做动作。动作开始时要缓慢，几次轮流之后，再把动作加快并且增加强度，以达到射精，完成性交。

这项训练最好在医生指导下进行，如果自行练习一个阶段仍无明显效果，可逐渐停止，求助医生帮助。

第三节　夫妻性障碍治疗步骤

一、相互触摸性敏感区

男女双方暴露身体，男方用各种形式轻触女方，女方不断改变自己的身体状态。重复做 3 次，间隔 5 分钟。开始一点不要碰生殖器和乳房，应该循序渐进地触摸身体的敏感区域。做这个作业时要把思绪放在触觉上，要感到高兴和激动。如果有什么意见或者忧虑，应该在做完作业之后谈一谈。

二、建立女性器官的兴奋感

以后每套作业开始，都要先重复一遍第一个作业，然后由男方握住女方双手移向其性器官。女方手的动作强度会随着性兴奋的程度而变化。如果女方有快感发生，则会紧握男方，男方的手便应该加快动作，如果女方有了快感发生，不要抑制它，要使其明显自然地流露出来。如果这个作业做得顺利，性冷淡的女性患者便会出现相应的性兴奋，下一步就便于过性生活了。

三、激发阴茎的感受

女方对阴茎加以激发，直到男方感到满足。做这个作业时，必须集中思想，心情要愉快。但是男方要控制程度，不要射精。当有了足够的勃起时，女方便停止一段时间，让其勃起消失，然后重复练习 3 次近半小时。男方应该很好地体验性兴奋，体验阴茎勃起时的感觉。这套作业对男性性功能障碍效果良好，对于女性性冷淡患者也有一定的治疗效果。

四、延长阴茎的兴奋时间

这套作业的目的就是使男性阴茎能够经受得起时间的刺激而不射精。当男方感到要射精时便及时告诉对方，以便马上停止并且压住龟头。男性也要学会判别射精时的感觉。在男方的射精意向被压抑住 3 ~4 次后，再让其射精。

五、性器官接触时的感受体验

这套作业要求把阴茎从阴道那里出来数次，再纳入数次。

当男方意识到射精时，应该马上告诉女方，采取措施使勃起消失。反复3次后再射精。

做这套作业时，配偶双方要做到心情平静，仔细地体验这种状态的感受。经过一段时间后，女方可做摩擦动作。集中思想去体验阴道内各个部位的反应。男方要安静地躺着不动。要愉快地沉浸在这种方式所产生的感觉中。

六、阴茎进入阴道后对阴蒂刺激的感受

这套作业的目的就是通过性交达到高潮的性兴奋。性交时，阴茎必会刺激到阴蒂，还可以增加一些其他方法，如：一边用一只手触摸阴蒂，双方都可以做。这套作业如果能够使配偶产生灵敏的性兴奋，就会给性满足创造有利的条件。

七、性器官摩擦时性兴奋的感受体验

通过性器官的摩擦来体会性兴奋感受。男方要考虑女方的需要。在其未达到性满足前应该有所控制。如果女方性快感来得较迟，男方射精后要继续给予一定的刺激，使其达到性兴奋高潮。

第四节　性心理科的服务流程及方法

一、性心理治疗科室服务项目

（1）夫妻性生活和谐治疗。

（2）青春期性知识指导。

（3）性心理创伤治疗。

（4）阳痿、早泄、不射精治疗。

（5）对性生活不满意治疗。

（6）所有非器质性性功能障碍的治疗。

（7）同性恋者婚姻关系和谐治疗。

（8）性心理强迫症、焦虑、抑郁、恐惧等的治疗。

（9）幼年性侵扰创伤治疗。

（10）婚外情引起不安、痛苦、纠结、恐惧、担心等情绪的调理。

（11）大龄青年的性烦恼引导。

（12）夫妻性生活不满意调整。

（13）单身者的性烦恼解决调整。

（14）老年人孤独寂寞心理调整。

（15）性知识、性心理知识课程讲座。

二、性心理治疗的方法

1. 催眠暗示疗法

催眠是指利用语言或非语言的手段，引导求治者顺从、被动地接受医生的意见，从而达到某种治疗目的的一种心理治疗方法。通过言语或非言语手段暗示患者不加主观意志地接受一种观点、信息或态度，以消除某种症状或加强某种治疗效果的心理治疗方法。

催眠（hypnotism）从狭义上说是指对人或动物刺激视觉、听觉或触觉来引起半睡眠状态，对人还可以用言语的暗示引起；从广义上说则是对特殊的刺激产生的心理状态的改变。

暗示疗法与催眠法有着非常密切的关系，在某种意义上，催眠是暗示的一种形式，即不是在清醒状态下，而是在催眠状态下对求治者进行的暗示，所谓暗示，即指人或环境以不明显的方式向个体发出某种信息，个体无意中受到这些信息的影响，并做出相应行动的心理现象。它是一种被主观意愿肯定了的假设，不一定有根据，但由于主观上已肯定了它们的存在，心理上便竭力趋向于这项内容。

因此，在催眠状态下，根据强化的原则，自己不断地强化积极性情感、良好的感觉以及正确的观念等，使其在意识和潜意识中印记、储存和浓缩，在脑中占据优势，就可以通过心理、生理作用机制对心身状态和行为进行自我调节和控制。因而，当应激和焦虑状态时，体内分泌的大量去甲肾上腺素引起的心悸、心跳加快、呼吸增强、头晕、出汗、胃部不适、下肢发软（面条腿）、皮肤发凉和精神恐惧不安等症状，经过一定时间的自我催眠暗示，可以很快得以消除。

暗示疗法可分他人暗示和自我暗示两类。他人暗示是施治者利用患者对他的信赖和顺服给予暗示以改变患者的心理状态，减轻或消除其心理的或生理的症状。自我暗示是患者通过自己的认识、言语、思维等心理活动调节和改变其心身状态。暗示疗法常用于治疗神经症、癔症、强迫症、运动障碍、口吃以及其他一些心身疾病。

2. 意象对话疗法

意象对话技术是由我国心理学家朱建军先生创立的一种心理咨询与治疗的技术。意象对话是从精神分析和心理动力学理论的基础上发展出来的。这一技术创造性地吸取了梦的心理分析技术、催眠技术、人本心理学、东方文化中的心理学思想等。它通过诱导来访者做想象，了解来访者的潜意识心理冲突，对其潜意识的意象进行修改，从而达到治疗效果。

3. 认知疗法

认知疗法是根据人的认知过程，影响其情绪和行为的理论假设，通过认知和行为技术来改变求治者的原有的不良认知，从而矫正并适应不良行为的心理治疗方法。

4. 夫妻行为训练疗法

是由夫妻双方都参与的，由咨询治疗人员正确而科学合理地指导他们，进行高质量的性行为治疗方式。

5. 物理按摩疗法

根据经络、穴位和规律的手法，采用一定的仪器震动，对来访者的性敏感区进行抚触，以唤醒其性感觉、性兴奋、性欲望的方法。

6. 性心理情绪疏泄法

这是针对来访者潜意识所积累的不利于性活动的负面情绪，或内心情结去处理的一系列心理治疗方法。

7. 其他生理治疗

（1）肌体按摩治疗，按摩器治疗，摔打治疗等。

（2）仪器物理替代治疗，海洋之星治疗，熏洗治疗等。

（3）药物治疗。

（4）手术治疗。

专家寄语

夫妻一方出现性功能障碍一定跟对方有关系。性是两个人的事情，你没必要一个人承担全部责任。夫妻间多点性关怀是婚姻幸福的保证！

第五节　心理与生理排查项目及诊断要领

一、排除项目

（1）生理器质性病变的排查。

（2）性心理发展状态检测。

（3）恋爱关系检测。

（4）婚姻质量检测。

（5）婚姻家庭功能检测。

（6）子女教育方式检测（9岁前）。

（7）各类人格气质类型测查。

（8）焦虑、抑郁检查等。

（9）精神病的排查等。

二、心因性性功能障碍的诊断要领

（1）病人具体的性功能障碍是什么？

（2）这些性功能障碍的病因是什么？

（3）夫妻间的非性方面的主要问题是什么？

（4）除了具体的性功能障碍问题以外，夫妇双方还有什么主要的性问题？

（5）病人是否有病态心理，如果有的话，对治疗会有什么影响？

（6）病人是否有生理上的问题，如果有的话，对治疗会有什么影响？

（7）夫妻中每一方想进行治疗的愿望有多大？（动机和愿望不能够混淆）

（8）夫妇中有没有一方要求向对方保密的问题？

（9）病史中有没有重要的自相矛盾的地方？

（10）夫妻双方的性态度、性观念是怎样的？

（11）夫妻双方的性经验是怎样的？是否存在性伤害经历？

（12）夫妇的感情、性格怎么样，是否存在控制、指责、批评、打击的现象？

（13）夫妻的性爱配合程度、做爱环境、居住条件怎么样？

（14）夫妻中每一方想达到的治疗目标是什么？这些目标是否现实？

（15）怎么样制订治疗方案？快速加强的心理治疗方案适合于这对夫妇吗？

（16）单纯的生理治疗患者效果怎样？是心理治疗能够解决的问题吗？

（17）男性生殖器在晚间有没有勃起的现象？

（18）性功能障碍者之前是否功能正常？

（19）之前采取过什么治疗措施？效果如何？

（20）合理地转介治疗。

三、性心理治疗的工作程序

（1）综合收集信息。

（2）各项检查评估。

（3）准确诊断。

（4）制订治疗方案。

（5）医患协调、信赖、治疗。

（6）结束治疗。

（7）巩固随访。

四、性心理治疗工作流程

挂号—初步接待填写表格—交费—咨询师接待咨询—开具检测单、交检测费—检查报告—诊断—选择治疗方法—建立咨询治疗关系—按疗程交费—制订咨询治疗方案—同意后签治疗合同—心理咨询治疗—药物配合治疗—仪器加强巩固治疗—结束检测—随访。

第六节　什么情况下要寻求性心理帮助

一、十类人容易出现心理问题

（1）从小被忽视、冷落、缺少关爱的人。

（2）从小在男女接触时父母要求过于严格的人。

（3）性格内向、胆小、乖顺、不善表达的人。

（4）过分压抑自己，求完美，不接受自己缺点的人。

（5）敏感，多疑，不信任、过分在意自己身体状况的人。

（6）有过性心理创伤的人。

（7）内在具有异性特点的人（男人像女人，女人像男人）。

（8）不懂得科学性知识，喜欢攀比，消极思维的人。

（9）神经衰弱、精神类患者。

（10）生殖系统健全，身体有残疾的人。

二、在哪种情况下需要去心理咨询

（1）当你出现睡眠问题连续 3 天以上。

（2）情感出现不愉快的心境达 1 周以上。

（3）性问题困扰、纠结，你大部分时间都想到性这个问题时。

（4）人际关系困扰让你焦头烂额，左右为难。

（5）整天高兴不起来，没有愉快感，胸闷，呼吸不畅。

（6）自卑、自责、自罪的情绪一直都在困扰着你。

（7）不想出门，回避一些事情和人物以及环境。

（8）怕见人，怕交流，喜欢独来独往。

（9）不想活，感觉什么都没有意义，经常想到死，并且有想自杀的想法时。

（10）想报复他人，想伤害他人。

（11）什么事情都不想干，整天整夜与网络为伴。

（12）注意力、记忆力大减，浑身乏力，心跳加快。

（13）肠胃不适，耳鸣、头疼、头晕，头脑不清爽，心慌，发抖，不明原因地流汗等。

（14）身体不明原因地疼痛、胀满不适，而且是游走型的。

（15）常常为一些过去发生的事情难过、不安、后悔、害怕、担心、悄悄哭泣等。

（16）听到、看到别人看不到、听不到的事物。

（17）有反复洗手、检查、仪式化、程序化、反复思考一些没有多大意义的事情或行为。

（18）跟最亲密的人在一起总是吵架、打架、吃醋、怀疑，过分干预对方言行，引起两人都不开心，常常不欢而散。

（19）感觉自己有婚外情的时候。

（20）发现对方有婚外情的时候。

（21）当自己发生婚外情的时候。

（22）发生网恋难以抉择的时候。

（23）对孩子感到无能为力，感觉孩子不听话，学习成绩下降等的时候。

（24）对身体疾病、对死亡、对灾难等，感觉害怕降临在自己身上的时候。

（25）感觉无名的压力，身心疲惫不堪的时候。

（26）感觉自己很孤单无助的时候。

专家寄语

心理问题不等同于精神病，人人都会有心理问题。善于寻求心理帮助是心理健康、人格健康的表现。

第七节　心因性性功能障碍治疗图解

阳痿病人治疗程序图

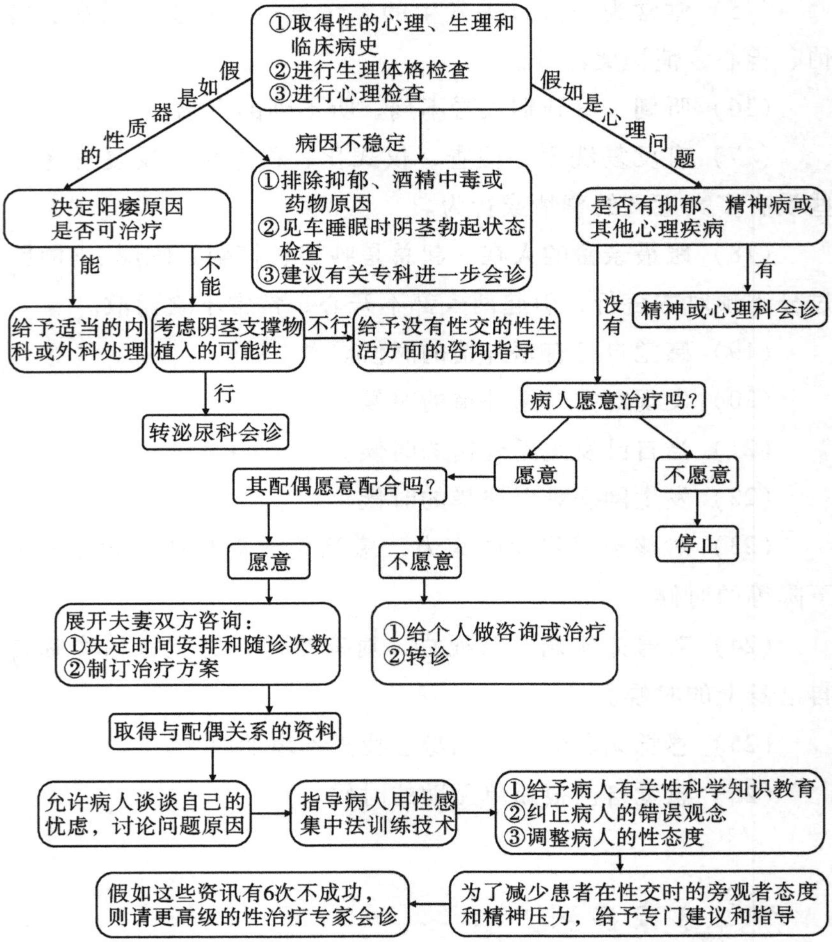

——来自于中国泌尿专科教授、性学专家吴阶平《性生理》（此图经过作者修整）

第五篇

相关性问题案例及其分析

第一章 各类性问题个案分析

第一节 社会热点性问题案例点评

一、80 后女子做 24 次人流，创医院最高纪录

出生于 1982 年的宋女士创下了湖南省妇幼保健院的纪录：人流次数达到 24 次，几乎每年都要到医院妇产科“报到”。据统计，每年在该院接受人工流产的有 5000 多例，其中 1/4 是重复流产，年龄最小的女性只有 15 岁……

看见这则消息，我内心久久不能平静。这种置生命于不顾，置生育功能和自身健康于不顾的做法，我们不能不说她和她们是多么的无知。然而却不仅仅是无知的问题，这种反复堕胎的行为，还投射出自身对自己身体，对自己人格，对自己精神心理和生命的轻视。无疑是对自己不尊重、不负责任的愚蠢行为。

有研究表明，未来生育子女越来越困难，除了男人的精子遭受到多方面的破坏而外，还有一个重要原因，就是致使女性反复堕胎，严重地破坏了子宫结构和正常的生育功能。

遗憾的是，社会上越来越多这样的事情发生。虽然我们一些社会团体，我们的政府部门也采取了很多让人们随时可以拿

到避孕工具的措施。例如，街道办、计划生育机构都会免费为人们提供安全套；大街小巷也能够随时看见投币式、存放安全套的设备；商店、超市、药店等也随处可见安全套出售。可是，由于人们性态度、性观念并没有跟上性解放的步伐，大多数男女还是碍于面子，没有勇气随身备用。

如果父母、老师等重要成人，早在孩子们早年期间，就传授给他们人生各年龄阶段相关的科学自然的性生理和性心理知识的话，这样的事情是一定可以避免发生的，从而也保护了人类的生育能力。可见性健康教育迫在眉睫！匹夫有责啊！

那些表面害羞，不好意思，羞于启齿，只可以偷偷进行，做得说不得的思想，是错误的，是贻害无穷的。

我们一定要树立科学的性观念和性态度。这个正确的观念和态度是：性是我们人类生命延续的主要手段，它是男女间到了法定年龄，就可以在双方自愿的基础上发生的，是以忠诚为许诺，以负责任为代价的自然、愉快、美好的事情，也是需要学习和掌握一定技巧、采取一定避孕措施、终生的快乐活动，是每个个体在成年后可以用正常、合法的手段，在保证个体身体和精神情感安全的情况下，都可以享受的人权。

所以避免怀孕堕胎是保护自己，也是保护对方的正确而负责任的举措。你没有权利因为嫌麻烦，图刺激满足，图自己感官享受而损害对方的利益和身体。这种行为是不光彩的，是对对方的不尊重，更对生命的不尊重，不配享受女性身体！

二、14 岁女孩被父亲和后妈强迫卖淫，还有指标任务

这个赌博成性，视嫖娼为能事的男人，让自己的老婆难以忍受弃家而去，他并没有收敛自己的恶行，而是变本加厉地打起了未成年女儿的主意。可见在他的内心，纯粹是金钱利益和

私欲熏心，是他的“笑贫不笑娼”的低级错误的理念、价值观在作祟。他不顾国家计划生育政策，生了4个孩子，已经就不负责任了，这样做对他的4个孩子就更谈不上教育责任了。而且大女儿以及其他孩子，会因此内心受到终身的伤害，人格发展也会因此而摧残性地受到影响。这很可能把父辈的不良的人格品质和扭曲的价值观复制给他的孩子们。这就等于在给社会制造麻烦，将祸害几代人啊。

从资料可以看出，这个家庭经济并没有到无法生活下去的地步。虽然有4个孩子，可是，这种情况，他们可以享受低保政策。我国的低保政策早已经落实到城市和农村，而且父亲和他的现任配偶还有一定的经济收入，大女儿也已经辍学打工帮助家用。如果这个父亲能够为孩子们的未来想想，把自己赌博和嫖娼的恶习改掉，省下来的钱不正好可以补助家里的生计吗？

但是他没有，而是把罪恶之手伸向了自己亲生女儿未发育成熟的身体。他那扭曲的灵魂，是不正确的攀比心理在作怪。不切实际地想满足自己的丑恶欲望和恶棍一样的生活需要，又不想凭借自己的双手劳动，还想快速拥有金钱。这种惨无人性，生孩子不顾孩子未来人生的人，真的是枉为人父。身为人父的成年男子这样的做法简直令人发指，无法想象，也无法接受。一个正常的、心理健康的父母是做不出这样的事情的。可见这个被称为“父亲”的男人，其价值观和心灵，已经扭曲到了失去人性的地步。他的金钱物欲，已经让他丧失了人格尊严和父性本能。

虽然他们可能将被法律判处至少是3条罪行，进行严惩，但是，我们更应该关注那4个不幸的孩子，特别是徐莹，不但要对她进行身体治疗，还要对她以及她的弟弟妹妹进行心理的治疗。让她恢复学习和接受教育的权利，能够重新塑造自我人格，重新接纳自己、认识自己、完善自己，成为一个真正用正当手段独立生活的人。

专家寄语

性盲真的很可怕，只可惜目前性盲比文盲还多。家庭中的违法现象不容忽视！

第二节　为什么未成年人偷吃禁果产子又杀婴

又看到网络媒体曝光称：北京某旅游学校 17 岁学生小梅在厕所产下一男婴，因担心被人发现，小梅 2 次冲马桶欲冲走婴儿，未果又将男婴丢进纸篓致其死亡。法院认定小梅犯故意杀人罪，但因未成年，判处有期徒刑 3 年缓刑 3 年。小梅现已返校上学。据悉，北京 4 年来发生了 8 起未婚妈妈杀婴案。

这样的事情真是让人如鱼刺卡喉，怎么都不舒服。

早恋致孕现象是很多，也很难预防，难以察觉。但是，十月怀胎的事情居然没有暴露？也真够匪夷所思的。

以我个人对这类事件的反思，我认为造成这类恶性事件频频发生的主要原因有以下几种：

第一，孩子们没有得到真正的关爱，被忽视，没有人在意他们的日常生活是怎样的，让他们缺乏爱。我们知道，孕期的女性无论是生理还是心理都会发生很大的变化，她周围的人怎么都没有发现呢？尤其是孩子的家人、老师、同学等，难道这期间都没有人发现孩子身体的变化吗？

第二，孩子跟家人、跟老师、跟同学的交流沟通存在很大的问题。难道10多个月时间，她没有跟任何人谈起过自己身体异常的事情吗？也许她跟男孩说了，男孩逃之夭夭，甚至责怪了她；也许她求助了家人，需要一笔钱去堕胎，没有引起家人的重视和帮助；也许给老师请假了，老师生硬地回绝了，如此等等。

第三，该女孩对生命的漠视，是因小失大的思维（害怕暴露），对性知识以及生理常识的缺乏，也是主要原因。自己的肚子一天天在长大，难道不知道是自己怀孕？不知道胎儿长多长时间就会分娩？既然生下来都不怕，怎么害怕新生儿的存在？可见她的思维是避重就轻的，是对生命的漠视，是对自己的侥幸，用制造更严重的问题去解决轻一点的问题，只会让问题变得更糟糕。

第四，人们对女性性行为的不够包容，也是导致这类事件的原因之一。我们一贯对女性的婚前性行为指责、谩骂、否定有加，而对男孩子却往往批评了之。成年人都知道，性行为的后果——致怀孕，决定因素是男性，那么，怎么能够让男性一提裤子走人，而让女孩子的肚子负责和承受这个行为本身的责任呢。

第五，法律的不公平性。对这类事件的法律制裁，仅仅是以致小生命死亡为依据，忽略了造成女孩子怀孕、孕育完成的一方的责任。这对女孩子很不公平。

所以，我个人认为法院不能简单地判处该女孩缓刑就草草了事，而是应该找出那个致孕的男子，让他负致孕还不闻不问的不负责任的罪，女孩只负责致生命死亡的罪。这样才更公平，也才会起到对这类恶性事件发生的遏制作用。

专家寄语

恋爱可能会有性行为，但性行为并不代表着爱情。

恋爱中的性行为很可能给女性埋下不幸的种子，所以避孕是恋爱中的男女都应该重视和采取的环节。

第三节　家庭内部常出现的性问题及其后果

我在性心理咨询工作中，感觉一个个案例一次次地在告诉我，不久的将来会出现一个严峻的社会性问题，那就是有更多的人会发生爱恋父母或爱恋子女的性心理倾向。这是因为离婚率的提高，单亲现象的出现，少子女现象以及人们内心因为缺乏安全感而过分依赖亲情，防御外界，保护自己和孩子心理等原因而导致的。这绝不是危言耸听，有典型案例为证（为了保护他人的隐私，这里只将个案的部分对话摘录下来，不谈论姓名等资料）。因此，我有很多话要说给人们。

一、案例一：20 岁在校生想摆脱跟母亲的暧昧关系，却不敢跟母亲说，只好找心理咨询师倾诉

主诉：我恋母，对同龄女生没有感觉。

……（沉默）

……就是喜欢妈妈，对我班女生冷漠。

咨询师：你多大了？

答：我 20 岁，上大学了。

咨询师：对妈妈是怎么个喜欢法呢？

答：经常希望妈妈来校看我。

咨询师：哦，你喜欢妈妈什么？

答：妈妈很善良、很好，从小一直照顾我，无微不至，爸

爸在外工作，几乎没管过我。

从小一直依赖妈妈，爸爸在离家一百多公里的地方上班，回家次数少，我就和妈妈一起生活。

咨询师：哦，你跟妈妈一起生活的时间多于爸爸?

答：是的。我上初中、高中还和妈妈住一起，只有爸爸回来时我才回我房间。

咨询师：你是说你一直跟妈妈睡在一个房间?

答：是的。妈妈来校看我也住一起。妈妈搂我睡感到踏实。

咨询师：是在学生宿舍吗?

答：不是，在外面。

咨询师：妈妈搂着你睡觉是什么时间的事情?

答：一直都是这样啊。和妈妈在一起有过性冲动，但没发生。

咨询师：你是说跟妈妈睡在一起时你有生理上的冲动跟心理上的欲望?

答：我几次抱着妈妈那样磨蹭就射了……妈妈也用手摸过我。

咨询师：妈妈摸过你是指什么?

答：就是用手摸我的生殖器啊，她还告诫我许多次，不能对任何人讲和她住一起。

咨询师：那你给我打电话是想让我做什么?

答：我想改变这种状态，但是又控制不了自己。因为我知道这样下去不好。

咨询师：嗯，你怎么知道这样不好?

答：这谁都知道啊，跟自己的妈妈恋爱，这不是乱伦吗?我要怎样才能够走出这个畸形的恋情?

咨询师：谢谢你信任我，跟我说这些。不过心理咨询最好是面对面进行。你可以来我的心理咨询室，我们进一步解决你的问题好吗？

……

二、案例二：跟奶奶没有分过床的33岁男人，不喜欢年轻妻子，喜欢中老年女人

主诉：我找了个51岁的女性情人，她很漂亮。在一起很兴奋，总是以母子互称。

我对我妻子没兴趣，她比我小7岁。但是我喜欢比我大十几岁的漂亮的成熟女性，而且和成熟女性在一起，我才感觉到快乐。

咨询师：哦，你是说你喜欢中年女性？

答：是啊！

咨询师：你多大？

答：我33岁了。和那些成熟女人在一起时，一晚上都可以，自己都记不清多少次。但和我妻子没感觉，基本没有过性生活。

咨询师：跟妻子没有多少性生活是什么？

答：对妻子没有兴趣。

咨询师：哦，你小的时候生活是怎么样的？

答：我从小跟奶奶一起生活，也跟奶奶睡，直到上初中才住校。跟妈妈只是隔段时间见见面，也没啥感情交流。反正他们也不经常在家，生意忙不开，没有时间回家来。

咨询师：你从小是跟奶奶一起生活的？

答：嗯，我要怎么样改掉这个毛病？

咨询师：你认为这是毛病？

答：是啊！难道不是吗？

……

三、案例三：陪读母子成为爸爸的情敌

主诉：我今年29岁了。家里张罗着要我结婚，可是我压根就不喜欢那女的。因为我对妈妈无法忘记。

咨询师：你对妈妈无法忘记是什么意思？

答：我跟妈妈生活的时间多，爸爸在外工作，总是忙，很少回家。上重点中学开始时，妈妈在外跟我另外租住房子，陪我读书，照顾我的生活。一次放学回家我看见妈妈刚刚洗完澡，在卧室里练瑜伽动作，她没有发现我回家，我推卧室门进去，正好看见她光着身子做弯腰动作。很是兴奋，感觉血冲到脑门愣在那里。妈妈当时非常害羞难堪的样子更让我喘不上气来。那天晚上睡觉，就去跟妈妈搂在一起睡，后来就发生了不该发生的事情。

咨询师：哦，跟妈妈发生了不该发生的关系，那当时妈妈没有拒绝你吗？

答：当时，刚开始妈妈以推开我来反抗，但是后来她就不再动作了。就这样，我们经常在一起，直到我上了大学，妈妈要求我每星期都要回家一次住在一起。我渐渐感觉这样不好，就不想回去了。可是妈妈说怕我谈恋爱影响学习，就跟爸爸商量后，她来到我上大学的城市租住房屋。这样，我每星期就又回家跟妈妈住了。

咨询师：爸爸没有发现吗？

答：没有。现在我已经工作1年多了，是父母安排的工作，也跟父母住在了一起。可是爸爸每星期回家两三天，这样，妈妈有意不给我机会跟她住一起了。我反而很不愉快，整天高兴不起来。他们就张罗给我介绍对象，我也想试着处处。但是，没有办法接受其他女性，更对同年龄的女性没有兴趣，见她们就特烦。我现在整天满脑子都是妈妈的形象，甚至一想

起妈妈就有性欲望和冲动。有时候我还很嫉妒爸爸，只要爸爸一回家，我就整晚上睡不好觉。

咨询师：你感觉你爱上妈妈了很苦恼是吗？

答：是啊，我知道这样不好，是乱伦。可我该怎么办？现在连上班都没有兴趣了我，你救救我吧！

……

四、案例四：为验女儿处女身 父亲想亲自上

反对女儿谈恋爱，又怀疑19岁的女儿已经与人发生过性关系，重庆人向某最后竟做出令人不齿的行径，欲强行与亲生女儿发生性关系，以验明是不是处子之身。女儿大叫反抗，庆幸得以逃脱虎口。目前，向某因涉嫌强奸未遂已被南安警方刑事拘留。

据知情人介绍，2013年9月25日早上，小美（化名）还在租房内睡觉，突然感觉被人压在身体底下，她从睡梦中惊醒，发现竟然是父亲向某！向某光着身子，强行脱掉了小美的衣服……“我是你的亲生女儿，你不能这样做！”小美大叫着反抗，一再向父亲央求，哭闹着坚决不从，僵持了许久后，向某见不能得逞，这才停了下来。据向某向警方供述，他欲与亲生女儿发生性关系，只是想确定女儿是不是处女。据了解，今年40多岁的向某在南安官桥做陶瓷原料生意，几年前离异后，与一名20多岁的女子有了新的家庭。女儿小美今年19岁，是向某与前妻所生。事发当天早上，向某的妻子刚好不在家。

前段时间，向某发现小美跟男朋友还有联系，而且上班后，小美经常跟社会上一些人来往。向某开始怀疑小美已经跟男朋友发生过性关系，经常不依不饶地追问这个问题，小美矢口否认，可向某就是不相信，就想自己验一下女儿是不是还是处女之身，最后做出想跟女儿发生性关系的荒唐举动。

专家寄语

情感独立而健康是人生的重大课题，家庭中夫妻性关怀非常重要，特别是在独生子女家庭内。性过分压抑就会造成心理扭曲而阴暗。

第四节　案例心理分析：看看你对孩子做了些什么

以上造成这种恋父母、恋子女现象的原因，我想有以下几个方面：

一、独生子女户后遗症

家里就这么一个宝贝，几个成人的生存目标都放在了为他一个人生活得更好上面。一切都无条件满足孩子，不需要孩子成为一个人，只需要孩子是宠物，顺从、听话就好。无形中掌控了孩子的一切，剥夺了孩子的人权。让孩子误以为一切都是为自己好，从而失去了力量做自己。

二、人们忙于工作和赚钱，忽视了配偶的情感需要和本能需要以及人性需要

更多的家庭主妇独守空房，空虚寂寞，儿子就成为他们投入情感、聊以自慰的替身。岂不知，配偶间的情爱需求丧失会造就扭曲的性爱心理。

三、为了子女有一个所谓完整的家，夫妻间出现问题后，不是想办法解决问题，而是冷战、回避、压抑自己，把对对方的情感全部转移到子女身上

这种情况混淆了子女之情和男女之意，理智也就失去了作用，他们认为怎么爱孩子都是对的，生活在情感想象之中。因为他们知道自己反正也不可能有不良动机，心理上就失去防范意识。心理学研究发现，人的内心有一个奇怪的现象，越是认为不可能的事情，越是就发生了。比如两个男女之间差异太大，大到双方都认为他们不可能在一起发生什么。而事实是，不久他们就真的在一起发生了所有的事情。

四、害怕丧失孩子，过分保护孩子、照顾孩子

父母一心想让孩子免受伤害，而网络、电子产品、通信设施的发达等，使频频发生的性侵事件、贩卖婴幼儿事件、对婴幼儿残酷伤害事件、不法分子各种骗术防不胜防等信息，源源不断地传递到人们的眼前和耳朵里，让父母更加采取极端的措施去保护孩子免受伤害，不惜阻断孩子跟外界的接触，从而缩小了孩子的生存以及生命空间，他们只能够像宠物一样生活在父母的羽翼之下，还形成了对这种生活的依赖和享受。这不就是剪断了孩子放飞的翅膀吗？等他们长大以后，我们又会抱怨孩子飞不高、飞不远。

五、不尊重孩子的独立人格，把孩子视为自己的一部分

由于过度保护，他们把孩子当成自己身体的一部分，不允许自己以外的任何人触碰他们，接近他们，从而出现扭曲心

理：与其让别人占便宜，还不如自己先得到。或者是，孩子们从我这里得到和满足之后，就不会去外面找了，这样他们就不会吃亏受骗，也不会学坏了。

六、孩子的青春期被垄断，孩子的人际空间被破坏

我们都知道，一个人的青春期是很关键的时期，它是人性格最后固定形成的重要时期，也是"三观"的形成期。这个时候他们对异性有了正常的渴望了解和接近心理。自然，身体发育也基本完成，他们本能的欲望也因此而产生，独立意识更加明确，辨别是非能力却还很弱。这时，父母如果不允许他们去外面接触伙伴，过于严厉地管教和阻断他们与外界的联系，就等于把孩子垄断在家庭之中，他们将来的人际关系和建立亲密关系一定会受到不良影响。父母的爱再不当，孩子很可能对其发生依恋。

七、第一次效应

孩子的第一次肌肤之亲被迫是在异性照顾者亲人那里得以体验，是很糟糕的事情。人第一次的性兴奋体验和肌肤之亲的愉悦感接触，将对他们今后的性心理发展和情感发展起到开启的作用。这就好比第一次你给孩子喝水是喝的糖水还是白水，吃的第一口奶是母乳还是牛奶一样，会让他们对此有上瘾一样的偏好。这个时候他们的体验如果来自同龄人，就对他们今后的恋爱结婚打下了相对正常的基础。但是，如果他们的体验来自长辈，来自同性等等，可想而知对他们会起到怎样的开启的、上瘾的作用。

八、跟孩子不分床，或者分床太迟，就会垄断孩子的个体独立意识

不仅如此，还会阻断孩子的正常性心理发展，甚至影响孩子的性取向和性能力。我们中国人溺爱孩子，喜欢以触摸孩子

生殖器的方式表达爱孩子、亲孩子。岂不知，孩子的感知觉早在母体中就基本发育完善，出生后，他们的触觉、感觉、知觉系统非常健全，他们啥都知道，只是未发展出语言表达能力而已。因此，成年人过久的身体肌肤接触，会让孩子形成习惯。这样的习惯一旦形成，将来就很难改变，到了谈婚论嫁的年龄，就会对他人的触摸绝缘。

九、把孩子一贯只当孩子，自以为孩子啥都不懂

我们成年人总是自欺欺人地认为，孩子不懂事，你对他做了什么他也不知道是什么。其实恰恰相反，孩子啥都知道，除非孩子是大脑发育不良。为了生存，也为了得到父母的爱，孩子只是还小，没有反抗能力而已。后来形成习惯和依赖，他们就由无力反抗转为承受与合理化了。

十、自身缺乏被爱，误以为爱孩子就可以想怎么爱就怎么爱，哪怕乱伦也认为是爱

很多家庭夫妻关系不良，只注重物质财富的多寡，不善于心理感情的交流。对配偶冷落、忽视，甚至还以工作忙为由，在外面挥洒情爱与性爱，视配偶为摆设或维护家庭形象的后备力量，让配偶身心都处于饥渴和压抑之中。对方只好把对配偶的爱有意无意地全部给了孩子，视孩子为生命，无原则地满足孩子各个方面的需要。

十一、离异让异性父母在缺乏性爱的情况下，跟异性发育成熟的孩子一起日夜厮守

一般情况下，夫妻离异都是在孩子几岁时发生的。他们带着孩子一起生活，一天天看见孩子的身体发育成熟起来。他们一起生活的空间狭小，独立空间更是缺少，面对自己和孩子正

常合理的需求不知所措，相互吸引，渐渐地难以抵抗，在不知不觉中就范。

十二、科学性教育的不足，让父母、孩子间不能够坦然谈论性的话题

父母子女都缺乏科学性教育，对性的心理、生理知识一知半解。我们对性的问题总是暗自操作，羞于出口，谈性色变，只做不谈。而实际上性行为泛滥到随处可见的地步。这种情况让孩子们走向两个极端，要么性无知，要么超年龄范围涉猎。这个时候孩子想从父母那里了解这么方面的知识时，就会尴尬和难为情。这样就给家庭内部性伦理问题的发生造成了机会，有的父母干脆以身施教。

十三、社会不良风气的暗示作用

青少年身体发育普遍提早一到两年；性的开放行为的诱惑；小三、二奶、情人的盛行；性用品、性广告、性交易场所的泛滥；网站性行为侵扰等，让人们更加地躁动、蠢蠢欲动起来。

十四、学习成绩第一的观念影响人们的生活

为了孩子学习成绩优秀，父母不惜放弃一切，陪伴在孩子周围。只允许孩子学习，其他的一切事情都替孩子做完、做尽。让孩子内心处于压抑无聊状态的同时，心理和情感上不得不依恋父母，难以离开父母而成为自己，更不要说满足自己内在正当合理需要的能力了。让孩子对爱有了狭隘的理解，认为爱就是照顾，就是替代，就是没有情感界限的迁就。

十五、家丑不可外扬的旧思想，祸害了孩子的未来

一时失去理性后的行为，自己不愿负起责任解决问题，而是选择逃避和掩盖，让孩子也加入到掩耳盗铃的逃避之中。岂不知孩子一旦对什么事物进入体验阶段，就难以自拔，更何况是对一个亲近的异性身体的全方位体验了。还有，大部分的防范意识只是针对陌生人和所谓的坏人，对自己，对熟悉的人，对亲情关系人毫不防备，这样也给自己和孩子创造了亲爱的机会。

十六、生活水平提高，人们更加难以控制儿女情长

所谓“饭饱思淫欲”就是这个道理。生活条件和水平太好了，人们更加追求去如何享受生活及财富。因此，欲念的满足被人们首先关注，并逐渐予以实施。有条件的在外面物色情人、小三，没有能力的就把目光投放在熟人、孩子等容易得手的人身上。

十七、传统性观念与现代性观念的激烈冲突

可以说传统的观念对女性的束缚压抑是可想而知的，更多的女性选择克制、压抑、排斥性欲求。而现代性解放思想的肤浅，又让成熟女性无处宣泄性欲。丈夫们整天忙于外界工作和应酬，根本无暇关心、呵护接触面相对狭窄的女性，更不关心她们的性需要。男女性能力是有差异性和阶段性的。一般中年时期，由于女性生育期和抚养期基本结束，身心都处于放松阶段，女性的性机能也相对提高，性欲望增强。这时其丈夫们忙于工作，他们的性机能却处于缓冲期，对满足妻子有些力不从心的感觉，这时期的妻子们多有不满足的体验。因此她们只好把所有对异性、对子女、对丈夫的情感全部投入给子女。久而

久之，行为与欲望就发生畸变。

十八、人们对真爱的误解

真爱是建立在有利于被爱的人成为更好的自己的基础上的。尤其是父母对子女的爱，一定是孩子感受到的自由、自在、轻松、快乐的爱护，而不是父母自认为的自己多么爱他们，为他们付出多少物质和为他们做多少事情的爱护。应该引导孩子如何做好生活必须的事情，是让他们尽快掌握生存技能，尽可能早地离开父母去独立生活，而不是让孩子离不开父母，一直需要父母的照顾和给予。爱不是一味地、无原则地满足被爱者。很多成人对男女之爱，对子女之爱，对父母之爱，对兄弟姐妹之爱，对同学朋友之爱等，界限很不分明，混淆不清，暧昧纠缠。甚至大多数人们，在过去不良的家庭教育和社会教育中，还没有学会爱自己，尊重自己，因此他们也给不出别人真爱。

十九、物质泛滥，对外情感淡漠，对内不知需要什么

高楼大厦里面的住户之间，相互对面住了多年，也不一定知道对面家里姓甚名谁。人们之间相互戒备森严，互不往来，交往的空间和机会减少，阻断了人们需要倾诉的心理需求，只好向身边接触最多的孩子诉说衷肠，寻求满足。正所谓“肥水不流外人田”。

二十、把孩子看成自己的全部，一切希望寄托在孩子身上

由于自己的人生留有遗憾，因此把所有希望都寄托在子女身上。仿佛子女就是自己再生的机会，是自己脸面彰显的工

具，是光宗耀祖的资本。强迫孩子一切按照自己的经验来行事，使子女除了服从别无选择。这无形中让孩子成为他们实现理想的工具，丧失了自我独立意识，同时把自己的一切也都交给了父母。

第五节　如何解决爱恋父母或爱恋子女的问题

这个问题很难。在我的工作中，这种情况往往是电话和网络咨询的多，预约见面解决的少。甚至约定了时间也会爽约。因为他们自己都觉得难以启齿。

我们知道，这类问题必须做家庭咨询与治疗。除当事人双方都要下决心解决问题，负起责任外，那个置身事外的同性父母，也必须改变家庭角色的功能问题。更何况，一般这类事情很少有人有勇气承认，还不要说是拿出来讨论解决了。所以，事情发生后，孩子寻求解决的反而要多。而孩子们的心理发展已经依赖上了这种兴奋、愉悦的模式，他们爱恋的父母不做出正确的回应的话，他们也是很难改变的。除非他有足够的意志从心理和情感上离开爱恋的父母，把那部分异性之恋分离出来，只留下血亲关系。而这对一个被控制惯了，心智发育受影响的孩子来说是多么困难的事情啊！

所以一旦这种事情发生，最大的受害者肯定还是这个孩子。很可能他一生的爱情、婚姻、生育权利都会被毁了，后半生将孤独终老。

因此，解决的办法首先是建立正确的养育方式。一切行为要以孩子的成长成熟、独立自主地离开父母去生活为目标。

第二，树立尊重个体人格的思想。在孩子四五岁的时候，就给孩子独自的空间睡觉、生活。孩子的事情交由他们自己去解决，不要替代和介入性陪伴。

第三，在孩子 3 岁之前充分建立起孩子的安全感。这时需要妈妈日日夜夜不离不弃的陪伴，让孩子感到妈妈的存在和无条件的爱。四五岁的时候，就要开始跟孩子逐渐移情分离。七八岁的时候，就让孩子基本学会从对异性父母的情感中成功转移到同龄人身上去。

第四，一旦孩子有独立的房间，父母就要做到进入时敲门；动用孩子东西时经过孩子的同意，不随便介入孩子的空间。尤其是在孩子青春期，也就是上初中以后的时期。要对孩子实行不求不助、有求指导让他自己怎么去做的方略。

第五，父母按照孩子的不同生长阶段，跟孩子适当地讨论该阶段应该了解的性知识。特别是青春期前，10 岁左右的时候，让他们了解男女之间生理和心理的一些变化问题。还要了解生命是怎么样创造出来的，如何避孕等等。

第六，在孩子进入青春期时，给孩子机会去接触同龄伙伴，让他们之间建立相对信任、亲密的关系。让他们从依恋父母的原始情感中脱离转移出来，去接受亲人以外的异性伙伴。

第七，青春期的孩子，反抗父母才正常，一切顺从父母，才是严峻问题。父母不能够以学坏了之名，强行把孩子控制在自己的羽翼下，阻碍他们的成长。最忌讳强行打破孩子的私密感，介入孩子的生活里去。

第八，夫妻之间一定要相互尊重，相互呵护，相互关怀。单亲带孩子的父母，一定要想办法让另外一方父母跟孩子建立起父爱或母爱关系。千万不能够因为自己的不良情绪作怪，阻断孩子跟另外一方父母的接触机会。

第九，一方父母离世者，跟孩子在一起生活的父母或其他亲人，除了跟孩子的正常关系外，还应该建立属于自己正常的夫妻生活，给自己找个适合的生活伴侣。不要以“为孩子”之名或以“怕后妈后爸虐待孩子”为名，而压抑自己的情感需要和肌肤之亲的需要，以免潜意识里把这一切需要投注在孩子身上，从而误导孩子的情感发展和性心理发展。

第十，人人都要多学习，多进步，建立科学的人生观和世界观。加强对生命的了解，对爱的了解，对人性的了解。要像“人”那样生活，而不是像动物一样生存。

专家寄语

夫妻关系出现问题的表现，就是一方或双方把情感寄托在子女身上。这时的父母就更难觉察人际界限，也更难区分亲情与爱情的不同！会被自身在夫妻间缺失的情爱迷惑，情感上放弃对方，而投入到子女那里，用以得到内心平衡。

第二章

有关性心理问题咨询个案及分析

第一节　家庭伦理问题案例及分析

一、姐弟情缘何时了

他和姐姐60年代初出生在一个军人干部的家庭。姐姐大他2岁。记事起，他和姐姐在一起的时间比和爸爸妈妈多很多。白天几乎见不到爸爸妈妈，只有晚上才会和爸爸妈妈待一会儿。那时家里房子小，睡觉时也是和姐姐一个屋子一张床。到上小学高年级时才和姐姐分房间睡。平时因为爸爸妈妈都很忙，白天他的一切衣食住行都是姐姐替他准备好，照顾他。上中学的一天，他放学回家，家里特别安静，姐、姐地叫了两声也没有回应。他急忙在厕所、厨房找，没有，他有些急了，一把推开姐姐的卧室，看见姐姐睡觉的一幕。顿时他脸上的表情凝固了下来，紧接着心怦怦乱跳。只见姐姐只穿着三角裤头面朝里睡着。由于是初夏季节，她只是盖住了背部，那白皙浑圆的臀部和隐约可见的阴部像磁铁一样吸引住了他的眼睛。不知道出于什么动机，他不敢出声，生怕惊醒姐姐。就这样他在震惊中用眼睛看了足足有5分钟。发现姐姐动一下，他才赶紧跑出房间。从此，他忍不住想和姐姐单独在一起，但是一见姐姐就脸红心跳，同时身体也有反应，他发现自己的生殖器突然间长大了一样。有的时候，姐姐一个人在房子里做作业，他也过去和她一起做，找机会和姐姐说话。写完作业赖着不走要求和她一起睡，姐姐好像犟不过他只好同意。那时什么也不懂，只是搂着姐姐睡很舒服、很踏实。后来姐姐就出嫁了，他很难受。再后来他也娶了妻子，才明白了一些事情，心里更加对姐姐难忘。因此他经常去姐姐、姐夫家里玩。姐夫的工作是在国外，经常会去外国工作，有时候一去就是半年或一年，姐姐和外甥自然就是爸爸妈妈和他去照顾。这样他们就又有了单独在一起的机会，就发生了那种只有情人才可以发生的事情。而且他不再喜欢妻子，因为他认为跟妻子之间都没有和姐姐之间那样美妙。因为感觉自己迷恋上了姐姐，对其他异性没有任何兴趣，自己的家庭已经面临着名存实亡的危机，这才拨通了性心理服务热线……

二、后母继子情难圆

她，现年 36 岁，27 岁时嫁给现在的丈夫。当时丈夫离异带着一个 10 岁的儿子军军。丈夫在部队工作，经常难得回家，多数时间是她和军军在家里相伴。她自己在一个行政单位工作。因为爱丈夫所以也就把儿子当成自己亲生的一样对待，并且一直没有再要自己的孩子。她和儿子相处得很好，彼此没有一点隔阂。上初中后儿子经常把同学带到家里来做客，她都是热情地招待，以至于外人根本不知道他们是继子关系。儿子也出来都是给别人说她是他妈妈。渐渐地，儿子长成个小伙子了。一次她洗完澡穿上睡衣在客厅看电视，儿子洗完后竟然一丝不挂地就出来了，还像没事儿人一样晃来晃去。突然看见孩子这样，她反而不好意思了起来，提醒孩子去穿上睡衣。儿子很不情愿地去穿上了衣服。在看电视时，儿子撒娇地躺在她的怀里，她突然有一种紧张和心跳的感觉，也就没有怎么推开他。从这之后，他们在家里，无论是丈夫在家里还是没有在家，都是亲密地打打闹闹。丈夫还开玩笑说她怎么像个小孩子一样，说他养了两个孩子。丈夫为她和孩子能够这样相处还暗自高兴。后来又有几次儿子裸体在屋子里过来过去，她不知道从什么时间开始居然接受了这样的举动，而且心里有说不出的一种荡漾。对儿子更加照顾了，甚至中午还要回去给儿子做饭。只要一见到儿子，她就非常开心，最后发展到对儿子日思夜想。儿子也不再去和同学玩，就是待在家里。终于发生了让她担心的事情……她很矛盾，因为她很爱自己的丈夫，但是和儿子的情感让她很担心未来。所以生活在前所未有的幸福和对丈夫的恐惧当中。她知道这样的后果，但是她控制不了自己的情感，也抵挡不住儿子健壮的身体的诱惑，只好痛苦地拨通了心理咨询服务电话……

三、我该怎样对待我的女儿

2009 年的 8 月份来电接通后，他声音非常颤抖地说，他是一个单身男人，在机关工作。3 年前妻子意外去世，从此他和女儿莎莎相依为命。莎莎今年 15 岁了。就在一个星期天的中午，他正在午睡的时候，突然被一阵摸索惊醒，睁眼一看，女儿莎莎趴在他的身边在用手触摸他的生殖器。他当时既震惊又难堪，就把女儿的手打开，责骂了她几句。谁知女儿委屈地哭了起来，还说为什么当年妈妈就可以摸，我怎么就不能够摸了？弄得我是哭笑不得。这段时间弄得他不敢见女儿，见了也不敢面对，女儿还不理他。父女俩打起了冷战。他现在寝食难安，想知道今后该怎么样和女儿相处，怎么样正确对待这样的事情。

我及时地跟这个女孩子交流，跟她谈论了青春期的一些事情。

四、母子孽情

2009年5月份的一天，来电的是一个声音犹豫的年轻男子。他声称自己陷入了情感魔圈出不来了，请救救他。

他说从6岁开始就和妈妈单独生活，爸爸跟别的女人跑了。妈妈非常辛苦地养大了他，现在他已经是大四的学生，马上就要工作了。他和妈妈关系非常亲，甚至他认为自己的知心朋友就是妈妈。所以上大学期间，尽管学校离家有几十里地，他一有时间，就想回去陪陪妈妈。2年前的一次。当他和妈妈都洗完坐在床上聊天时，因为是冬天，他们就索性坐在被窝里聊开了。他向妈妈说着他在学校里遇到的各种事情，妈妈也给他说她生活中的一些事情，说着说着就瞌睡了，他就顺势躺下去睡下了。妈妈见他睡下，先是迟疑了一下，接着就和着睡衣躺了下来。尽管妈妈是背对着他的，但是他突然兴奋起来，顿时没有了睡意，不由自主地搂着妈妈吻了她。妈妈嗔怪而不好意思地推开他继续睡着。他控制不住自己，再一次拥住了妈妈的身体，并且探索地抚摸她的身体。妈妈开始还反抗，后来也就很温柔地接受了。从此他们就有了不同的关系体验。他像上瘾了一样地迷恋着妈妈的身体，同时也感觉到自己是个真正的男人了。但是这半年来，妈妈开始让他找女朋友，他对其他女人没有一丝兴趣，根本没有那个心思。妈妈就自己找老伴，最近就找到了一个男人，还带到家里来。妈妈不理他了，他非常生气，跟妈妈闹意见。但是又非常想知道妈妈跟那个男人在一起的一些细节，知道后又很痛苦，他又阻止不了妈妈找老伴。为这个事情他有1个多月吃不好睡不好了，也不想做其他事情。问我他该怎么办？

心理分析：青春期萌动着第一次的扰动。

以上4个案例中，有一个共同的特点，那就是长辈与青春期子辈间，亲情加男人与女人本能的情感触碰后，难以抑制的内心纠缠带来的难以启齿的痛苦。

为什么会发生这样的情感呢？

从性心理现象来看，身体发育完善的青春期少男少女，内心正处于各种矛盾对立时期。这时，他们的生理也处于自我扰动和被他人、他物扰动的时期。在这个关键期，任何第一次面临的体验，都会让他们刻骨铭心。加之这个第一次触动自己身心的，又是自己亲人的身体，生活中对这些亲人的身体和心理都是很信任的，所以少了很多该有的戒备之心，他们很快就对这种愉悦难耐的身心体验难以抵挡，甚至会上瘾。

对于身心都已经成熟，并且有一段性满足体验的男人女人来说，一旦他们暂时停止了性行为，内心也将处于人为的抑制状态。这种抑制表面看很平静，一旦遇到触动，就会像干柴一样被点燃。这时的他们跟青春期的第一次一样猛烈，让他们的情感退行到少男少女般的情怀之中，他们也一样难以抵挡事态的发展。又有独处和外人难以发现的环境所掩护，所以这样的事情就莫名地发生了。

所以，在我们的伦理概念中，孩子早在四五岁的时期，就应该被父母分房而睡；兄弟姐妹，七八岁时期就要分床而睡。就是为了避免这样的尴尬事情发生。然而，这个每个人都似乎懂得的道理，恰恰被人们忽略了，忽略到认为亲情中不可能发生这样的事情的自我信念之中，以至于真的发生时，他们无知地不知所措，任由事态发展，失去了阻止或中断的能力。

可以说，这类事件的发生，与性心理健康教育跟不上有直接的关系。如果孩子们更懂得性心理知识，如果父母们更懂得青春期知识，懂得自己单身生活的性生理调理，那么之类尴尬的事件可能就会避免。

好在他们在这样内外挣扎的纠结中，还能够选择求助于心理咨询，说明他们的理智最终战胜了感性，不至于毁掉他们的未来人生。如果他们保持沉默，那很可能给双方造成终生的悔恨！

第二节　来自亲戚的性侵

一、堂叔的糖果

连连离过 2 次婚了，2 次都让她痛苦万分。她不想再结婚了，因为她不能够忍受背叛的折磨。她因为想不开而被朋友带到了我的办公室。在帮助她找到问题的根源时，她吃力地回忆起了 30 多年前的事情。她出生于农村，家里有七八口人，姐妹兄弟有 6 个。邻居就是爸爸的堂兄弟一家 4 口人。叔叔他们从小没有妈妈，是连连的妈妈在照顾她们的同时也一起把他们拉扯大的。她本家的二叔和她大姐差不多大。从小吃饭的时候都是端着碗相互串着门夹菜吃，有什么事情也是相互帮忙解决，一大家子当时很是让人羡慕。两家人来往如此亲热，大人间也就没有多少防备。就在连连四五岁的时候，一次，大人们去准备过年吃的元宵面去了，哥哥和姐姐也去了学校，家里就剩下小连连了。二叔和往常一样来家里串门，玩了一会儿，他就拉着她去他家里，说是要给她糖吃。到了他屋里，他给她找了一块元宵馅，吃着吃着，他说要给她看看衣服里面有没有虱子。那时候生活条件差，大部分人都会长虱子的。找着找着，他就脱去了她的裤子，也脱了他自己的裤子，那时候她还不知道他要做什么，只是感觉他把自己的什么东西，热热的，顶在了她的生殖器部位摩擦着……之后，他就穿好裤子，也给她穿好裤子，再给一些糖馅儿吃。这样的事情记忆中发生过 2 次。

边连对我说：“在我的婚姻生活中，我开始比较讨厌性生活，后来好一些不是太讨厌了，但是我总是在做爱的时候喜欢想象自己是男人，这样想时反而更加兴奋。所以我现在感觉结婚也没有什么意思，一个人过也很好。”

二、学长的魔掌

霞是一个漂亮的公务员，本科毕业，有 1 年的工作经历了。但是，她因为父母逼迫她结婚而陷入抑郁状态，目前已经到了不想回家也不敢去单位上班的地步。一想到上班要面对那么多人际关系，心里就恐惧。而自己心里的白马王子，因为自己拒绝他提出的性要求而对自己不理不睬，父母也坚决反对自己找对象。加之单位关系复杂，难以应对，为此而痛苦纠结。

她一进我的诊室门，还没有开口说话，泪水先止不住地流，她说她很难受，都在逼她，她不想活了。咨询中了解到，大约在霞上小学四五年级的时候，有天下午，她像往常一样写完作业就去村子里找小朋友玩。他们一起有很多在一个学校上学的哥哥姐姐们，一般都会玩捉迷藏的游戏。霞对着我回忆道：“大哥哥们藏，我们几个人找。天也快黑了，我在一个废弃的小屋子里找到了一个大哥哥，他是初中的学生，我们经常见面。当我找到他的时候，我很高兴地大声喊：找到了，找到了！他突然上前捂住我的嘴说别喊了，来我们一起藏起来。于是我们就藏在麦草垛子后面。过了一会那个大哥哥说你把裤子脱了让我看看吧，我不知道他要做什么，就很高兴地脱了裤子。他突然很紧张地看了看周围，就用手触摸我的生殖器，同时还把他的裤子也脱了。虽然他摸我时有些莫名的舒服，但是，当看见他的生殖器和我的不一样时，加之他急促的呼吸声，让我突然害怕起来。我大哭着跑开了。

这件事情我没有跟任何人说，也似乎没有什么。但是，到了上初中的时候，一次老师讲生理卫生课时，我突然想起了那件事情，感觉自己很下流，我深深地低下了头。从此我再也不喜欢跟同伴出去玩耍了，也不敢大声说话，说话声音越来越小，还经常一个人莫名其妙地哭泣。”

三、表兄的罪孽

英子是一名酒店的客房服务生，近2年多来，为父母催促自己接受亲戚的说媒，加之和单位同事很难相处而痛苦不堪。单位也嫌弃自己工作不好，但是自己又不想回家面对父母的逼迫。曾经几次想要自杀。

英子来到咨询室就没有停止过哭泣。咨询了解到，英子出生在某县一个穷乡僻壤的农村，大约在她七八岁的时候，有一天去外婆家不远的姨妈家里玩耍。正和姨妈一起玩时，姨妈碰见了一个熟人在说话聊天，就让她先回家里去找两个表哥玩。英子对我说：“当时大表哥十七八岁，小表哥十三四岁，小时候我们经常在一起玩。我回去的时候，大表哥一个人在家，他在床上睡着，见我回来，就问我他妈在哪里。我说在村子和人说话时，他就让我也去和他睡在一起。当时我也不知道为什么就很听话地上去了。他脱我的衣裤，趴在我的身上……我害怕又不舒服，就用力推他，但是又动不了，只是感觉生殖器很痛，我就哭了。不一会他穿上自己的衣服，也给我穿起来，还哄我别哭，给我找了一些吃的东西。从此后，表哥就瘟神一样缠着我，只要我去他们家，他都要把我拉到他床上睡觉。后来我就不愿意去他们家了。但是过了几年，就在我不太记得这件事情了的时候。大约十一二岁的一天早上，我正在我家炕上睡着，突然被一阵重压惊醒，我睁开眼睛一看，大表哥在我身上压着。我大声喊妈妈爸爸，但是没有人来，我就更大声地哭喊，同时用力推他、用脚蹬他，他才提起裤子跑了。我恐惧地起来一看，家里没有人，出去一看，只有住在邻家的爷爷坐在那里。他显然没有听见发生的事情。我难过极了，也紧张得不行，不敢给大人说。后来大一点时，大约上初中以后吧，我隐隐约约知道那是不好的事情，就给姨妈说了。姨妈对我说，大表哥有病，让我千万不要给别人说这事情。我也害怕起来。感觉这件事情说不得。

从这以后，我整天担惊受怕地度日，上学也没有心思，尽胡思乱想，头经常痛，胸也闷，呼吸都不很畅通的感觉。勉强上完初中我就不再想上了。我听见人们说这种事情很不好，以后嫁不出去等等，我更害怕了。家里没有一个人可以依靠，除了整天哭泣，我不知道该干什么。爸爸妈妈也整天吵架，吵完就骂我和弟弟，我只好从家里跑出来打工。可是我这些年还是难受，我该怎么办呀？”

心理分析：失去保护的孩子，内心会仇恨父母。

生活中，父母关系恶劣，不是吵架就是打架，处理不好夫妻关系。这样的生活，让他们无力担负起教育孩子、保护孩子的重任。有的甚至忽略孩子的存在，整天生活在夫妻矛盾的负面情绪之中。

父母对孩子的表情、举动根本无暇看见，也难以发现问题。或者把孩子当出气筒，轻则指责谩骂，重则暴打厌嫌，使孩子不敢求助，或者即使求助了，得到的不但不是帮助，还是更多的身体或情感伤害。因此，她们只好选择默默承受。随着身体的发育和获取知识面的增加，让她们感受了自己受到了身心的伤害。这时，已经形成的不良观念再一次深深地伤害着她们单纯的心灵，以至于她们除了自责自罪，和对大人没保护好自己而产生的愤怒外，就是深深的自卑和对异性的抗拒，从而造成恋爱、婚姻、人际等方面的障碍。

另外，家庭环境差，防范观念淡薄，来了亲戚在家过夜，大多都安排跟孩子同床共枕。因为他们认为熟人都不会做什么不好的事情，那些事情都是坏人和陌生人才会做的。自己的防御不当，贻害了孩子。

第三节　来自熟人的性侵

一、堂哥的游戏

妞妞是个聪明娇小的女子。婚姻失败后，和异性滥交，只要是男人接近她，她就会主动投怀送抱，甚至还会主动给他们买东西，带他们去开房，甚至是带去自己的房子里留宿。没有什么生活技能，靠父母混饭吃。经济物质条件优厚，只是她痛苦的是，她这样对待男人们，最终男人们还是一个个离她而去，甚至是对她不屑一顾。她也和爸爸妈妈极为不和，一点也不想见到他们，不想和他们说话。她感觉自己没有一个朋友，非常地孤单，为此连死的想法都有。

咨询过程中，我们了解到，妞妞从小就是爸爸妈妈的掌上明珠，深得宠爱。就在五六岁的时候，一天去叔叔家里玩，堂哥哥在家里，他当时已经十七八岁了。她玩得无聊，就去哥哥的房子里缠着他给自己讲故事。她说："他把我抱在怀里给我讲了几个故事。不知怎么了，他的手就在我生殖器上摸，后来还说跟我做游戏，我点点头，他就把我放在他的床上，脱了我的裤子，看我的生殖器。我一边吃着他给我的东西一边让他做着游戏，他还用手摸着他自己的生殖器玩。他看够了就给我穿上裤子。这种事情有很多次。后来我大一些了，他就没有那样做了。都长大了以后，见了面才感觉有点不好意思。难道我现在的问题跟这件事情有关系吗？

那时候没有人给我讲过这方面的知识，加之又是我喜爱的哥哥，即使现在，我也还没有认为他对我是侵犯。"

心理分析：由于妞妞第一次的性感知，是一个自己很熟悉，有亲情关系的异性，在那种状况下带来的，就造成了她对性丧失了防御、羞耻和拒绝的能力。因此，后来跟男性一接触，不但不会拒绝，而且以为性接触像吃东西一样，是应对异性的一部分内容。加之父母溺爱、控制，使其心智发育停顿，导致她对婚姻不遂心就随便放弃，从而为了获得真爱而跟异性滥交。这反而让那些男人不尊重她，更谈不上娶她。因此她受到精神心理和身体的双重伤害，自卑而无助，痛苦万分。

经过 1 年多断断续续的心理咨询，她终于找到了自己的爱人，两人结婚生子。但是，更深层次的心理问题的解决还需要进一步进行，这是一个很大的心灵工程。

二、蜜糖的陷阱

小青今年 36 岁，女儿思思马上就 6 岁了。她家住在一个小区里，小区不大，就两栋楼房，但是周围就是城中村，很是热闹。她小区门口有一家开了多年的超市，是兄弟俩开的。哥哥 30 岁左右，已婚，弟弟二十五六的样子，看上去一张娃娃脸，对顾客也很热情，大家对他们的印象还不错。院子里的孩子们都喜欢去他那里买东西，大人们也总是使唤孩子去那里买个油盐酱醋茶什么的。很多时候，孩子们还喜欢聚集在超市门口玩。有一天正好是个星期天，下午吃饭的当口，正做饭的小青就让女儿去买一瓶醋，顺便给了孩子一块钱再买一个雪糕吃。女儿去了差不多半小时，吃饭时看女儿不回来才去叫。还没有到门口小青就叫女儿的名字，女儿神情怪怪地跑了出来，手里拿着醋，小花裙子还在后面内裤上夹着。见女儿出来了，小青也就没有进去，拉着女儿回家了。到家后她拉着女儿的手问：“你买一瓶醋怎么这么久，是不是把雪糕吃了才回来？”女儿告诉她说：“那个胖叔叔让我玩一会吃完了再给我取一个。

我就玩了一会。妈妈，那个叔叔把我抱在他的腿上坐着，他用手摸我的屁股，把我弄疼了，听见你叫我，他才把我放下来让我走。”

听完女儿的话，小青差点没有晕过去。她看着女儿那稚气的小脸，半天说不出话来。只觉得胸口一阵痛后，她还是冷静了下来。她把女儿抱起来查看了孩子的生殖器，只看见那里红红的。她安排好女儿吃过饭，打电话给在单位加班的丈夫，让他请假回来。背着女儿，看见丈夫回来，小青再也控制不住泪水，她号啕大哭后才向丈夫说明了发生什么事情。丈夫当时就拿上菜刀要去找那俩兄弟，小青好歹说服了丈夫冷静下来。毕竟这个事情传出去对女儿也不好，因此他们商量先不去找他们麻烦，先把女儿带去医院检查，看看有什么证据再说。连夜他们抱女儿去医院做了检查，好在没有什么，只是轻微的外阴发炎，清洗一下明天就好了，他们才放心。回去见超市已经没有多少人了，他们两口子上门把那两兄弟大骂了一顿算是了了此事。第二天超市就打出了转让的牌子。

三、魔鬼爷爷

一天下午，天快黑的时候，张倩下班回家了。但是她没有看见自己5岁的女儿圆圆。她叫了几声也没有回应，她以为去了奶奶那儿，就来到了婆婆屋里。婆婆正在做饭，她说：“刚刚圆圆还在这里，说是要去看看妈妈回来了没有。我想着你马上就回来了，也没有拦她，怎么你没有看见吗？”张倩说没有呀，那到哪里去了？紧接着在院子里到处找，没有人，这才着急了。她们住在某城的东关小巷子里，出门不远就到了郊外的土坡地。这个巷子里到处一片喊孩子名字的声音，但是还是没有找到，天也黑下来了，这可怎么办啊？时间过去两三个小时了，孩子还是没有找到，正当全家准备报案去时，一个中年男子抱着圆圆火急火燎地闯进了院子里。据那男子说，他是这附近的农民，他上城里买菜路过前面坡地那里时，听见一个孩子的哭声，跑去一看这孩子下身大量流着血，裤子在一边放着，他一看可吓坏了。本来不想管这事情，但是一看这是个孩子，不能不管。就上前去问了孩子，她说家住在这里，他对东关很熟，就把孩子抱回来了。农民还说赶快送她去医院，看孩子流了很多血，不要耽误了孩子的病……结果去医院医生说孩子阴道撕裂性破损、直肠破损，大出血，再晚来几分钟就没命了。当孩子稳定下来时，妈妈悲伤地问孩子时，孩子才说是强强他爷爷。他说带孩子去找妈妈，结果……

原来，就在这个巷子里有个老头 68 岁了，是个多年的孤老头，他有一个孙子叫强强，他经常把孙子强强带到这个院子来玩，圆圆奶奶她们都很熟悉。这个恶魔老头被抓了起来，对自己所犯罪行供认不讳。但是圆圆的心里从此也留下了刀刻一样的创伤。

四、中小学的禽兽老师

云云已经 30 多岁了，但是她却不想结婚，或者说是害怕结婚。家里人都为她的婚事着急，可是她一点都不急，还说自己不结婚要单身一辈子。这下可急坏了父母，让她来看心理医生。

云云生活在郊区的农村，初中没有毕业就死活不上学了。十六七岁时，她来到了城里一个热线台做人工接线员。她的声音柔和甜美，得到了普遍的认可。在咨询中得知，云云之所以不上学了，是因为学校的老师是禽兽，几个同学不愿意再受他的侮辱了。原来，自小学五年级以来，班主任老师就对他们班几个女生接连性侵犯。云云说："那个时候也不太懂，还以为是老师喜欢我们几个，都还很开心。渐渐地大了，特别是上初中以后，老师还是当我们的班主任。他当时 30 多岁，他会过一段时间找我们其中一个去他的宿舍，其实就是对我们奸污。我们都不敢给大人说，只好纷纷约定退了学。那时我们都才14岁，感觉太丢人，都发誓不说出去的。

但是这些年，我们几个几乎都没有敢谈恋爱，怕被识破已经不是处女了，遭到遗弃。这样的折磨，让我不敢想结婚的事情，很苦恼。似乎有一个魔咒在阻碍着我一样。”

五、小区5旬保安性侵幼女3年，受害人父亲曾与其是同事

西安市某小区一名56岁高姓保安，3年来多次性侵一名幼女，该幼女的父亲与高姓保安曾是同事。目前，该高姓保安已经被警方刑事拘留。

孩子平时叫他爷爷，他却变成禽兽伤害她！

据芳芳的奶奶介绍，芳芳今年12岁，正在上初中。她说，芳芳很小的时候母亲就不在身边了，2岁时随父亲和奶奶从商洛来到西安。父亲因文化程度低，只能干一些杂活，奶奶没有正式工作，靠打零工或者给人照看孩子、做家务谋生。目前，他们租住在附近小区一间民房里。谁知孩子在上完生理卫生课后，才回家跟家人说，小区里的门卫爷爷在自己七八岁的时候就对自己性侵害，长达3年之久。

原来这个门卫是芳芳爸爸原来单位的同事，退休后在这个商业区做门卫。他经常以给孩子吃零食为由叫孩子去他那里，乘机对孩子进行性侵，导致芳芳患上阴道撕裂、妇科疾病和尿失禁等病。

心理分析：防外人不防熟人的观念要改了。

我们中国人有很好的一些传统美德，比如对熟悉的人都非常信任。人与人之间的确需要信任。

但是，过去的人们思想单纯，要求不多，生存成本也低到

只要吃饱穿暖就足矣。可是，现代社会，尤其是物质泛滥的今天，生存压力越来越大，人们欲求越来越多，生存成本也越来越高，追求各式各样的享乐，已经是大多数人内心向往的事情。这对一个未成年人，或者是没有建立起应对能力的婴幼儿来说，大人的信任无疑就给了不怀好意者、青春骚动者、犯罪分子等人可乘之机。因为这些人脸上没有注明是会伤害孩子的人，孩子也对大人相信的人毫无防备，这就造成了以上几个个案中的一些情景。这看似孩子小不懂事，但是，随着他们渐渐长大，明白一点那件事情是什么的时候，这些孩子会加倍感到羞耻和自责，甚至从心里责备大人没有保护好自己。从而对长辈和异性充满愤怒情绪，让孩子受到身体和心灵的双重伤害，从而影响到他们未来建立亲密关系。

要想防止此类事情的发生，首先我们成年人要树立重视子女身心安全，教给他们自己保护自己的方法和应对的技巧。

专家寄语

害人之心不可有，防人之心不可无。防熟人是对孩子负责任的表现。熟人更容易、更有机会对孩子下手。因为孩子的是非曲直分辨能力弱，会被熟人的小恩小惠蒙蔽。

第四节　遭遇性侵扰后个体心理发展变化

一、失贞女的烦恼

小桃，女，24岁，未婚，高中肄业，生长在农村。大约八九岁的时候，被表兄性侵。那时啥也不懂，也没有在意。直到上初中后，才知道了那对自己意味着什么。从此非常害怕，非常耻辱，更是感觉自己不干净，丢人现眼。整天想这个事情，以至于学习成绩下降，内心憎恨父母没有保护好自己。整天一个人哭泣，看见大自己的男孩子就紧张。勉强上了高中，可是高二时实在无法待在学校，头疼难忍，只好辍学回家。不知情的父母，从她18岁开始就给她介绍对象，她谁也不见，父母整天骂她不懂事，不知道替父母操心。在父母多年逼婚的情况下，她独自逃出家里，来西安打工。但是，在单位根本无法跟男同事相处，感觉他们对自己不怀好意。就这样得上抑郁症，想跳楼被同事发现而救下，后来到咨询室。

二、恋爱5年，也不敢让男朋友碰自己的女孩

幼年遭遇猥亵的女孩，不敢性接触。

丹，女，时年28岁，因恋爱不接受性行为而致相恋5年的男朋友提出分手，不敢接受异性交往，出现抑郁情绪就医。7岁时有在游戏中遭遇一名大男孩的抚摸和引导去抚摸对方生殖器的经历，因此不敢再接触男性的身体，出现恋爱障碍。

某女，咸阳人，时年35岁，婚后一直性交疼痛，已经是第二次婚姻了。反复就医无效。11岁时在放学的路上遭遇过强暴，没敢告诉任何人。

三、公共厕所里我尿不出来

我今年19岁，正在上高三。在我十一二岁的时候，无意中从家里翻出来几张碟片，出于好奇，便放开看了，原来是“黄片”，是男女裸体做爱的那种。结果一看，浑身发抖，心跳加快。我赶紧关了，但是，那天家里没有人，过了一会儿我又拿出来继续看。就这样，我经常趁家里没人的时候，拿出来

看。渐渐地，我不由自主地用手触摸自己的生殖器，就射精了。后来一想起那些镜头，就不由自主地想手淫。经常就像做贼一样地心里发虚。后来大一点的时候，看了一些生理卫生知识，知道这样不好，看黄色碟片也是公安机关打击的对象，心里就更加害怕、担心。一次在学校厕所如厕时，几个同学看了我几眼，我突然紧张地一愣，正在尿的尿也突然中断了。从此以后我就害怕当众尿尿，只好等大家都不在的情况下上厕所，有人在的时候就尿不出来了。而且我还害怕见熟人，一看见熟人，我就心发慌。我现在不想上学，已经 3 个月没有去学校了。

四、跟父母分不了床的小伙子

石某，男，现年 21 岁。以生殖器无勃起就医。反复看病，还做了包皮手术。18 岁才和父母分床睡，现在回去还和爸爸睡觉，爸爸晚上抚摸自己的生殖器。

马某，男，现年 31 岁，结婚 3 年不能够过性生活，有自慰史。曾经诊断为精神分裂，吃药 2 年多效果不明显。12 岁前一直跟外婆生活，外婆单身。晚上跟外婆睡在一起，外婆有抚摸其生殖器的习惯。

五、害怕恋爱、结婚的男人

三北，男，28 岁，本科毕业。初中开始手淫，大学谈恋爱，第一次性接触时失败，内心沮丧。以后有机会再次尝试，还是很快射精。从此感觉都是手淫惹的祸，憎恨自己，并且到处看病，效果不明显。从而心神不宁，失眠心慌，害怕自己没有性能力。不敢见女友，向女友提出分手。从此不敢谈恋爱，更不敢想结婚的事情。

某公务员，男，30 岁。别人介绍的女友，快结婚时，尝试性爱，以失败告终。内心非常紧张压抑，以至于不敢面对女友。过了一段时间再次尝试，还没有实质性接触就射精。从此怀疑自己有病了，婚期一推再推，导致女方不高兴，提出分手。至今不敢谈女朋友，想到结婚就害怕、不安。

心理分析：

以上情况属于初次出现性欲望冲动时，有性交失败经历，或自认为做了见不得人的事情、跟长辈分床太晚等原因而导致的性心理障碍。

生活中，由于性格原因，对性渴望程度的因素，自己对性的认识，对性的态度等原因，以及对方配合不当等各种因素的影响，在初次接触女性身体，在还没有实质性性活动的情况下就射精了；后来也一直没有正常的性接触过，所以再次偶尔尝试，还是同样的结果。就因此而判断自己有毛病，不正常。其实，这一般都是正常的现象，我们称为偶发性早泄。是因为没有经验，内心紧张、激动，没有正常性生活、慌乱等复杂情绪导致的。如果从此没有过正常的性生活，就判断自己是早泄，那是很不科学的。

别说是初次，即便是结婚一段时间，保持过正常性行为的夫妻，在分居一段时间后，重新开始性生活时，第一次也有可能是这种情况。只要不是在正常的性生活过程中，每次都是这样早射，都不是问题。主要是自己脆弱，把初次失败的后果放大化，让自信心受挫，加之不能够正常地过夫妻生活导致的。

这种情况，结婚后有了正常、和谐的性生活，就会好转，根本无须药物治疗。所谓正常的夫妻生活是指：可以在对方同意的、很私密的情况下，随时过性生活，而且双方能够很主动地配合完成。

我们的父辈，因为溺爱孩子，总是让孩子跟自己睡在一起，不舍得他们分床单独睡觉，分房睡又没有条件。有的睡到青春期后才分开睡。这种现象，会影响孩子性心理发展，甚至会导致性欲淡漠及恋父恋母情结，他们今后可能更喜欢跟比自己年龄大的异性亲密，甚至是造成性身份障碍。父母如果过正常的性生活让孩子发现，对孩子有可能造成不良性心理影响。

跟父母分床太迟的孩子，长大后或多或少都会有性心理障碍的倾向。因此孩子一般在5岁左右时，应该有自己的床或者房间，自己单独睡觉为好。

第五节　性心理困扰案例及其分析

一、45岁的意淫男

某男，45岁，未婚，本科生，高级金融管理人员。风流倜傥，英俊潇洒，身高1.82米，皮肤白皙，须眉浓密，很有男人气质。

至今未婚，原因是见到心仪的女人时非常激动，甚至有强烈的性冲动，但是，实际性行为时却难以勃起。女人无奈地称他为“无能的帅哥”。等女人走后，自己想起人家时，又是激情难耐，只好自己自慰完成性欲望。每每想起女人时，勃起良好，等见面实际行动时，却怎么也勃不起来。就这样不断地接触不断地失败，导致至今不能够完成婚配。20年来，闲暇时间都用在了求医问药上，先后花费几十万元，也没有解决问题。来咨询室时，已经到了精神恍惚、行为变态的地步。建议他先去精神科药物治疗3个疗程后再来进行心理治疗。

二、见异思迁的男人

某男，38岁，已婚多年。近两三年时间里，突然发现自己跟妻子根本无法进行正常的性生活，而在跟外面的女人偷情时，却发挥正常。自己也不想离婚，吃了很多药也解决不了这个问题，妻子欲望还很强烈，自己无法满足，对自己又非常不满意。为此非常苦恼，经朋友介绍来到咨询室。经过5次夫妻性心理治疗，恢复了夫妻性生活。

像这种情况，不妨借助性情趣用品来帮忙满足妻子的性欲望。但是，前提是妻子可以接受。如果不接受，就带妻子一起到性心理咨询师工作室求助。

三、敢怒不敢言的丈夫

唐某，商县人，时年43岁。患前列腺炎，治疗6年未愈后做手术，效果也不明显。原来结婚不久，妻子有外遇，自己无能为力，心中愤怒屈辱，又敢怒不敢言，默默忍受。因为他从小失去父母，在大哥的严格管教下长大。性格懦弱，胆小怕事，心地善良，内心充满了愤怒和不满情绪。

后来，我们把他妻子请来，对她进行心理疏导，最后做夫妻心理治疗。夫妻关系改善而症状随即消失。

心理分析：

以上情况，基本属于男性性格或者内心存在某些性心理情结所致。只要他们愿意努力面对自己的问题，主动求助专业人士的帮助，都会很好地解决。当然，如果自己不想改变，认为这样不妨碍自己什么，也可以保持这种性生活方式。这是人们的基本生存权利，谁也没有权力阻止你选择什么样的生活。但是，只要影响到了自己和他人的幸福生活，就还是从自己身上找找原因，并且及时纠正，才能够保证生活的品质良好。

第六节　同性恋问题案例

案例一：某同性恋倾向的男孩，34 岁了，结婚后 2 年了还没有能力跟妻子做爱，甚至烦妻子触碰自己的身体。咨询中发现，他在出生后不久就交给外婆养育，而外婆当时正是一个四十多岁的寡妇，他就一直跟外婆睡到十三四岁，直到上初中被父母接来身边上学为止。他回忆说外婆因为怜爱他，经常触摸他的生殖器，他既紧张又无力抗拒，就只好承受。长大后不知为啥，特别拒绝异性，异性一靠近他，他就会难受而紧张不安。

案例二：某男孩，33 岁，结婚 2 次都因为没有办法和妻子做爱而离婚。在跟同性朋友在一起时却可以很正常地发挥性能力。他在七八岁左右的时期，有一个大自己 10 岁多的小叔经常来家里过夜，被父母安排和自己睡在一起。小叔很疼爱他，有一次半夜他无意中手碰到了小叔勃起的生殖器，由于好奇而紧张地心跳加快，睡意全消，就再次用手去摸，小叔不知是睡着了还是故意不睁开眼睛，没有拒绝，任凭他玩弄，他身体后来还流出了精液。当时自己并不知道流出的是什么。当时看见这种情形，他兴奋不已。从此后非常期盼小叔来他家和他一起睡觉。这种事情还发生过几次，后来小叔就结婚了，他也长大了。一次老师说他像个女人一样，他还很开心，认为那是表扬自己表现好。渐渐地，他发现自己光爱看英俊的男人，一看见他们就兴奋不已。反而一见女人就脸红、羞怯、不安。

案例三：某男，21 岁，有过异性恋的经历，也更多的是和同性交朋友。最近很担心自己的勃起有问题。自己知道自己就是男人，也想成为真正的男人，但是因为和女人接触时更多的是放不开，是紧张不安，而和男性接触时就自在轻松得多。他说："同学中的同性恋主动找我，我也不拒绝和他们交朋友。

父母在我四五岁时离婚了，我从小和奶奶一起长大。小学四年级才和爸爸及后妈在一起生活，爸爸不到两年又离婚了。后母老凶我，妈妈从小我就见得少。只记得自己爱哭，好想妈妈，后来也就习惯了，不想了。记得上小学高年级的时候，在路上被初中的几个大哥哥堵住，在路上脱掉我的裤子，他们几个摸我的生殖器，我也没有反抗，还有一些舒服的感觉……”

案例四：随着父母亲人的不断介绍对象，小品已经不能再找借口抵挡了，只好推说自己有生理疾病来到医院。面对心理医生技术性的问诊，他终于说出了心中的秘密——自己对异性根本就不怎么感兴趣，而且最近还特别喜欢看同性，还在准备着自杀的计划。

在心理咨询师了解、尊重、关怀、同情下，他压抑的情感和委屈的泪水像提闸的洪水，一发不能收拾。他号啕大哭一场，心中轻松舒畅多了，反而对自己是不是同性恋不那么确定了，希望心理医生帮助诊断。最后得出结论：有同性恋的倾向。由于目前还没有同性恋的行为，只是倾向性反应，如果现在遇到一个让自己有感觉的异性朋友，并且恋爱又很顺利，有美好的发展体验的话，他就可能向异性恋方面发展。如果他此时正好被一个真同性恋看中，并且积极主动接近他，给他造成性感愉快体验，那么很可能就发展成真正的同性恋者了。

面对如此情况，父母无可奈何，只盼望他结婚生子。终于有了一个还算满意的异性对象，可人家开口就是彩礼聘金好几万，家里怎么拿得出……刚刚自由的心灵又陷入新的困惑。他不想再压抑自己的情绪，不想再活在父母的阴影里，他要做自己心灵的主人，他要飞翔。于是，一天，他不辞而别，谁也不知他去了哪里……

如此等等就不一一列举了。

专家寄语

男孩子被侵害更加具有隐蔽性，对未来生活影响更大、更深。往往都是在成人后已经出现问题时才被发现，而这时一切会难以逆转。

第三章

性心理咨询工作日记

第一节　个案首次处理笔记

一、亲密的母子困惑

2008年6月23日下午，一个陌生的号码显示在我的电话上。当时正好有些空闲时间，就接了。一个怯怯的中年女人的声音有些发颤："你是田老师吗？我是《华商报》的司马特让我找你的，我有些问题想请教你。我和我老公是二次婚姻……"话到此，声音哽咽了。我想，这又是个家庭婚姻问题。谁知接下来的主诉却使我捏了一把汗。

原来，这是一个闪婚后又离婚的女人，并且经过家人的介绍又很快和一个带着10岁儿子生活的男人结了婚。从外在的条件来看，简直是门当户对，天成地就，一切都是那么称心如意。可以说没有人不羡慕的。她对待继子也是极力弥补着母爱，相处得非常好，为了这两父子，她放弃了再生养自己的孩子。丈夫工作忙，大部分时间她其实是和儿子一起度过的。渐渐地她习惯了和儿子在一起的感觉，习惯了关注儿子，为儿子做一切事情。

她的继子今年19岁，她自己39岁。就在2年前，她突然发现自己和继子间的关系有了微妙的变化。在他们的目光对视的一瞬间，或者晚上互道晚安的时候，以及生活中的触碰到的时候，心会加速地跳动，同时对老公有些厌恶，甚至心里几乎没有了老公的位置，继子占据了她的全部。继子对她更是暧昧，经常找借口制造亲密接触的机会。比如洗澡时要求她给他搓背，看电视时要求躺在她的怀里，甚至洗澡后光着身子跑出来才穿衣服，当着她的面穿。特别喜欢和她单独在一起。因此，她已经陷入而不可自拔，明明知道这不应该，可就是不能控制。现在已经到了看到继子对女性长辈好就心里难过的地步，还吃他女同学的醋。这次高考可能是受这件事情的影响，继子没有发挥好，考得不是十分理想。出于深深的爱的缘故，觉得不能影响他的未来，这才急于想要解决。但是不知道应该怎么办更好。

建议：

（1）与继子的感情保持亲密但绝不要发展。

（2）好好反思和老公的关系，并且主动改善夫妻情感的交流。

（3）改善夫妻的性生活的和谐，互相满足。

（4）改善自己的心理认同——成人、长辈。

（5）放开继子的身心，让他广交朋友。

二、一朵盛开的百合花

休了几天假来到办公室上班后，被眼前的景象蒙住了：在我的办公桌上，摆放着一瓶盛开的百合花。虽然由于时间太长，许多花瓣都凋谢了，可是还有一朵最大的黄色的百合花正在盛开着。同事们无不羡慕地告诉我，是我的心理障碍病人陈辉在出院时送给我的，还给我留下了一封信。

我顾不上欣赏那朵盛开的百合花，先打开了信：

田阿姨您好！

今天我就要出院了，可能你没有回来，我就到家了。感谢你和杨伯伯给我精神上和心理上的治疗，同时也感谢你向（像）妈妈一样关心我。我希望我回家后也有信心，能恢复正常……

临走之前也不知道送你什么礼物好，想了好久！

就送你一杯（瓶）花吧，每一种花的颜色都代表一份情义（意）。祝你今后的工作事业都会像鲜花一样绽放，越来越辉煌。无论我走到何时何地，我都会铭刻在心！因为我陕西还有一位年轻的妈妈。

此致

军礼

2008 年 7 月 11 日

陈辉

多有心的孩子啊，多用心思的孩子啊。他的感情是如此的丰富，他的内心是多么的渴望情感的滋养。我更加坚定了对他的心理诊断：应激性创伤情感障碍。就是这样的心理障碍，被他的父母送去当地的精神病院按双相情感障碍型精神疾病 2 次入院治疗。后又辗转全国各地医院进行这类治疗，效果均不明显。来到我的面前时，他的临床表现是：敏感，多疑，话多，不停地诉说别人如何不公正地对待他，爸爸怎样打骂他，亲戚怎样侮辱他，邻居如何欺负他等等。经过和他妈妈的核对，情况基本一致。

杨教授是精神病临床主任医师，有着 40 多年的治疗经验，他根据以前的那些诊断，和精神病诊断标准的就重不就轻的原则，也坚持按双相情感障碍治疗。可是 1 个月后没有多少效果。再次来到科室时，症状似乎不但没有减轻还有加重的表现。比如：焦躁不安，自顾自地不断说话，说话时不看对方，不顾对方的反应，对对方的问话也没有回答，注意力不集中等等。

我在咨询性会谈中了解到了一个重要的资料：大约4岁多的时候，他在和小伙伴玩耍时，钻进了正在急驰的大型拖拉机的后箱下面。当时把他自己和拖拉机司机都吓了个半死，正在自己还没有回过神来的时候，他的外爷看见了这一幕。姥爷跑过去拉着还在惊恐中的孩子一顿暴打，孩子没有哭泣，只是往家跑，可是却不知道家在哪个方向了，居然跑错了方向。从此，他就表现怪异，同学、老师都欺负他，家人也说他有病。学习也不是很好。

我用支持和鼓励的方法，跟他单独交流了一次，收到了明显效果。过了一天又深入交流了2个小时，症状明显好转，并且他非常愿意进行这样的交流。由于我请假去参加北京的心理学界的盛大会议，只跟他交流了4次。他自己和他人都反映他好多了。本来计划进行20次左右的治疗就可痊愈，可是，我一请假，他们母子担心住院的费用问题而回家去了。

一个26岁的男孩子，并且还在部队经历过2年的磨炼，却从来没有得到过任何亲人真正的爱的滋养，他的内心世界与现实生活多么的不一致，痛苦的挣扎使他迷失了方向，看不清自己，更看不清他人，极度的安全感的缺乏，使他不敢相信任何人，内心又十分渴望亲密的接触，希望建立和谐的关系，现实却屡屡受挫。内心的恐慌和混乱，让他停止了成长，形成了胆小懦弱的个性特点，成为他人欺负的对象。但是他自己又不甘心，努力成为自己想成为的自己，却得不到任何人的支持和鼓励，反而得到的是批评指责和否定，因此自我的认同一直没有完成，内心处于矛盾冲突当中。于是给自己找了个有利的借口：我生病了。想以此得到关心和照顾。可是，这也仅仅是得到了妈妈力所能及的陪伴，还是在爸爸的诅咒声中进行的。这样的生活环境和成长环境怎能不让他暴躁、压抑、愤怒、报复？

昨天他还跟我通过电话，居然没有提他给我送花的事情。他是一个诚实、实在、厚道、情趣、不虚浮的青年。可是有谁了解？又有谁理解和尊重他了呢？他的无知的亲人们啊，硬是把一个健康、可爱、品质高的男人按照精神病对待了这么多年。

看着这盛开的百合花，无尽感动和付出后的效果让我自豪和幸福。可是，更多的还是对他的牵挂和担忧：他那边能做到改变环境吗？他能做到继续咨询治疗吗？他的妈妈还会带他去看病吗？他爸爸还在骂他怎么不去死之类的话吗？……

但愿他像这朵百合花一样，即使大家都凋谢了，它依然在等待我的归来，向我表达它主人的情意，用它盛开的姿态改变着自己的命运。

好一瓶盛开的百合花啊！我喜欢它们，接受它们，尽管我只看到了一朵的风姿依然的花朵。

三、真诚的代价

真诚是人类最大的品质之一。可以说谁都希望得到真诚的对待、真诚的情感。

小回是从外地慕名前来我们科治疗他久治不愈的所谓心理疾病的。他 3 年前被诊断为双相情感障碍躁狂发作而入住精神病院进行治疗，效果不佳，又先后在全国各地多所医院精神科就诊，均无明显效果。他这已经是第 2 次来了。第一次是教授接待的他，因为有过精神病诊断的病人，不是我的心理咨询范围，除非是恢复期。但是，教授是精神病几十年的专家，他根据以前的诊断报告和小回多话的表现，也维持了这样的诊断，并且要求他必须有家人陪同才给他治疗。无奈，他只好又回去搬来了妈妈一起入住进行治疗。然而，精神类药物治疗了一段时间，病情似乎有些加重了，教授也有些犯难。多话的小回不停地见人就说自己的问题越来越大了，药吃坏了他等等，加上他总是抢话说，惹得大家都有些讨厌。

职业习惯促使我对他进行了几天的观察，还跟他妈妈了解了有些资料。我对他的问题有了一些把握，因此对他真诚地报以微笑和及时的关注。没有想到他非常愿意跟我交流，我全神贯注地听他诉说，他说得再乱我也是耐心地听，2 个小时过去了，他说的话也渐渐有了一些逻辑性，我也开始了解他了，懂得他了。我把对他的理解和认可表达了出来，谁知他马上不说什么了，眼睛只是幽怨地望着某个地方，然后自言自语地说："我要是有这样一个妈妈，我也不会得这个病。"我从他的这句话中了解了许多信息。我知道他是一个从来没有得到过认可、肯定和鼓励的孩子，他的生活从来都是在受虐待，肉体的、情感的和性的虐待。这是多么可怜的一个人啊，我不禁落下了眼泪。小回看到了我的这一反应，他茫然不知所措的样子，若有所思……这是一个多么脆弱、多么懦弱的心灵，这是一个一直在经历着排斥、打击、否定、侮辱、情感虐待的善良的心灵。是这些东西阻止了他的心理发展，阻止了他的人格完善，而这一切都源于他 4 岁时的那次死里逃生性的应激事件形成的"应激创伤障碍"。人们却把他当精神病地对待了这么长时间。

我用支持法和他单独交流了 2 次，给了他小小的一点物质关怀。他的躁狂现象减轻了，晚上睡眠也好些了。今天他来到我面前胆怯地说："我不敢相信你有这么大的年龄，我都不敢叫你阿姨……你有几个孩子？阿姨你一定要说实话。"

"怎么了？"

“我想要做你的孩子。不知道我有没有资格?”

我被他这突然的要求蒙住了。我说我有2个女儿1个儿子。

他失望地说:“你有儿子啊。”他眼睛看着别处像是在说梦话:“他一定非常优秀……我……”

“没有关系啊,你可以当我是你妈妈啊。”

“我想再要个你这样的妈妈,我不嫌妈妈多,我一个爸爸都不想要。你能接受我吗?”

一时间我有些语塞。刚送走一个整天追着我叫妈妈的18岁的姑娘,又来了个要认我做妈妈的小伙。而且他不是那姑娘,随便应承就可以的。我只能真诚地说:能够接受,只要你努力解决自己的心理问题,变成一个健康、做事、独立的人就可以。他这次什么话都没有说。要知道对一个躁狂发作的人来说,不说话是多么的难啊。

可见,真诚不仅在常人心里很重要,它在任何人那里都很重要,即便是个心理有问题的人也一样。如果我们任何人都具备真诚的品质,并且真诚地生活着,我想,心理障碍就不会那么容易侵害人类的心灵世界了。

真诚,我做到了,我很快乐。

第二节　躯体毒素的心理治疗案例

一个人的身体一般来说,发生器质性病变的可能性在自然状态下是不那么容易的。也就是说,人体的免疫系统也是十分强盛的,在自然生存的情况下很难得病,除非人为造成。如:饮食污染;生存环境污染;人自身不能消除生理和心理的压力;长期处在恶劣情绪状态下;行为、行动不当等等。

所谓的身体毒素,是指没有原因地长出痘痘,或者皮肤瘙痒，皮肤溃疡，不明原因地长疮，没有原因地疼痛等等。通过心理治疗的方法一样可以痊愈，而且时间快，好得彻底。

一、案例一

一般资料：小帅，男，现年22岁，自由职业者，未婚，初中文化，长期在外闯荡，居无定所，工作劳累，时忙时闲。忙时连续白天晚上干体力活，闲时一两个月没有任何事情做，主要事情就是上网和女孩子聊天。自认为身体素质差，经常性地感冒，身体不适，药不离身。身上各部位经常长疖子，出疮，而且食欲下降，经常感觉不到饥饿。因此个头和体形都比较瘦小。

今年3月的一天，以浑身不适，头昏脑涨，下肢发软无力，不想吃饭，睡眠欠缺，好像发热了的症状表现前来咨询。经过浅度催眠的方法治疗2次，症状完全消失。并且至今没有任何不良的感觉，没有了感冒，中间由于去外地做事情而拉肚子吃过2粒氟哌酸外，没有吃过任何药。前1个月，由于工作不顺，连续1个多月闲着，在网上聊天时，和其中一个女孩子关系有所发展，而现实生活中，他有女朋友，还有一个十分亲密的朋友，内心经常处于矛盾冲突之中。前几天，突然发现在左腋下长出一个一元硬币大小的疖子，摸上去很硬，表面突起发红，疼痛难忍，就涂上红霉素软膏，但是不见任何效果，而且疼痛加剧，准备去医院治疗。当我知道情况后，经过分析，发现这是心理压力造成的，建议他进行心理方法的治疗。果然，第一次催眠治理，12小时后，就有明显的效果。本来第二天还要治理，由于他本人有事情要办，到第三天才进行治疗。这期间他感觉好了一些，但是还是疼痛，表面不是太红肿了，人没有精神，什么事情也不想做。第二次治疗12小时后，肿胀和红肿完全消失，表面只存在米粒大小的硬感物，疼痛完全消失。真是非常神奇的效果。

二、案例二

一般资料：春雪，女，现年 28 岁，已婚，儿子 3 岁，没有职业。

准备今天下午坐火车去保定市去和在那里做事的丈夫会合。昨天下午 8 点左右，自己正带着儿子在游乐玩要，突然感觉右侧中腹部剧烈疼痛，当场无法行动，腰身无法直立，大汗淋漓，儿子吓得直哭。她只好打电话求助于我，我赶到现场，看见她汗水不断地流，儿子在身边拉着她的手，她一副痛苦不堪的表情。我抱起她的孩子，她慢慢地跟着我一起来到不远的房子里。我让她坐下来，用混合法的技术给她施治，5 分钟后，她的疼痛完全消失，给她倒了温开水让她喝下，身体完全恢复正常。后来还一起吃了夜宵。

还有嗓子疼痛、头部疼痛等等的心理治疗的技术，都发生了即刻消失的神奇效果。

这一个个案例，使我更加坚信：心理治疗将是未来疾病症状消除的简快方法，也是人们未来求医的模式。我喜欢心理工作，我要努力成为一名优秀的心理咨询师和心理治疗师，为更多的人解决身心的问题。

三、案例三：心理情绪在人躯体上的反应

一般资料：小文，男，18 岁，高三学生，反复离校，累计 8 个月时间，温州人，现在接受心理陪护 1 个多月。预计接受陪护 1 年。

成长资料：爸爸做房地产生意，妈妈的主要事情就是打麻将，无暇顾及孩子。4 岁前交由外婆外爷带，上幼儿园时是全托，每周由外爷接回。小学开始住校。印象中很少见到父母，

就算见到，也是在呵斥声中度过。还有个弟弟也是如此生活。小学学习很好。初中一年级也学习优秀。初二年级时，喜欢上班里的一个女孩，表白时遭到拒绝，受到打击，产生不想上学的想法，学习成绩下降。不久又试着喜欢另外一个女孩，给她送许多礼物，结果还是没有维持多久，对方提出分手。再次受到重创，干脆不去学校，开始上网，不分白天晚上地上网，在网上发泄情绪。父母拿自己没有办法。在家待了半年，后来又对一个学习好的女孩产生了兴趣，发奋努力，让自己学习好，结果上初三学习成绩突飞猛进，一下考入当地的名校高中。上高一时，学习很好，老师们本来很器重他，可是他学习好后，没有看见大家有什么变化，感觉没有什么意思，再次上网。加之被查出得了甲亢病，思想有了压力，老师也在不断地施压，就不想学习了，找不到学习的意义。

其他资料：从上初中开始，不断地骨折，先是手，后来是脚，再就是脚脖，几乎每学期都有发生。第一次小腿骨折时，在家待了 40 天，爸妈都陪在身边，之后就没有陪过了。他说在自己心目中，父母只是个提款机。曾经打过妈妈，也和父亲对打过。不喜欢父母，不愿意和他们说话。在家里和在外面是两个自己，一般在外，人们都很喜欢自己。喜欢在外面，不想父母。也想考个好大学，就是不想行动。计划现在就学习，到时候，也就是明年考试时直接去考，不想再上高二。想考上大学给父母显示一下自己的实力。

主要症状：白天睡觉，晚上没有瞌睡，连续几天待在网吧不回家。不说话，不理人；没有愉快感；面部表情冷漠；不学习；和父母吵架甚至对打；显得没有精神，很不开心；脸上长满青春痘；内心矛盾冲突；在外和在家里表现不一致。

咨询状况：2008 年 8 月 19 日，在去外面登完城墙后返回宾馆，交流 2 小时 40 分钟。当谈到有关青春期的心理反应和性生理、心理发育等问题时，小文的脖子以下的皮肤突然呈现出红色疹子，一大片一大片的，用手摸去还触手，前胸后背都有。我吓了一跳，赶紧检查他的呼吸、心跳，在确定没有恶心呕吐、头疼头晕的情况下，以为是热痱子。然而，房间里开着空调的，我还感觉凉。我意识到这是他内心复杂情绪太强烈而产生的。我马上让他呼吸，放松……3 分钟后皮肤恢复正常。我和他本人都感到不可思议。

我们接着继续交流，谈他的学习生活、家庭生活、恋爱的事情等。他表示现在不再去主动爱别人了，要让对方先爱上自己再说。当说起情感上的一些事情时，小文再次发生皮肤反应，还是红色疹子，但是这次红色褪去后，他的皮肤呈鸡皮疙瘩状，呈现了半小时的样子才消失。谈到学习，他说自己适合为别人学习，只要有个学习的理由，他会非常努力并且会收到好的效果。我们共同找，最后决定为大学时期的女朋友的青睐而学习。谈到人生，他话不多，只是说："如果不是人，是宠物就会有人喜欢，是人只能是被批评、被指责。"一句话道出了他的体验和对人生丰富的思考。

四、案例四："愚公移山"旧意新说

一个被父母和亲人认为最坏的孩子，一个没有得到过父母真爱的孩子，一个不再去学校的孩子，一个曾经打父母的孩子……这些现象的背后却隐藏着一个优秀的灵魂。谁能相信呢？可是我相信！"愚公移山"故事的新说法，就是他讲出来的。简直可以称得上是独家评论了。可他却是个"问题"孩子，他只有 18 岁。

这个孩子的问题严重到父母一年要拿出差不多 50 万元的钱，交给心理咨询师，让他去跟心理咨询师生活 1 年的地步。我们就是这样认识的。他的心门向我打开以后，他间接地向我提出了一个要求：我喜欢人叫我儿子。还真巧了，最近我最喜欢说“儿子”这个词了，很自然地我就随口叫他儿子了，他答应并且还很开心。起初我只是当成一个称呼而已，可是，我发现他不仅仅要个称呼，他是当真要我把他当自己的儿子的。为了孩子更好，我做到了一些。在一次聚会上，我面对大家介绍他为小朋友，结果他很不满意地更正说：“我不是小朋友，我是你儿子。”

我才意识到，孩子是真正需要母爱的。我不禁有些内疚，我不能应付这颗充满爱的心灵，我深情地叫了一声：“儿子。”他满意地笑了。接着，他的话匣也像被打开了一样，在众多人的面前，他不停地给我说他的有关故事，让我非常感动。看见他那么开心，我也十分欣慰，我的母性再次滋养着另外的一颗灵魂，是多么值得啊。

“愚公移山”就是他在跟我倾诉时说出来的。他说：“老师，你知道愚公移山的故事吗?”

我说知道。不等我明白他的意图，他就情绪化地，狠狠地说：“我恨这个故事，我恨寓公这个人，我恨死他了。”说完，他的脸都变红了，像是在呐喊。我突然才明白过来，他是反对把意愿强加到别人身上的人啊。“他自己要做的事情，凭什么要求他的儿子，甚至是孙子也必须去做?”他继续不平地说着。是啊，每个人都是一个独立的个体，他们都有权利选择过自己的生活，任何人没有权利要求另外一个人一定按照自己的想法去生活和做事情。他说得完全对啊。而我们的家长，大多数都是给孩子设限制，要求孩子们照着父母的意图去做、去思，全然不顾孩子的感受。虽然父母是给孩子生命的人，但是，给了生命，这个生命就应该是快乐的，自在的，否则给他生命对他来讲有什么意义呢？他是那样的无可选择，那样被动地来到了世界，却没有快乐、轻松的自由，没有自我的权利，只是机械地、被动地、毫无选择地服从，甚至是重复。生活和生命的意义何在啊？正是我对他内心的理解，使他信任我，愿意向我敞开心房。我想跟他说："愚公移山"的故事的原意是表达一种坚忍不拔、持之以恒的精神。他的精神值得后人去学习，做什么事情只要持之以恒就没有做不到的。寓公是个人，他有权利有想法，子孙那样做不做是由子孙的选择决定的。但是寓公的信念是多么坚定！

交流中，我发现孩子的历史知识相当丰富，从古至今可以说是很精通，谈起战争、政治更是有独到的见解。什么中国人口多的优势问题，美国人口少的潜在危机问题；世界万物的规律起点和回归的问题等等。他哪里像个 18 岁的少年，他的脑子里装了许多有用的东西。他观察能力尤其地强，走过一个地方，哪里有什么都在他的记忆中储存，我这个本地人和他出门，反而是他在做向导。他还有很好的自我管理能力，这是目前的孩子们最缺少的。他很有礼貌，顾大局，为别人着想。总之，他有许多优秀的品质，可是却被父母说得一无是处，他不快乐、不学习就可想而知了。其实，看得出来，这个孩子很有天赋，他需要时间去完成内心的整合，使内心的东西具有立体的形象，这是成长的需要。我们成人只需要给他们鼓励、肯定、认可、理解和尊重就够了。

然而，由于父母的专横、强制、权威、他们没有充分地了解孩子，只用别人孩子的长处去比自己孩子的暂时处于短处的方面，一味肯定别人却否定自己的孩子，甚至是打击、嘲讽、贬低，在情感上虐待自己的孩子，从而忽略了孩子的长处和优点，最终没有达到想让自己孩子各方面都优秀突出的目的，反而挫伤了孩子的积极进取的精神。就像那有名的"愚公移山"故事一样，它的本质是强调一种坚忍不拔、持之以恒的品质和精神，却给了现代青少年一种被强迫、强制、强加、控制的感觉，从而引起他们的强烈不满和愤怒情绪，产生反感、抵触、对抗的心理反应。真是心猿意马。这个现象也可以看出，当代社会人们认识事物的角度，思维问题的方式，看待问题的实质，与上代人有多么大的差异。时代不同，理念不同，我们成人如果不与时俱进就意味着落后，意味着和我们的孩子无法沟通交流，不能与他们交流就意味着你已经丧失了教育他们、引导他们的能力。如果是这样，就算你再怎么努力地重复、坚持，都是没有任何效果的无效行为。孩子会离你越来越远。

这个时期，孩子得不到正确的引导，或者任其自由发展，都是一件危险的事情。尤其是对一个自我、浮浅、不善内省的孩子来说，更是终身无可挽回的教育失误。

第三节　来访者的求助动机与咨询效果

心理咨询与心理治疗是由于人们在现代社会生活中，出现了各种心理问题、心理困惑、心理压力以及心理疾病而发展起来的新兴行业。它市场的需求远远超出了行业本身的发展，越来越多的人开始意识到自己需要专业的心理帮助，他们寻找并且来到了心理咨询机构，期望解决自己的问题。

人的心理是世界上最复杂的现象，也最奥妙无穷。因此，人自己有时候即使对自己都难以把握。当焦虑、抑郁、恐惧、难过、悲伤、忧愁、愤怒、后悔等情绪常常困扰你的时候；当内疚、矛盾、冲突、纠葛、彷徨、犹豫、懊恼等使你心烦意乱时；当你的工作、学习、人际关系产生压力影响你的正常秩序时……不妨走进心理工作室，诚恳地敞开心扉，在心理咨询师的理解、尊重、支持、关注下完善地解决。然而，我们必须了解，来访者的求助动机直接关系到咨询解决的效果。有的人表面是在寻找解决问题，其实潜意识中是为了去了解或者尝试一下心理工作的实质，来满足自己的好奇心；有的却是为了见识一下权威人士的本领，和证明自己问题的特殊性；还有的就纯粹是为了试探神秘、不了解的事物，如催眠、精神分析、心理治疗本身等；更有甚者就是为了接近某个心理工作者，达到他的有关目的。

一、案例一

阿黑，男，32 岁，个体企业公司老板，多次利用多种渠道了解心理咨询行业，并且在当地网络查找到有关心理工作者的资料，采取网络、短信、电话等形式，以自己有严重的心理问题为由约见心理咨询师，并且提出一些奇怪、突兀，甚至是与心理咨询没有关系的要求。这本身就是他心理问题的一个方面。当咨询师郑重地要开始为他工作时，因为与他的目的动机不相符合，他往往用失约或者不作为来抗拒，使咨询工作无法进展。

二、案例二

某男，37 岁，以强迫症的一组临床表现，先后约见了 5 位心理学权威人士解决他的问题。然而，专家给的指导和建议他没有接受，而是再次打探其他的心理学权威人士，约见咨询时他会说：我的问题谁也解决不了，就连某某某都不行，就看你咋样？好像自己的问题应该由他人来负责，自己没有一点必要努力和配合一样。结果，他的问题越来越严重，以至于他自己都对自己的一切失去了信心，使自己成为不能正常生活的人，在社会上流浪。

三、案例三

旋子，女，26 岁，医务工作者，以痛苦、焦虑、自责、头疼胸闷、睡眠障碍等一组症状表现来到心理工作室。主诉为个人情感问题。当咨询师分析出她是因为自己的个性特点和幼年父母离异事件的心理阴影，造成目前的这种状态时，她突然大谈自己看了多少心理学方面的书，了解多少心理治疗的方法，自己根据书上学习到的东西进行自我分析等等。还表示自己之前已经见过了几位心理名士，感觉如何差，他们的水平如何低等。还就此大肆恭维面前的咨询师是多么不一样等等，把咨询的重点转移走，还企图控制咨询方向，咨询师连话都无法插进。最后才明白，原来她也想学习心理学方面的知识，好为自己的医务工作服务。也想通过学习心理学来自己解决自己的问题。

类似于这样的案例，心理工作中经常遇到。那么什么才是正确的心理咨询动机呢？

当我们在生活中遇到情感、情绪困扰，生活事件打击，意外伤害的刺激，无法言说的隐私困惑，沉重的思想包袱，人际关系的不畅，子女教育的无效，内心矛盾冲突的影响，两性关系的障碍，性问题的烦恼，身体的混合型不适，睡眠障碍，记忆力、注意力减退，懒散困乏，对什么都不感兴趣，不愿意出门，回避躲闪，不和任何人说话，不想活下去，乱发脾气、乱摔东西等情况时，我们如果想要改变自己目前的不良心理状态，就要有为此做出努力的行动，依照专业的指导建议去做，诚实地说明真实情况，配合咨询师找到原因，让咨询师最大限度地了解你的情况，好做出正确的诊断，然后根据你的个性特点和思维行为模式制订咨询、治疗的方案。充分地信任咨询师，积极主动地努力为自己做出改变的行动。

改变是无可替代的，也是痛苦的。因此有的人潜意识里很不情愿做出改变，只是在表面做文章来敷衍自己。这样不仅会延长咨询治疗的时间，还给咨询造成无效的努力，既浪费金钱又浪费精力和时间，对来访者坚持咨询的毅力起到了威胁的作用，也给咨询工作带来了难度，最后的损失还是来访者自己。你解决自己问题的心情越强烈、越主动、越明确，效果越好，所花的时间就越短。咨询师引导出解决你问题的方法，你就要认真地去采取行动，否则咨询将不起任何作用。

心理咨询和治疗，不仅可以改变我们的心态，更加重要的是它可以改变你的观念系统和思维、行为的模式，它的深远意义是终身受益甚至是下代接着受益。生活其实很简单，幸福的生活更是由简单、轻松、愉快的感觉组成，简单的事情不断地重复就会不平凡。只要我们能够诚实地把握住我们心里真实的所要的东西，确切地了解自己的内心，我们就会平静、快乐，没有矛盾和冲突，我们就是幸福快乐的！

如果你对自己目前的状态不满意，你就需要心理帮助。只要你肯为自己的改变做出努力，想要使自己的明天更好、更完善，你就一定会心想事成！

第四节　严重的神经衰弱心理治疗感触

小张今天是第 3 次来到我的办公室了。他 22 岁的人，看上去脸色灰暗、没有血色，双眉紧皱，唉声叹气，嘴里还不停抱怨前几次给他开药的医生，说他们的药把自己吃坏了，钱花了不说，身体更差更不舒服了。具有几十年经验的老教授要继续给他看病开药，他拒绝了，说自己不想吃药，想用不吃药的办法治。教授和他本人把目光投向了我。可是我知道小张不信任我，他认为我解决不了他的问题。他目前大学刚毕业，本来面临就业，可是他无法去面试，心里十分焦急。

早在半年前，我就接待并且给他诊断为神经衰弱，他就医不当导致植物神经功能紊乱。建议他不要再乱吃药，中药调理的同时坚持系统的心理治疗。然而他没有采纳我的意见，而是又去泌尿科开了好几个月的药，之后才来心理科尝试教授的中西药结合的治疗方法。然而不久，他反映说教授的药吃坏了他。他以前是不明原因地背疼，睡眠差，经常遗精，头发木，四肢无力困乏，出虚汗。而现在主诉为：心跳快，胸闷，上半身热，下半身冰凉，出冷汗，什么都干不成，十分难受，身体消瘦，注意力难以集中，心慌气短，浑身都不舒服；睡眠时好时坏，容易惊醒，多梦，烦躁不安等等。

这显然是植物神经功能紊乱症。根据对他的观察和测试，他的自我暗示性太强，用催眠疗法能够有效。但是他不信任我，加之他的自我暗示性对我的催眠极为不利，所以，教授在无奈的情况下只好顺嘴说服他接受我的心理治疗时，我也不是太有把握。他将信将疑地勉强接受了我们的建议，却又提出没有那么多钱，我们只好让他去找院长给他照顾20%，就这样，他也只接受3次的治疗。

由于过分的焦虑情绪，人体肌肉往往处于紧张状态，神经也紧紧地绷着，所以催眠前最好先进行松弛训练。我引导他识别了肌肉的紧张和松弛的感觉后，正式进行放松的引导。谁知进行到一半时，他反映自己头痛，心脏跳得非常快，并且上身和额头直冒冷汗，双手也是大汗淋漓却冰凉如铁，脸色煞白，一脸哭相。他呻吟着，抱怨着，翻滚着，这状态把我吓了一跳。在治疗中发生这种情景的不是太多。我虽然保持了镇定，可是心里也害怕了起来，赶紧停止放松的暗示，改用简快疗法中的生理平衡法。3分钟后他安静了一些，我乘机让他躺着别动，赶紧去给他倒了一杯热开水让他趁热喝下，然后让他躺下别乱动。这时约好时间赶来的另一个来访者到了，我先给这个人用了40分钟治疗他的人际恐惧症。这期间小张不安地起来在我的接待室张望，病怏怏地呻吟着。还没有等我结束别人的治疗，他就来坐在我们一边等着，出出进进，焦虑万分。我处理完后还没有来得及整理资料，他就很不高兴地来到我的面前，用双手捂住胸部，弯着腰，说我把他给整惨了。我没有说什么，而是请他坐下，因为我现在一点也不害怕他发生什么不好的事情了。我明白他这是典型的自我反暗示应对我的正确暗示引起的植物神经功能紊乱的症状，是心理问题的躯体反应。由于他不是太信任我的治疗，加上他的自我反暗示和我的暗示形成抵触和矛盾，导致神经功能紊乱，所以大汗淋漓，头疼心跳，浑身发冷。了解了问题的原因，我反而心中有数了。我又马上给他用简快疗法中的另外一个技巧来处理他的心跳快、头疼、发冷的问题，然后再暗示他身体感觉热、温暖。5分钟后我让他起来搓搓脸，他反映好多了，心不那么跳了，但是背很不舒服，要求能不能给他按摩按摩。我借机暗示他，我们有一个高级的按摩器，效果非常好，专按背部。我领着他来到治疗床边，让他俯身躺下，从双臂开始由上而下振动按摩。到背部时，他舒展地大声说道："这下好舒服，太舒服了。"我又乘机给他以积极的暗示，他越来越兴奋，高兴地只说自己感觉好极了。就这样，半小时后，我结束了按摩，暗示他身体温暖，起来后让他小做活动。他渐渐感到身体热起来，还冒起了热汗，而手却没有出汗而且手也热乎乎的了。他惊奇地大声说："简直太神奇了，怎么转眼我感觉自己好了。没有想到心理治疗这么神奇，早知道我第一次就让你给我治疗。不行，我还要再交几次的钱，明天继续治疗。既没有打针又没有吃药，就这一会儿，我好像好了。"我让他不要急，心理治疗最好是两三天一次效果好。他高兴地在我的办公室里走来走去，由于激动，他的脸色红红的。他在镜子前照了几次，抑制不住地兴奋和愉快。其实，我给他用的这个仪器是我们用来治疗性功能障碍的。由此可见，心理暗示对他的作用有多大啊。

他满意地离去了，我在整理资料时，也不免为今天的事情惊异。心理作用出现的躯体反应真的是非常可怕的，而面对这样的强烈反应，咨询师的沉着冷静将起到重要的作用。下班时，我发现自己也是出了一身汗水，可是心里还是有一丝成就感的！

第五节　爱着却彼此伤害

近日几个案例都是关于婚姻存续问题的。

一、类型一

他和她是上初中到大学的同学，可谓两小无猜，青梅竹马，现在已经有 15 年的婚姻史了。最近几个月却互不搭理，各自出轨。

他沉浸在妻子出轨的痛苦和自己报复出轨的矛盾之中，内心特别郁闷。他不知道该如何接受妻子真诚的道歉，他对妻子的感情很深，也不愿意离婚，但是也无法接受妻子的行为。

果的婚姻是建立在个人目的之上的，但是结婚时间久了，也对丈夫产生了感情，虽然内心还有些看不起丈夫。10 多年来虽然吵吵闹闹的，她还曾经自杀过几次，但是最终也都过去了。然而，20 天前，她发现了丈夫的婚外情的事实，她如雷轰顶，整个人都抽在一起了，差点晕了过去。丈夫还幸灾乐祸地说是报应。她要离婚，他还坚决不离。

这样的婚姻现实中太多了，有的还值得努力经营，有的在一起还不如放手让各自再去爱或者被爱。不要认为为了孩子就维持现状，其实维持现状对孩子的影响和心理伤害更大。

一般来讲，夫妻关系有问题，表现在孩子身上的倾向有两种。一种是都把情感倾注在孩子身上，以至于孩子被宠爱有加，使孩子喘不过气来。另一种情况是，孩子成为夫妻的出气筒，莫名其妙地受到训斥、责骂、指责和呛白等，有的甚至是打骂。父母是孩子的整个世界，父母的世界都对立、战争、伤害了，孩子哪里有安全、愉快、幸福可言，他们的心灵就没有了安宁和平静，一种不安全的感觉就会深入到他们的潜意识，影响他们的一生。不要认为孩子什么都不懂，其实他们最懂，只是他们表达不出来而已。

所以，如果不能够好好地、彼此完善更好地愉快幸福地生活，还不如结束婚姻，保持给孩子必要的父爱母爱，各自再爱和被爱去。生命不算太长，不能够肆意去无谓地践踏，给不了对方幸福，就放手让他们去找到那些你给不了他们的东西。爱别人就是爱自己。爱是相互滋养和愉悦，还有温暖和亲密。如果没有这些，有亲情也好，如果连亲情都所剩无几，就是冷漠和伤害了。保持伤害、折磨就等于是杀害对方，何苦呢？没有伤害，也许曾经的夫妻情分还在，还有美好的回忆。继续伤害，将在生命中失去美好的东西，留下的只有伤痛。一个伤痛的心灵将怎样有未来的幸福生活？

放开对方就是敞亮自己，让对方好更是打开了自己的心门，你会看到更加美好丰富的世界。

二、类型二

枚和润是校友，已经有 10 年的婚史了，他们的儿子已经快 10 岁了，两人对孩子都是宠爱有加。他们更是一个自己做着小生意带着孩子，一个是国家行政干部，车出车进，旁人都羡慕不已。然而近半年来却分居闹起了离婚，丈夫已经去意难改，妻子十万个不愿意，但见丈夫为此影响了工作，为了丈夫好起来，只好同意离婚，这时丈夫又为孩子的监护权问题犯了难。因为妻子目前得了严重的心理疾病，而且性格也有些不完善，所以无法监护孩子。丈夫的算盘打错了，他以为儿子自然要跟着他妈妈，自己只需要给生活费就可以了。

枚是个善良诚实、待人厚道、奉献体谅、忘我付出型的女人，但是由于她从小没有得到父母的欣赏和鼓励，反而得到了更多的批评指责、否定打击，因此养成了自卑软弱、胆小自责、好强好胜、不甘示弱、独立自主的人格特点，形成了建立亲密关系的障碍，在意外人的感受，对自己人反而看起来冷漠平淡，甚至还容易受到亲人的伤害，但是又不善言辞，心里积累了怨气就通过发脾气来表现。久而久之就会给身边的亲人一种莫名的伤害，亲人也会言语恶毒、中伤，她又在中伤中受伤，这样就成为恶性循环，时间一长，相互之间就产生交流的障碍，影响夫妻感情，导致婚姻破裂的后果。这样的家庭成员，容易得抑郁症和躁狂型抑郁症等心理疾病。而他们之间是那么的忠诚，毫无背叛，尤其是女人，对男人一片痴情，没有原则地爱恋。但是相互感觉心累，疲惫不堪，懒于解决问题，忽略自己的问题，不断地发泄情绪，甚至是自暴自弃，破罐子破摔，自我虐待残害，更有甚者选择自杀，所以后果非常严重。

有这类问题的人，要多采取支持鼓励、欣赏肯定的支持疗法，找出他们自身的优势，训练起自信心，再引导他们合理地发泄情绪，摆脱情绪的控制，恢复理智，使他们把精力用在解决问题上，而不是发泄怨气上。

专家寄语

药补不如食补，食补不如脑补，脑补不如心补。心理健康才是真的健康！性心理健康从出生就应该开始了。

第六篇

相关性事附录

各国男女性器官的相关数据

这个世界是以两性而存在于世的，人们对性器官的了解，是必修课之一。

一、男性

中国性学会于2008年发布了中国青壮年男性阴茎平均长度、周长的样本测量结果：

（以2547例成年男性为样本测量）

阴茎长度疲软状态平均为7.3±1.14厘米，最短为4.10厘米，最长为12.10厘米，平均正常范围为5.39~9.47厘米。

阴茎周长疲软状态平均为8.17±0.64厘米，最小为5.80厘米，最大为11.60厘米，平均正常范围为7.92~9.42厘米。

阴茎长度勃起之后平均为13.07±1.12厘米，最短为8.60厘米，最长为17.43厘米，平均正常范围为11.87~15.27厘米。

阴茎周长勃起之后平均为11.76±0.89厘米，最小为7.08厘米，最大是15.27厘米，平均正常范围是9.02~12.90厘米。

研究还提示，阴茎在16岁时成熟，20岁后仍有所增加，25岁后无明显差异。它的大小受年龄、发育、地区、民族、人种、身体状况等多种因素的影响。身体过于瘦弱或肥胖则阴茎的发育会受影响，包茎者较小，精索静脉曲张者较大。阴茎越小，勃起后增大的比率越高。松弛状态的阴茎大小在个体随季节及身体状况变化不定。人的阴茎和身材高矮、胖瘦、五官大小等一样存在着众多的差别，长短不一，粗细不齐。

二、世界10个国家的男性生殖器大小情况

全球男士生殖器勃起时平均长度为14厘米。

韩国男士最短小，平均只有9.6厘米。

印度人排行倒数第二，平均只有10.2厘米。

法国人则最得天独厚，平均长度位居第一，达到16厘米。

意大利人长度为15厘米，排第二位。

墨西哥人和西班牙人则分别为14.9厘米和14厘米。

美国人则为12.9厘米。

委内瑞拉人和巴西人的分别为12.7厘米和12.4厘米。

而中国人基本在11~13厘米!

三、男子射精的数字量

成年男子每次射出的精液量正常为2~6毫升，其中含精子2亿~5亿个。男人一生平均射精次数为7200次。男人一生平均自慰射精次数为2000次。男人一生平均射精分量为53升，平均射精速度达时速45公里。

四、关于男性的自慰数据

在美国，坦承有自慰习惯的男性比例为60%，坦承每天自慰至少1次的男性比例为54%，坦承自慰后有罪恶感的男性比例为41%，射精后再次勃起所需时间为2分钟到2周不等。

男人每日平均勃起次数为11次。男人每日夜间平均勃起次数为9次。精子“游”到卵子旁所需的时间为2.5秒。精子的寿命为2.5个月（从生成到射精）。

男性性机能最旺盛的年龄：15~33岁。女性性机能最旺盛的年龄：33~46岁。

五、女性

1. 小阴唇（6厘米）

女孩子小阴唇的平均长度，一般有5～7厘米，为标准长度，不过经生育的女孩子，会略有伸长。

2. 阴道角度（15°）

女孩子躺卧时，阴道与床的水平面普遍呈向下的角度，一般为15°左右；但向上翘或是向下垂因人而异，而且相差甚大。

3. 臀部（第6位）

对男人的诱惑力来说，臀部当然比不上乳部，而在性感带之中，臀部意外地排名第6位；而前5位分别是性器周围、乳房、嘴唇、颈及肚脐。

4. 经血量（100cc）

每次月经来潮时，经血的流量都有很大的差异，但平均而言，约为100cc。

5. 阴道壁（30秒）

当受到性的刺激时，阴道壁开始分泌出爱液，所需的时间平均为30秒钟。换言之，只需与她深吻一次，已足可以令她进入可以做爱的状态。

6. 阴道温度（38.5℃）

阴道内的温度，平均约为37.3～37.8℃；但在兴奋充血时，阴道内的温度可急升至38.5℃；血液的循环活泼，令阴道的温度亦高。

7. 胸围（81.95厘米）

20岁前后的女孩子，胸围的平均尺寸为81.9厘米（32寸），16岁的少女，亦平均有81.5厘米，相差不大，说明女孩子的胸部发育，基本上在16岁左右时就已定型。

8. 握力（29.61 公斤）

20 岁前后的女孩子，平均握力为 29.61 公斤，而男性则为 47.49 公斤。换言之，在性爱高潮时，女孩子抓握床铺之力，非同小可。

9. 高潮（6 秒）

女孩子在获得高潮时，那种绝顶感觉，较男性在射精时所获得的快感，约长 1～2 秒左右。

10. 排卵（400～500 个）

女孩子由初潮至闭经为止（即一生中），卵巢所排卵子的总数，为 400～500 个。

11. 阴道痉挛（0.8 秒）

当获得性高潮时，女孩子的阴道内、子宫及肛门括约肌，会发生为时 0.8 秒，约 7～8 次的抽搐，重复收缩而产生快感。

男女个体要接受严肃认真的性科学教育，对男女的性生理有一个全面的了解，打破性的神秘感，用一种健康的心理、正确的态度对待性的骚动，从而提高自控能力。

专家寄语

和谐美满的性生活跟生殖器大小长短没关系，跟相互接纳程度、恩爱程度、互动程度以及感知程度有直接关系。

后 记

性，是千万年来永远也说不完的话题。它是生命的源泉，更是人类生生不息、延续繁衍的主动脉。性，不仅仅是生理解剖那些事情，更多的还是性心理内在隐蔽的内容。它与人体结构以及人类个体自我内部的心灵运行地图一起，构成了人的属性，即所谓的“人性”。因此，它是不应该隐讳和避忌的。随着性解放的提倡，人们在行为上有了大胆的举动。但是，也仅仅把性解放理解和停留在了性行为上，这是不正确的。性解放真正的意义和目的，是性观念和性态度的解放，而不仅仅是性行为。因为对于性来讲，性心理作用更能够完善性和谐。

然而，近年来，各类青少年，甚至是幼童遭遇“性侵”事件频频发生。震惊之余，人们惶恐不安，对孩子除了过度保护，让他们回避社会而外，不知道该如何去正确保护孩子。这不得不让人感到痛心疾首。在我国，的确不缺性知识，更不缺乏性生理知识。但是，科学合理、适宜不同年龄的、有利于性心理发展的性心理知识，却是少之又少。为大众所随处可见的，只不过是成年人进入婚姻时期的那些赤裸裸的生殖器交合的画面。它们的泛滥，对青少年的影响犹如还没有学会走路，就直接进入飞跑的阶段，在他们这样一个好奇心十足，想要探索知识、了解世界的年龄阶段，肯定是利少弊多，甚至可以说是对他们的性的感知觉的侵扰。

更为危机的是，我们的家庭、学校、社会，都还不知道对待了解自己生命来源的孩子，该持怎样一种正确的性态度和性观念。那种尴尬、难为情、鄙视、唾弃、厌嫌、害羞等的态度和表情，传递给孩子的，比你说了什么更有危害。

还有，我们都认为对孩子这方面已经很保护了，而事实上，孩子总是被熟悉的人性侵，我们还浑然不知。甚至即便是知道了，也以掩盖、保密来应对，这无疑再一次给孩子内心造成难以抹去的阴影，并伴随他们一生，使他们成为性心理障碍者。一些跟性心理问题有关的职业人，比如医生、心理咨询师、教师等等，遇到想从这些渠道了解到性科学知识的孩子时，往往给予的可能是指责，是推辞，是不耐烦，甚至可能是更大贻害的唾弃、厌嫌的态度。他们表露出的害臊、厌恶、拒绝、恼怒以及总是给孩子灌输防止“坏人”“陌生人”等的信息，从心理应对能力来讲，恰恰把孩子送入了“虎口狼窝”。因为社会上差不多每一起幼童性侵案，都是被老师、亲戚、邻居等熟人所为，这已经充分说明了这一点。

我们工作中遇到的几乎每一个个案，都有一个不为人知的青春期前后的故事。这些故事有的他们记忆犹新，有的他们当时不以为然，现在都基本忘记了。可是，在潜意识里，却都烙上了深深的烙印，深到影响到他们现在的恋爱和夫妻性生活的地步。这不得不引起我们的注意。在帮助他们走出阴影的同时，我们也在苦苦思索，到底要怎样避免这样的事情再次发生。最后我们认识到：这绝对不是一个人、一个家庭、一个年龄阶段人的事情，它一定是所有大人、小孩、家庭、社会、学校、政府部门的事情，是全民的大事情！而且这个性健康教育及生殖健康教育的事情，不能推后只能提前，它等不得，更推迟不得，越早越好！

很感谢各位老师和同仁促使我们将10余年的积累变为墨香文字。特别感谢省人口和计划生育委员会刘宝琴主任给予的关怀支持；感谢省计划生育干部培训中心的姜维森、雷安印主任及各位同仁的大力支持，感谢省计划生育技术指导所梅光安所长在本书雏形时给予的鼓励。更要感谢王叔兰教授的厚爱和肯定。特别要感谢陕西科技出版社的付琨主任，是她中肯的建议让我所的书从结构上更加紧密。希望我们共同在性与生殖健康和性心理咨询方面为人们做一些事情，使人们的生活品质更高！使自己的生活更加有意义！

衷心希望这本书，在您读的过程中，能够让您觉察到自己在家庭婚姻、亲子教育和自我成长等方面，特别是对孩子在性心理发展上，可能存在隐患等有所意识及启发，及时找专业人士对他们进行疏解。让您觉察到自己以往的经历和做法可能需要纠正或调整，以利于家庭婚姻的稳定和两性关系的和谐。让人们知道怎样真正保护好我们的下一代才更是关键。如果是这样，我们写这本书的目的就算是达到了。

当然，我们只是做心理咨询、性心理咨询以及生殖健康咨询的工作者，水平有限，很可能书中还有很多不尽如人意的地方，欢迎读者提出合理的改进意见和建议，我们将非常感激。谢谢！

田景秀　齐晓霞

2014 年 10 月于西安